Cornelia Stolze
Krank durch Medikamente

Cornelia Stolze

Krank durch Medikamente

Wenn Antibiotika depressiv, Schlafmittel dement und Blutdrucksenker impotent machen

Mit 5 Grafiken

Piper München Zürich

Mehr über unsere Autoren und Bücher:
www.piper.de

Die Fallgeschichten im ersten Kapitel beruhen auf wahren Begeben-
heiten und medizinischen Berichten. Die persönlichen Daten der
Betroffenen wie Name oder Wohnort wurden geändert.

MIX
Papier aus verantwor-
tungsvollen Quellen
FSC
www.fsc.org **FSC® C014889**

ISBN 978-3-492-05664-9
© Piper Verlag GmbH, München 2014
Gesetzt aus der Minion Pro
Satz: Kösel Media GmbH, Krugzell
Druck und Bindung: Pustet, Regensburg
Printed in Germany

Inhalt

2. Der Schein trügt
Warum Medikamente keineswegs so sicher sind,
wie wir glauben

Arzneimittel werden streng geprüft –
oder doch nicht?

Falsche Medikamente, bunt gemixt: Anwendungsfehler
sind an der Tagesordnung

3. Mein Körper, meine Medizin, meine Entscheidung
Zwölf Regeln für den sicheren Umgang mit Medikamenten

Vor dem Arztbesuch: Gut vorbereitet sein hilft

Einleitung

Der Siegeszug der Pharmazie – und wer gewinnt?

Arzneimittel sollen heilen, Beschwerden lindern und – wenn möglich – sogar vor künftigen Leiden bewahren. Und tatsächlich tun sie das auch oft: Täglich retten pharmazeutische Präparate unzähligen schwer kranken Menschen das Leben, sie nehmen Patienten stärkste Schmerzen oder schützen Kinder und Erwachsene vor den Folgen gefährlicher Infektionen. Doch der Siegeszug der Pharmazie hat eine Kehrseite. Zwar ist den meisten Menschen bewusst, dass eine Behandlung mit hochwirksamen Arzneistoffen in Pillen, Salben und Spritzen manchmal nicht ganz ohne Nebenwirkungen geht. Fest steht auch, dass man diese – je nach Schwere der Krankheit – mitunter bewusst in Kauf nehmen muss, um eine Heilung oder zumindest Linderung des jeweiligen Leidens zu erzielen.

Was viele Patienten und deren Ärzte jedoch nicht ahnen: Die wachsende Flut von Medikamenten macht inzwischen auch immer mehr Menschen krank. Ob Herzrasen, Depression, lebensgefährliche Schädigung des Immunsystems, Verwirrtheit, Gedächtnisstörungen oder Demenz – hinter zahlreichen Leiden, die Ärzte heute diagnostizieren, stecken in Wirklichkeit nicht körperliche oder seelische Defekte, sondern die Nebenwirkungen massenhaft konsumierter Arzneien. Je älter wir werden, desto größer ist die Gefahr. Aber selbst die Jüngsten werden immer öfter zu Opfern der phar-

9

mazeutischen Industrie, schließlich schlucken viele Kinder inzwischen bereits jahrelang Psychopharmaka.

Wer käme schon auf die Idee, dass Präparate wie der Kassenschlager *Ritalin* bei achtjährigen Jungen stundenlange Erektionen (Priapismus) auslösen können, die nicht nur sehr schmerzhaft sind, sondern mitunter auch zu bleibenden Schäden führen und die Betroffenen dauerhaft impotent machen?[1] Welche ältere Dame rechnet damit, dass sie mit Mitte 70 plötzlich eine krankhafte Spielsucht oder ein unbändiger Kaufzwang packt – nur, weil sie seit ein paar Wochen ein Medikament gegen Parkinson nimmt?[2] Woher soll eine junge, kerngesunde Patientin wissen, dass die Einnahme eines altbekannten Schmerzmittels sie zum Notfall machen kann? Und wer ahnt schon, dass massenhaft verschriebene Cholesterinsenker wie *Sortis* oder *Zocor* das Gehirn blockieren, Erinnerungen auslöschen und die Betroffenen orientierungslos herumirren lassen können? Vier Beispiele von vielen, die uns vor Augen führen, dass Medikamente wahrlich keine Lutschbonbons sind.

Doch häufig werden die Nebenwirkungen weitverbreiteter Arzneimittel selbst von denen, die sie verordnen, und von denen, die sie schlucken, nicht als solche erkannt. Kein Wunder, denn die Einnahme von Medikamenten ist vielen von uns so in Fleisch und Blut übergegangen, dass manch einer glatt vergisst, was er da regelmäßig schluckt und spritzt. Sei es der Diabetiker, der täglich sein Insulin injiziert und dabei aus dem Blick verliert, dass dies ein Arzneimittel und potenziell tödlich ist. Sei es die Frau im mittleren Alter, die seit Jahr und Tag die »Pille« nimmt. Oder aber der ambitionierte Hobbysportler, der, ohne sich viel dabei zu denken, gelegentliche Schmerzen mit der ein oder anderen Tablette stillt.

Arzneimittelfirmen, Behörden und Politik versuchen natürlich, das Thema zu meiden. Doch die Fakten sprechen für sich: Seit Mitte der 1990er-Jahre ist die Zahl der Komplikationen und Todesfälle, die sich auf die Einnahme von Medikamenten zurückführen lassen, erheblich gestiegen. Untersuchungen in den USA haben 2010 gezeigt, dass sich die Zahl der schweren Arzneimittelzwischenfälle allein zwischen 1998 und 2005 mehr als verdoppelt hat.[3] Die Zahl der Todesfälle durch Medikamente hat sich im selben Zeitraum sogar fast verdreifacht, stellten die Forscher um Thomas Moore vom Institute for Safe Medication Practices in Pennsylvania fest. Die starke Zunahme der Komplikationen gehe unter anderem darauf zurück, so Moore, dass die Zahl der verschriebenen Medikamente in den USA seit 1998 um etwa die Hälfte gestiegen sei. Jedes Jahr, berichtet auch die Verbraucherschutzorganisation Public Citizen mit Sitz in Washington, komme es dadurch unter älteren US-Bürgern zu mehr als 9,6 Millionen solcher Komplikationen. Daran zeige sich, dass das derzeitige System die Patienten nicht genug schütze. Ein ähnlicher Trend zeichnet sich auch in Deutschland ab. Noch nie haben die Deutschen so viele Schmerzmittel, Psychopharmaka, Blutdrucksenker und Magensäurehemmer geschluckt wie heute: Allein 2012 verordneten Ärzte mehr als 38 Milliarden Tagesrationen unterschiedlichster Medikamente. 2004 waren es noch 26 Milliarden – ein Anstieg von 45 Prozent in nur acht Jahren. Insgesamt gaben die gesetzlichen Krankenkassen dafür 2012 mehr als 31 Milliarden Euro aus.[4] 1980 waren es noch knapp 7 Milliarden. Das entspricht einer Steigerung von mehr als 440 Prozent.[5]

Gleichzeitig wird das Präparatearsenal immer größer. Schon heute stehen in Deutschland 99 660 verkehrsfähige Arzneimittel zur Verfügung, darunter 47 026 verschreibungspflichtige, 19 566 apothekenpflichtige, 31 635 frei verkäufliche und 1424 betäubungsmittelrezeptpflichtige Produkte.[6] Jedes Jahr kommen im Schnitt 45 neue Wirkstoffe und Hunderte neuer Varianten verschiedener Präparate hinzu. Parallel dazu nahmen auch die Berichte über unerwünschte Arzneimittelwirkungen (UAW) und Todesfälle erheblich zu, die das Bundesinstitut für Arzneimittel und Medizinprodukte (BfArM) zentral sammelt und registriert. Hatten Ärzte 1996 noch 5547

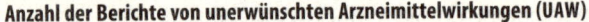

Anzahl der Berichte von unerwünschten Arzneimittelwirkungen (UAW)

Von 1996 bis Dezember 2012

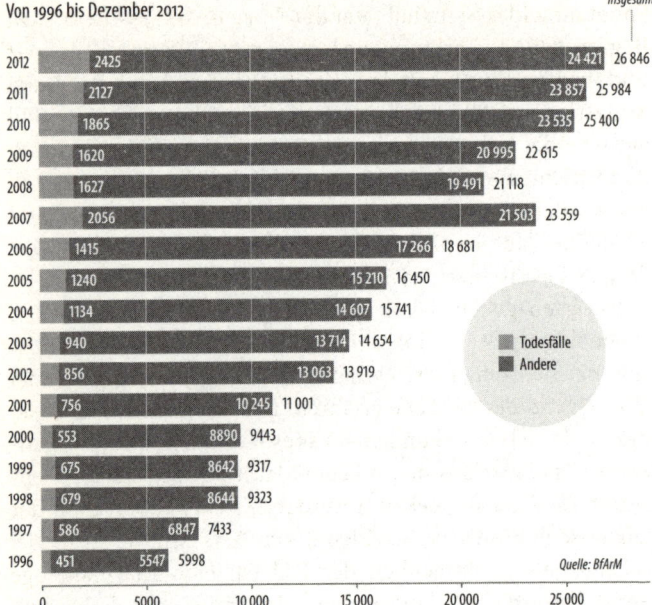

insgesamt

Jahr	Todesfälle	Andere	insgesamt
2012	2425	24 421	26 846
2011	2127	23 857	25 984
2010	1865	23 535	25 400
2009	1620	20 995	22 615
2008	1627	19 491	21 118
2007	2056	21 503	23 559
2006	1415	17 266	18 681
2005	1240	15 210	16 450
2004	1134	14 607	15 741
2003	940	13 714	14 654
2002	856	13 063	13 919
2001	756	10 245	11 001
2000	553	8890	9443
1999	675	8642	9317
1998	679	8644	9323
1997	586	6847	7433
1996	451	5547	5998

Todesfälle / Andere

Quelle: BfArM

0   5000   10 000   15 000   20 000   25 000

Seit Jahren nehmen Komplikationen und Todesfälle durch Medikamente zu. Offiziell erfasst wird jedoch nur ein Bruchteil der Fälle. Die wahren Zahlen liegen 20- bis 50-mal höher.

Komplikationen an das BfArM gemeldet, waren es 2012 bereits 24 421. Demnach hat sich die Zahl der Berichte in diesem Zeitraum mehr als vervierfacht. Die Zahl der Fälle, die tödlich verliefen, stieg sogar von 451 auf 2425. Das entspricht einer Steigerung um mehr als das Fünffache.

Und das ist nur die Spitze des Eisbergs. Denn Nebenwirkungen von Medikamenten werden in Deutschland nicht systematisch erfasst. Die Arzneimittelüberwachung stützt sich allein auf freiwillige Meldungen von Ärzten und Angehörigen anderer Gesundheitsberufe, wenn diese einen Hinweis auf spezifische Nebenwirkungen eines Medikaments sehen. So ein Spontanmeldesystem hat zwar den Vorteil, dass es direkt nach Beginn der Vermarktung eines neuen Medikaments einsetzt und theoretisch alle mit Arzneimitteln behandelten Patienten umfasst. Doch die Erfahrung zeigt: Die überwiegende Zahl auftretender Nebenwirkungen – auch der tödlichen – wird von den Patienten und ihren Ärzten nicht als solche erkannt, und noch seltener werden sie dem BfArM berichtet.[7] Dabei sind Mediziner laut ärztlicher Berufsordnung sogar zur Meldung von unerwünschten Arzneimittelwirkungen verpflichtet.

Experten gehen davon aus, dass die zuständigen Stellen (neben dem BfArM zählt dazu auch die Arzneimittelkommission der deutschen Ärzteschaft, kurz AkdÄ) von gerade mal 2 bis 5 Prozent aller Fälle erfahren. Das führt nicht nur dazu, dass viele Nebenwirkungen – insbesondere solche von Medikamenten, die relativ neu auf dem Markt sind – erst mit erheblicher Verzögerung bekannt werden. Es entsteht so auch der trügerische Eindruck, Schäden durch Arzneimittel seien viel seltener, als es tatsächlich der Fall ist. Der Pharmakologe Peter Schönhöfer – langjähriger Mitherausgeber des industrieunabhängigen Informationsdienstes *arznei-telegramm* – hat 2001 ermittelt, dass hierzulande jährlich mit rund 210 000 Krankenhauseinlieferungen aufgrund schwerwiegender Arzneimittelnebenwirkungen zu rechnen ist. Seiner Schätzung nach sind etwa 70 000 davon akut lebensbedrohlich und müssen intensivmedizinisch behandelt werden; rund 16 000 dieser Fälle verlaufen tödlich.[8] Demnach sterben in Deutschland jährlich mehr als viermal so viele Menschen an Arzneimittelnebenwirkungen wie im Straßenverkehr. Dort liegt die Zahl der Todesopfer bei rund 3500 im Jahr.[9] »Gegen diesen Missstand wird aber weitaus mehr getan«, so Daniel Grandt, Vorstandsmitglied der AkdÄ.[10]

Der klassische Beipackzettel jedenfalls löst die Probleme nicht. Das darin enthaltene Fachchinesisch wirft für die meisten Menschen mehr Fragen auf, als es beantwortet. Und die lange Liste von Horrorszenarien bei etlichen Präparaten schreckt schon Gesunde von der Lektüre ab. Was also liegt näher, als die Verantwortung für Nebenwirkungen lieber dem Arzt zu überlassen? Schließlich ist er der Fachmann. Aber was viele Menschen nicht ahnen: Selbst die meisten Mediziner können Nebenwirkungen oft nicht als solche erkennen. Denn das wird im Studium kaum gelehrt. Viele Schadwirkungen von Medikamenten werden zudem erst Jahre nach der Markteinführung bekannt. Und oft dauert es einige Zeit, bis die Hinweise in den Fachinformationen auftauchen.

Ob *Lipobay, Vioxx* oder *Bextra* – etliche einst hochgejubelte Präparate mussten wenige Jahre nach ihrer Einführung vom Markt genommen werden, weil sich zeigte, dass sie erheblich schwerwiegendere Nebenwirkungen verursachten, als man zunächst eingeräumt hatte. Und die nächsten Absturzkandidaten sind schon in Sicht: die beiden jüngsten Marktschlager *Pradaxa* und *Xarelto*. Beide Präparate sind neuartige Blutgerinnungshemmer, die einfachste Prophylaxe vor Schlaganfällen bei Patienten mit Herzproblemen versprechen. Denn alle bislang verfügbaren Produkte müssen gespritzt werden und erfordern eine laufende Kontrolle der Gerinnungswerte. Die neuen Blutverdünner dagegen lassen sich als Pille schlucken. Aber es gibt offenbar ein Problem: Seit einiger Zeit mehren sich die Hinweise, dass die neuen Mittel schwere Blutungen verursachen können, die kaum beherrschbar sind, weil es kein Gegenmittel gibt – und dass die Hersteller Boehringer und Bayer nicht ausreichend darüber informiert haben. Anfang 2014 wurde Boehringer in den USA von mehreren Tausend Betroffenen verklagt. Im Mai 2014 legte der Konzern den Streit mit einem Vergleich bei – und zahlte den rund 4000 Geschädigten insgesamt 470 Millionen Euro.[11] Ein Schuldeingeständnis sei damit nicht verbunden, so Boehringer. Das Unternehmen stehe weiterhin entschlossen hinter *Pradaxa*. Man sei überzeugt, dass die Ansprüche der Kläger unbegründet seien und »wir dies auch in den Prozessen hätten zeigen können«, so Andreas Neumann, globaler Leiter der Rechtsabteilung und General Counsel, Boehringer Ingelheim.[12] Auch Bayer sieht sich in den USA inzwischen mit ersten Klagen wegen Schäden durch *Xarelto* konfrontiert. Das Unternehmen werde sich gegen diese verteidigen, teilte ein Sprecher von Bayer mit.[13] Da es sich um laufende Verfahren handle, werde man diese jedoch nicht weiter kommentieren.[14]

Probleme bereitet zudem der immer bunter werdende Cocktail von Medikamenten, den ein wachsender Teil der Bevölkerung schluckt. Bislang ist kaum untersucht, was die Kombination von oftmals hochpotenten Stoffen im Körper bewirkt. Fest steht nur: Je älter der Patient, desto höher ist das Risiko, dass er zum Opfer von Nebenwirkungen und Fehldiagnosen wird. Denn viele Senioren nehmen fünf und mehr Medikamente gleichzeitig ein. Im Extremfall ist es sogar mehr als ein Dutzend Präparate pro Patient.

»Dieser Mix ist für die Patienten mitunter extrem schädlich«, so Hendrik van den Bussche, Professor für Allgemeinmedizin am Universitätsklinikum Hamburg-Eppendorf.[15] Denn im Alter reagiert der Organismus auf viele Medikamente anders als in jungen Jahren. Der Körper baut Arzneimittel meist langsamer ab, und sie bleiben unter Umständen doppelt so lange im Organismus. Sie wirken damit oft stärker – wodurch das Risiko für Nebenwirkungen weiter steigt.

Fatalerweise rufen viele Medikamente bei älteren Menschen zudem häufig Nebenwirkungen hervor, die als charakteristische Merkmale einer Demenz gelten, darunter Unruhe, Wahnvorstellungen, Angst, Apathie, Reizbarkeit, Übererregung und Schlafrhythmusstörungen. Hinzu kommt ein Phänomen, das hierzulande eine Art kollektives Schweigegelübde umgibt: ältere Menschen, die über Jahre oder gar Jahrzehnte tablettenabhängig sind. Meist handelt es sich dabei um Schlaf- und Beruhigungsmittel wie *Librium, Valium, Sonata, Zolpidem* oder *Tavor*. In Deutschland gebe es »wahrscheinlich mehr Tablettenabhängige als Demente«, schätzt Siegfried Weyerer, der an der Universität Mannheim über die Häufigkeit psychischer Krankheiten forscht.[16] Insgesamt seien wohl mindestens eine Million Deutsche im Rentenalter tablettenabhängig, so der Gesundheitswissenschaftler Gerd Glaeske von der Universität Bremen, der sich seit Jahren mit dem Thema »Sucht im Alter« befasst. Zusammen mit den gar nicht so wenigen alkoholabhängigen Senioren habe die Altersklasse über 65 Jahre damit wohl die höchste Suchtquote. Anders ausgedrückt: In keiner Altersgruppe gibt es so viele »Drogenabhängige« wie bei den Ruheständlern. Und bald werden es noch mehr sein. »Innerhalb der nächsten 25 bis 30 Jahre dürfte sich die Zahl der suchtkranken Senioren verdoppeln«, vermutet der Mediziner Dirk Wolter, der ein Buch über Sucht im Alter geschrieben hat[17], denn 2030 wird knapp ein Drittel der 80 Millionen Deutschen über 60 Jahre alt sein.

Arzneimittelherstellern und Apothekern bescheren derlei »treue« Kunden ein blühendes Geschäft. Nach Angaben der Deutschen Hauptstelle für Suchtfragen lag der Apothekenumsatz mit klassischen Benzodiazepinen zum Beispiel 2008 bei 250 Millionen Euro. Hinzu kamen im selben Jahr weitere etwa 350 Millionen Euro für Benzodiazepinabkömmlinge und andere Schlaf- und Beruhigungsmittel mit Suchtpotenzial. Doch trotz der wachsenden Brisanz des Problems und trotz der hohen Zahl von Opfern durch unerwünschte Arzneimittelwirkungen wird – auch im Vergleich zu anderen maßgeblichen Todesursachen wie Herz-Kreislauf-Erkrankungen oder Krebs – kaum zu diesem Thema geforscht.

Denn der politische Druck dafür fehlt. Stattdessen sorgt eine mächtige Lobby dafür, immer mehr Arzneimittel auf den Markt und an den Mann oder die Frau zu bringen: Da sind zum einen jene international agierenden Pharmafirmen, die kontinuierlich für Nachschub an neuen, patentgeschützten Produkten sorgen müssen. Patente sichern den Unternehmen Monopole und damit satte Gewinne auf dem Weltmarkt.

Hinzu kommen aufstrebende und/oder einflussreiche Mediziner an Instituten und Universitäten, die ihre Karriere und ihren Ruhm auf die Entwicklung und das Anpreisen »innovativer Therapien« gegen weitverbreitete Leiden gründen – und dabei eng mit der Industrie kooperieren. Und nicht zuletzt gibt es eine massiv gestiegene Zahl von niedergelassenen Ärzten und Apothekern, die umso besser leben, je mehr Rezepte ausgestellt werden. Zum Vergleich: 1960 kamen die Deutschen noch mit 166 Ärzten pro 100 000 Einwohnern aus, heute ernährt unser Gesundheitssystem mehr als doppelt so viele Mediziner, nämlich 435 pro 100 000 Einwohner.[18] Im selben Zeitraum wurde auch das Apothekennetz immer dichter. 1960 waren es 16,4 pro 100 000 Einwohner, heute sind es 25,2.[19]

Eine nur ansatzweise vergleichbare Lobby für die Rechte und Interessen der viel größeren Gruppe von Patienten und Verbrauchern gibt es dagegen nicht. Betroffene, Angehörige, Verbraucherschützer und unabhängige Experten sind weder so gut organisiert noch politisch so gut verdrahtet wie die Zünfte der Arzneimittelhersteller, Apotheker und Mediziner. Selbst jene, denen laut Definition »die Erhaltung und Förderung der öffentlichen Gesundheit« obliegt – die nationale Arzneimittelbehörde BfArM und die Europäische Arzneimittel-Agentur EMA (ehemals EMEA) – handeln nur bedingt im Sinne der Verbraucher. »Wie die meisten nationalen Arzneimittelbehörden schützt auch die EMEA weiterhin – den Buchstaben des Gesetzes folgend – eher das kommerzielle Eigentum von Arzneimittelherstellern als die Gesundheit von Patienten«, stellte eine internationale Gruppe von industrieunabhängigen Medikamentenexperten 2005 in der *Berliner Deklaration zur Pharmakovigilanz* fest.[20]

Aber es gibt auch eine gute Nachricht: Jeder Einzelne kann selbst etwas dafür tun, um sich vor unerwünschten Wirkungen von Medikamenten und den daraus folgenden Fehldiagnosen und falschen Therapien zu schützen. Dazu braucht man weder ein Studium der Medizin noch der Pharmazie. Es hilft schon viel zu wissen, dass selbst millionenfach verschriebene Medikamente manch böse Überraschung bergen – und wie das im Einzelfall aussehen kann.

Dieses Buch wird Ihnen helfen, Nebenwirkungen bei sich oder Ihren Angehörigen besser zu erkennen. Anhand zahlreicher Fallgeschichten in Kapitel 1 erfahren Sie, welche körperlichen und seelischen Störungen bestimmte Medikamente hervorrufen können. Jede einzelne davon ist exemplarisch zu sehen. Oft nämlich können ganz unterschiedliche Wirkstoffe als Nebenwirkung das jeweils geschilderte Krankheitsbild erzeugen. Zu jedem der Fälle finden Sie im Anhang des Buchs eine Liste all jener Präparate, welche die beschriebene Störung – also das vermeintliche »Krankheitsbild« – verursachen können.

Weder die Sammlung der fehlgedeuteten Leiden noch die Medikamentenlisten erheben Anspruch auf Vollständigkeit. Im Gegenteil. Wir alle sollten davon ausgehen, dass das ein oder andere Arzneimittel noch mit weiteren unerwünschten Nebenwirkungen aufwarten wird. Grund dafür sind, wie Kapitel 2 zeigt, schwerwiegende Fehler im System. Sie reichen von weitverbreiteten Anwendungsfehlern und unzureichenden Kontrollen über fragwürdige Tricks, mit denen Arzneimittelhersteller die Ergebnisse klinischer Studien manipulieren und besser erscheinen lassen, als sie sind, bis hin zu gezielter Täuschung von Ärzten und Öffentlichkeit durch irreführende Werbung und gekaufte Meinungsmacher in den Reihen scheinbar unabhängiger Experten.

Immerhin – ein Großteil der unerwünschten Wirkungen von Medikamenten lässt sich vermeiden. Auch und gerade, wenn jeder Einzelne als Patient oder Angehöriger wachsam ist und ein paar hilfreiche Regeln und Rechte im Umgang mit Ärzten und Medikamenten kennt. Die wichtigsten finden Sie in Kapitel 3.

Ich wünsche Ihnen eine erhellende Lektüre – und eine gesunde Skepsis gegenüber jedem Medikament!

1. Leiden auf Rezept

Wenn hinter der »Krankheit« in Wirklichkeit die Nebenwirkung einer Pille steckt

»Zu Risiken und Nebenwirkungen lesen Sie die Packungsbeilage und fragen Sie Ihren Arzt oder Apotheker«, heißt es in jedem Fernsehspot zu Hustenmitteln oder Pillen gegen Schmerz. Wer diesen Rat befolgt, so könnte man glauben, ist gegen unerwartete Schäden durch Medikamente gefeit. Doch der Schein trügt. Denn selbst für Ärzte ist es häufig unmöglich, alle Neben- und Wechselwirkungen der heute verfügbaren Medikamente zu kennen – und zu erkennen. Selbst in Kliniken, so zeigen Studien, entdecken die aufnehmenden Ärzte nur jeden zweiten Fall von arzneibedingter Gesundheitsschädigung.[1]

Ein großes Problem dabei ist, dass die Schicksale der Betroffenen meist nicht ans Licht der Öffentlichkeit gelangen. Denn der Drang, zu berichten, ist bei den Betroffenen begrenzt: Der Patient selbst ist meist froh, dass der Fall überstanden ist – und will sich baldmöglichst dem alten Leben zuwenden. Die meisten Mediziner haben auch so in der Praxis oder Klinik genug zu tun. Und für die Hersteller ist es am besten zu schweigen.

Wer sich jedoch aufmacht, in den Archiven zu stöbern, und erfahrene Experten konsultiert, stößt auf eine Vielzahl kurioser, erschütternder und erhellender Fälle. Die folgenden

Geschichten sind das Ergebnis einer solchen Recherche. Sie alle zeigen, wie breit die Palette der durch Medikamente hervorgerufenen »Krankheitsbilder« ist.

Nebenwirkung Immunreaktion
Tödlicher Schmerzmittelbestseller

Als Martin Gerber an jenem Wochenende mit der Gartenarbeit beginnt, ist er kerngesund. Nie war der 48-Jährige ernsthaft krank. Und nichts deutet darauf hin, dass sich das bald ändern könnte. Doch als ihm plötzlich ein heftiger Schmerz in den Rücken schießt, nimmt sein Schicksal einen völlig unvorhersehbaren Verlauf. Ein Orthopäde, den Gerber wegen der anhaltenden quälenden Schmerzen aufsucht, diagnostiziert »Bandscheibe« und verschreibt ihm ein Schmerzmittel. Tatsächlich sind die Beschwerden nach einer Woche verschwunden. Gerber setzt das Medikament ab.

Zunächst scheint alles wieder in bester Ordnung zu sein. Aber der Eindruck täuscht. Denn drei Tage später geht es mit seiner Gesundheit steil bergab. Wie aus heiterem Himmel bekommt Gerber eine massive Mandelentzündung und so hohes Fieber, dass er ins Krankenhaus muss. Die Ärzte fragen Gerber, ob er Medikamente nimmt. Wahrheitsgemäß antwortet er mit »Nein«. Dass er drei Tage zuvor noch Arzneimittel eingenommen hat, kommt dem Patienten – verständlicherweise – nicht in den Sinn. Geschweige denn, dass die Tabletten die Ursache für seine Beschwerden sein könnten. Ein fataler Fehler, wie sich später zeigt.

Zwar fällt Gerbers Ärzten auf, dass die Zahl der weißen Blutkörperchen im Blut des Patienten extrem niedrig ist. Ein Befund, der überhaupt nicht zum hochakuten Krankheitszustand passt. Bei Entzündungen ist die Konzentration dieser Immunzellen im Blut nämlich in der Regel nicht reduziert, sondern deutlich erhöht. Doch weder bei der Aufnahme im

Krankenhaus noch in den Tagen danach kommt einer der Mediziner auf die Idee zu prüfen, ob hinter den rätselhaften Problemen womöglich die Nebenwirkung eines Arzneimittels steckt.

In den folgenden Tagen versuchen die Ärzte alles, um dem Patienten zu helfen, aber sein Zustand verschlimmert sich stetig. Um das hohe Fieber zu senken, spritzen sie ihm dreimal Metamizol, einen hochwirksamen Entzündungshemmer. Weil es Gerber daraufhin noch schlechter geht, wird er in die HNO-Abteilung des Krankenhauses verlegt. Dort entschließen sich die Ärzte zu einem heiklen Schritt: In einer Notoperation nehmen sie dem Patienten die stark entzündeten Mandeln heraus. Doch auch dieser Eingriff bringt keinen Erfolg. Im Gegenteil, Gerbers Zustand verschlimmert sich weiter. Als die Mediziner nicht mehr weiterwissen, wird er in ein Universitätsklinikum verlegt. Dort wird die Ursache endlich erkannt und richtig behandelt. Doch es ist zu spät. Zwei Tage darauf ist der Vater von zwei kleinen Kindern tot.

Viele Ärzte kennen das Risiko nicht

Ausgangspunkt des tragischen Krankheitsverlaufs, so zeigt sich, war jenes Medikament, das Gerber zur Linderung seiner Rückenschmerzen erhalten hatte und das zu den meistverkauften Arzneimitteln in Deutschland gehört: das Schmerzmittel *Novaminsulfon* mit dem Wirkstoff Metamizol. Seit Langem weiß man, dass dieser Schmerzstiller zwar sehr wirksam ist, mitunter aber auch lebensbedrohliche Nebenwirkungen entfaltet. Gefürchtet ist vor allem eine immunallergische Reaktion namens Agranulozytose – sie hat Martin Gerber das Leben gekostet. Bei dieser Knochenmarkschädigung sinkt die Zahl bestimmter Abwehrzellen, der sogenannten Granulozyten, im Blut so rapide ab, dass das Immunsystem zusammenbricht. Der Körper kann dann selbst banale Infekte wie eine Entzündung des Rachens nicht mehr abwehren. Typische Folgen sind Fieber, Halsschmerzen oder Geschwüre an den Schleimhäuten, besonders der Mundschleimhaut, sowie lebensbedrohliche Infektionen bis hin zur Blutvergiftung (Sepsis).

Wird eine Agranulozytose schnell erkannt, das metamizolhaltige Medikament sofort abgesetzt und mit Breitbandantibiotika gegengesteuert, lässt sich größeres Unheil in der Regel abwenden. »Doch das Bild der Nebenwirkungen ist so bunt, dass der Zusammenhang mit dem Medikament oft übersehen wird«, weiß der Bremer Pharmakologe Peter Schönhöfer, der als einer der besten Experten auf dem Gebiet der Arzneimittelsicherheit gilt. Wenn der Patient dann versterbe, sei der Fall für Ärzte wie Angehörige »unerklärlich«.[2]

Ähnliche Erfahrungen hat auch der Biochemiker und Pharmakologe Ekkehard Haen von der Universität Regensburg gemacht. »Viele Ärzte kennen das Risiko dieser und anderer Agranulozytose auslösender Substanzen nicht«, bestätigt er.[3] »Oder sie denken schlicht nicht daran.« Wie bei Martin Gerber. »Da wurden jede Menge Kunstfehler gemacht – und zwar von Anfang an«, so Haen, der nach Gerbers Tod durch die Angehörigen von dem Fall erfahren hat. Schon bei der Einlieferung ins Krankenhaus hätten die dortigen Ärzte nach Metamizol fragen müssen: »Jeder Mediziner sollte wissen, dass eine schwere Mandelentzündung oder heftige Aphthen im Mund Hinweise auf eine Agranulozytose sind.« Zumal sich die Störung leicht anhand des Blutbilds erkennen lässt.[4] Typisches Merkmal ist eine stark verminderte Zahl von Granulozyten. Normalerweise finden sich in einem Mikroliter (einem tausendstel Milliliter) Blut zwischen 4000 bis 10 000 dieser weißen Blutkörperchen. Bei einer Agranulozytose dagegen sinkt die Konzentration innerhalb kürzester Zeit unter 500 Granulozyten pro Mikroliter Blut.

Auch bei Gerber war die Zahl der weißen Blutkörperchen im Blut auffallend niedrig. »Doch offenbar hat man dem rätselhaften Befund keine weitere Beachtung geschenkt«, sagt Haen. So erklärt sich, warum den Krankenhausärzten ein weiterer Fehler unterlief. Um Gerbers anhaltendes Fieber zu senken, spritzten sie ihm dreimal ausgerechnet jenen Wirkstoff, der dem Körper des Patienten so zusetzte: Metamizol. Die Tragik des Falls liegt für Haen nicht zuletzt darin, dass sich Gerbers Tod leicht hätte vermeiden lassen. Zum einen, weil ihm der Arzt völlig unnötigerweise *Novaminsulfon* verschrieben hatte, zum anderen, weil die Risiken und Nebenwirkungen von Metamizol seit Langem bekannt sind.

In vielen Ländern verboten – in Deutschland ein Kassenschlager

Bereits 1922 brachte die Firma Hoechst den Wirkstoff in Deutschland als *Novalgin* auf den Markt. Schnell wurde das Präparat weltbekannt, weil es wirkungsvoll Schmerzen lindert und Fieber senkt. Noch im selben Jahr wurde auch die Agranulozytose erstmals als arzneimittelinduzierte Nebenwirkung beschrieben. Aber erst in den 1970er-Jahren geriet das Mittel massiv in die Kritik. Erhebungen in Schweden hatten damals gezeigt, dass Metamizol offenbar viel häufiger Agranulozytosen verursacht als gedacht. Demnach lag das Risiko bei 1 von 3000 Anwendern pro Jahr. Unbehandelt stirbt etwa die Hälfte der von dieser Nebenwirkung betroffenen Patienten, und selbst mit intensivmedizinischer Betreuung führt sie bei jedem Fünften zum Tod.[5] Zudem birgt Metamizol weitere Risiken. Mitunter löst das Mittel einen allergischen Schock oder einen plötzlichen Blutdruckabfall aus. Beide Nebenwirkungen können innerhalb weniger Minuten oder Stunden zum Tod führen und treten vor allem auf, wenn der Wirkstoff gespritzt wird – aber nicht nur dann. Diese Erkenntnisse veranlassten etliche Staaten schon vor Jahrzehnten, den gefährlichen Stoff aus den Apotheken zu verbannen. In vielen Ländern, darunter Großbritannien, Schweden, USA, Kanada, Japan und Australien, sind Metamizolpräparate schon lange nicht mehr auf dem Markt. In Deutschland dagegen werden sie seit mehr als 90 Jahren ununterbrochen angeboten. Zwar setzten sich Anfang der 1980er-Jahre auch hierzulande Experten für ein Verbot des Wirkstoffs ein. Ohne Erfolg, wie sich der Bremer Pharmakologe Peter Schönhöfer erinnert, der damals Abteilungsleiter im Bundesgesundheitsamt und einer der Mitstreiter war.[6]

Die Diskussionen um ein Metamizolverbot endeten seinerzeit mit einem Kompromiss: Seit 1987 gibt es Medikamente mit diesem Wirkstoff in Deutschland nur noch auf Rezept. Zudem wurde der Anwendungsbereich – zumindest theoretisch – stark eingeschränkt. So dürfen Mediziner Metamizol ausschließlich zur Behandlung akuter starker Schmerzen nach Verletzungen oder Operationen sowie bei Koliken und Tumorschmerzen verordnen, wenn andere Mittel wirkungslos geblieben sind oder aufgrund von Gegenanzeigen nicht eingesetzt werden dürfen. Auch hohes Fieber darf mit Metamizol nur dann gesenkt werden, wenn alle anderen Maßnahmen erfolglos waren. Bei leichten und mittelstarken Schmerzen ist Metamizol laut Bundesinstitut für Arzneimittel und Medizinprodukte tabu.

Die Realität sieht anders aus. In den ersten Jahren nach Einführung der strengen Anwendungsbeschränkungen waren deutsche Ärzte beim Verschreiben von Metamizolpräparaten noch zurückhaltend. Doch neuerdings erlebt der umstrittene Wirkstoff einen erstaunlichen Boom. Innerhalb von nur neun Jahren verzehnfachte sich die Zahl der Metamizolverordnungen im ambulanten Bereich von rund 10 Millionen Tagesdosen im Jahr 1990 auf mehr als 115 Millionen Tagesdosen im Jahr 2009.[7] Und der Trend ist ungebrochen: 2012 wurden 142 Millionen Tagesdosen verschrieben.

So kommt es, dass Metamizolpräparate inzwischen zu den Bestsellern der Arzneimittelindustrie gehören. Allein das Produkt *Novaminsulfon-ratiopharm* stand 2011 mit mehr als 11 Millionen verkauften Packungen auf Rang acht der meistverkauften Medikamente Deutschlands. Dabei gibt diese Zahl nur einen Teil des Bildes wieder. Denn auch im stationären

Bereich wird Metamizol häufig eingesetzt. Dafür gibt es allerdings keine Verordnungszahlen.

Verschreibung außerhalb der Zulassung

Arzneimittelexperten wie Ekkehard Haen und die Herausgeber des unabhängigen Verbrauchermagazins *Gute Pillen – Schlechte Pillen* sehen die Entwicklung mit Sorge. Denn parallel zu den Verordnungen hat in den vergangenen Jahren auch die Zahl der Spontanmeldungen von Agranulozytosen zugenommen. Einer der Gründe für den bedenklichen Trend liegt offenbar darin, dass Metamizolpräparate zu leichtfertig und häufig auch unkritisch verschrieben werden. Das geht unter anderem aus zahlreichen Berichten von Ärzten hervor, die in den vergangenen Jahren schwere Nebenwirkungen nach der Gabe von Metamizol beobachtet und diese an die Arzneimittelkommission der deutschen Ärzteschaft oder an das BfArM gemeldet haben. Die darin aufgeführten Indikationen zeigen, dass der problematische Wirkstoff häufig auch bei leichten oder mittelstarken Schmerzen angewendet wird. Oft sogar, ohne dass der Patient oder die Patientin vorher ein weniger riskantes Schmerzmittel wie Paracetamol (zum Beispiel *Ben-u-ron*) oder Acetylsalicylsäure (zum Beispiel *Aspirin*) ausprobiert hat. Wie im Fall von Martin Gerber. Auch ihm hatte der Orthopäde gegen die Rückenschmerzen gleich *Novaminsulfon* verschrieben. Dabei »kann und muss jeder Arzt hierzulande wissen, dass er den Wirkstoff Metamizol nur in absoluten Ausnahmefällen verordnen darf«, betont Haen.[8]

Andernfalls – auch das ist vielen Medizinern vermutlich nicht bewusst – begibt sich ein Arzt nicht nur medizinisch, sondern auch juristisch aufs Glatteis. Denn setzt er ein Medikament außerhalb der zugelassenen Indikationen ein (Fachbegriff »Off-Label-Gebrauch«), ist der Mediziner direkt dafür haftbar, wenn ein Schaden entsteht, der auf das Medikament zurückzuführen ist (siehe Kapitel 2). Er muss außerdem wesentlich umfassender über besondere Risiken der Therapie aufklären und – im Fall von Metamizol – über wichtige Warnsignale wie Fieber, Halsschmerzen oder Entzündungen im Bereich der Mundschleimhäute informieren.[9]

Abgesehen davon ist Metamizol nach Ansicht von Schmerztherapeuten für die Behandlung von Gelenkschmerzen oder Bandscheibenvorfällen ohnehin wenig geeignet. Denn für die Wahl des richtigen Arzneimittels spielt nicht nur die Stärke, sondern auch die Art des Schmerzes eine wichtige Rolle, betont Ursula Marschall, Leitende Medizinerin der Barmer-GEK-Krankenkasse und erfahrene Schmerztherapeutin.[10] Metamizol beispielsweise hilft vor allem gegen krampfartige Schmerzen, wie sie etwa bei einer Steinkolik auftreten. Gegen dumpfe, ziehende und drückende Schmerzen dagegen, wie bei einem heftigen Bandscheibenvorfall, sind eher schwach wirksame Opioide angebracht. Fühlen sich die Qualen – etwa bei Zahnproblemen – spitz, scharf und stechend an oder spielen wie im Fall von Gelenkschmerzen auch Entzündungsprozesse eine Rolle, sind wiederum meist Wirkstoffe wie Ibuprofen oder Diclofenac Mittel der Wahl.

Warum aber kommt es, wenn man sich all den Ärger sparen könnte, seit einigen Jahren trotzdem zu einem Boom von Metamizol? Darüber lässt sich nur spekulieren. Und die Interpretationen der Experten fallen äußerst unterschiedlich aus.

Sparsamkeit oder Unwissenheit?

Als Auslöser des Verordnungsanstiegs gilt manchen Fachleuten ein als Sparmaßnahme geplanter Beschluss im Rahmen der Gesundheitsreform 2003. Infolge dessen werden rezeptfreie Medikamente seit 2004 in der Regel nicht mehr von den gesetzlichen Krankenkassen erstattet, rezeptpflichtige dagegen schon. In der Folge gingen die ärztlichen Verordnungen für rezeptfreie Schmerzmittel wie Acetylsalicylsäure (ASS, zum Beispiel *Aspirin*) und Paracetamol 2004 schlagartig zurück. Die Zahl der Verschreibungen für diese Präparate ist – laut *Arzneiverordnungs-Report* 2013 – seither um mehr als 80 Prozent geschrumpft.[11] Gleichzeitig begannen Ärzte immer häufiger den rezeptpflichtigen Schmerzstiller Metamizol zu verschreiben. Inzwischen werden jährlich dreimal so viele Tagesdosen des Mittels verordnet wie vor zehn Jahren. Heute liegen die Verordnungszahlen für Metamizol und alle rezeptfreien Schmerzmittel zusammen (im Fachjargon »nichtopioide Analgetika«) genauso hoch wie vor der Reform 2003. Innerhalb dieser Gruppe haben sich die Mengen jedoch deutlich verschoben – weg von ASS und Paracetamol und hin zu Metamizol.

Möglicherweise liegt das daran, dass Schmerzpatienten ihren Arzt bitten, ihnen ein Medikament zu verschreiben, das die Kasse zahlen muss – und nicht sie selbst. Das zumindest vermuten der Pharmakologieprofessor Rainer Böger vom Universitätsklinikum Hamburg-Eppendorf und sein emeritierter Kollege Gerhard Schmidt, der bis vor wenigen Jahren am Universitätsklinikum Göttingen tätig war. »Es drängt sich der Verdacht auf«, schreiben sie im *Arzneiverordnungs-Report* 2013, »dass Metamizol auch deshalb verordnet wird, weil es wegen der Rezeptpflicht im Gegensatz zu den anderen nichtopioiden Analgetika zu Lasten der gesetzlichen Krankenkasse abrechnungsfähig ist.«[12]

Die Schmerzexpertin Ursula Marschall von der Barmer-GEK sieht das anders. Das Präparat *Novalgin* (mit dem Wirkstoff Metamizol) sei nun mal ein »Arzneimittelklassiker« und seit Langem bekannt, auch und gerade in Deutschland. Zudem sei das Mittel preisgünstig und – abgesehen von der schweren, aber seltenen Nebenwirkung Agranulozytose – besser verträglich als viele andere gängige Schmerzmittel. Im Gegensatz zu Ibuprofen oder Diclofenac greife Metamizol zum Beispiel den Magen nicht an.

Einen direkten finanziellen Anreiz für den Arzt zur Verordnung eines Metamizolpräparats gibt es nach Ansicht von Marschall jedenfalls nicht. Ob der seinem Patienten nun diesen oder einen anderen Wirkstoff verschreibe oder nicht, spiele für den Umsatz der Praxis keine Rolle. Dennoch bestätigt auch die Expertin von der Barmer-GEK, dass einige Ärzte Metamizol in Fällen verschreiben, für die es gar nicht geeignet ist. Grund dafür sei zum einen, dass sie nicht über ausreichende Kenntnisse darüber verfügten, wie man Schmerzen richtig therapiert. Zum anderen seien in den vergangenen Jahren einige Konkurrenzprodukte aus der Gruppe der sogenannten COX-2-Hemmer vom Markt verschwunden. Anfang des Jahrtausends waren sie als neue Wunderwaffen gegen Schmerz bejubelt worden, weil sie angeblich den Magen schonen und besser verträglich sein sollten. Doch dann zeigte sich, dass die Mittel das Schlaganfallrisiko deutlich erhöhten. Einige der Hersteller wurden daraufhin gezwungen, ihre Produkte vom Markt zu nehmen.

Der Patient trägt das Risiko

Für den Patienten ist die Einnahme von Metamizol immer ein Vabanquespiel: Viele Menschen vertragen das Medikament zwar gut und bleiben von schweren Nebenwirkungen verschont, doch niemand weiß, wer gefährdet ist, an einer Agranulozytose zu erkranken, und wer nicht. »Einige hatten diese Erkrankung nach einer Woche, andere nach Monaten oder Jahren, manche gleich mit der ersten Einnahme. Es gibt kein Muster«, so der Pharmakologe Bernd Mühlbauer, Mitglied der Arzneimittelkommission der deutschen Ärzteschaft.[13] Fest steht nur: Je länger und je öfter man das Mittel einnimmt, desto größer ist die Gefahr. Denn Agranulozytosen sind meist die Folge einer Immunreaktion. In der Regel treten sie etwa sieben Tage bis einige Wochen nach Einnahmebeginn auf. Es kann aber deutlich schneller gehen. Dann nämlich, wenn der Patient schon früher einmal Metamizolpräparate genommen hat und sein Immunsystem bereits sensibilisiert ist. Arzneimittelexperten wie Bernd Mühlbauer raten daher: »Wer Metamizol einnimmt, sollte sein Blutbild regelmäßig kontrollieren lassen und Infektionen nicht auf die leichte Schulter nehmen, sondern den Arzt sofort darüber informieren.« Denn je früher eine Agranulozytose erkannt wird, desto besser ist die Prognose. Patienten könnten so selbst etwas dazu beitragen, einen dramatischen Verlauf zu verhindern. Ein solches Blutbildmonitoring sei ohne Probleme in jeder Hausarztpraxis möglich, so Haen. Die US-Gesundheitsbehörde FDA (Federal Drug Administration) bringt es mit einem griffigen Slogan auf den Punkt: »No blood, no drug« – ohne Blut(proben) keine Metamizolverordnungen.

Die Verbraucherzeitschrift *Gute Pillen – Schlechte Pillen* geht mit ihrem Fazit noch einen Schritt weiter: »Wenn Ihr Arzt oder Ihre Ärztin Ihnen Metamizol verordnet, fragen Sie warum. Unseres Erachtens sollten Ärzte Metamizol möglichst nicht verordnen.« Unnötig leiden müsse deswegen niemand. »Schweden oder die USA veranschaulichen, dass Schmerzbehandlung und Fiebersenkung auch möglich ist, ohne die Metamizol-Risiken einzugehen.«[14]

Nicht nur Metamizol, auch 125 weitere, ganz unterschiedliche Arzneimittel können eine Agranulozytose hervorrufen.[15] Die meisten Fälle sind jedoch auf einige wenige Wirkstoffe zurückzuführen:
- das Schmerzmittel Metamizol
- die Schilddrüsenmedikamente Carbimazol, Propylthiouracil, Thiamazol
- das Neuroleptikum Clozapin
- das Antibiotikum Penicillin G
- die Antirheumatika Sulfasalazin und Rituximab
- den Entzündungshemmer Dapson
- das Herzmittel Procainamid
- den Blutgerinnungshemmer Ticlopidin

Eine ausführliche Liste der Medikamente, die eine Agranulozytose hervorrufen können, finden Sie im Anhang.

Millionenumsätze durch irreführende Werbung

Der Arzneimittelhersteller Boehringer Ingelheim ist nach eigenen Angaben das größte forschende Pharmaunternehmen in Deutschland. Mit einem zweistelligen Milliardenumsatz gehört es zu den Großen der Branche. Stolz verweist man auf die hohen ethischen Standards, nach denen die Geschäftspolitik ausgerichtet werde. Die Frage ist freilich, wie man Ethik definiert. Zum Beispiel im Fall des umstrittenen Schmerzmittels *Buscopan Compositum*[16]. Glaubt man der Fernseh- und Internetwerbung des Herstellers, ist das Präparat ein probates Mittel für die Behandlung aller möglichen Wehwehchen – von Magenzwicken nach zu üppigen Mahlzeiten bis hin zu allgemeinem Unwohlsein.

Für den Laien ist kaum erkennbar, dass das Boehringer-Produkt neben einer krampflösenden Substanz auch den hochproblematischen Schmerzstiller Metamizol enthält. Der Wirkstoff wurde in den 1980er-Jahren in vielen Ländern verboten, weil er – wie in unserem Fallbeispiel beschrieben – lebensbedrohliche Reaktionen des Immunsystems auslösen kann. Ein Risiko, das nach Ansicht von Experten komplett vermeidbar ist, weil es deutlich weniger gefährliche, ebenso wirksame Alternativen gibt.

Als besonders problematisch gelten Kombipräparate mit Metamizol wie *Buscopan Compositum*. In den USA, Australien, Japan und den meisten europäischen Ländern sind sie daher nicht zugelassen. Und zwar seit Langem. Schon 1987 wurde das Schmerzmittel vom damaligen Bundesgesundheitsamt (BGA) als »medizinisch nicht vertretbar« eingestuft und der Vertrieb solcher Mittel in Deutschland gestoppt. Zuvor waren dort viele Berichte über schwerwiegende Zwischenfälle eingegangen. Allein 1981 hatte das BGA 260 schwere allergische Schocks mit 55 Todesfällen als Spontanmeldungen registriert. In Wirklichkeit dürfte die Zahl der Todesopfer sogar bei rund 1000 Patienten gelegen haben, schätzen Experten.[17] Denn die Erfahrung zeigt, dass Spontanmeldungen in der Regel nur rund 5 Prozent der realen Fälle widerspiegeln.

Mehrere deutsche Pharmafirmen nahmen daraufhin noch 1987 ihre Kombipräparate vom deutschen Markt. Boehringer Ingelheim jedoch klagte gegen den Vertriebsstopp und versuchte, mit einer Studie den zusätzlichen Nutzen seines Kombinationsprodukts *Buscopan Compositum* zu belegen. Doch der Versuch schlug fehl. Nach erneuter Prüfung stellte das BGA fest, dass »die bekannten Risiken des Metamizols in fixen Kombinationen mit anderen Wirkstoffen erhöht werden können, ohne dass ein entsprechender zusätzlicher Nutzen der Kombinationen als gesichert angesehen werden kann«.[18] 1990 musste daher auch Boehringer den Verkauf des Medikaments in Deutschland endgültig einstellen.

In anderen Teilen der Welt wurden metamizolhaltige Produkte von Boehringer und anderen deutschen Pharmafirmen allerdings weiter verkauft – eine häufig geübte Praxis in der Branche, um mit hierzulande ausrangierten Medikamenten weiter Geld zu verdienen. Zur Verkaufsstrategie gehörte auch die Ausweitung der Anwendungsgebiete. In Thailand beispielsweise wurde das Kombipräparat *Baralgan* der ehemaligen Hoechst AG als Mittel gegen Menstruationsbeschwerden beworben. (Zur Erinnerung: In Deutschland ist Metamizol nur als Einzelwirkstoff und nur in Ausnahmefällen zugelassen, etwa zur Linderung besonders starker Schmerzen nach Operationen oder bei Tumoren.)

1987 forderte die BUKO Pharma-Kampagne deutsche Firmen auf, den Vertrieb metamizolhaltiger Kombinationspräparate auch in anderen Ländern einzustellen. Die Verbraucherschutzorganisation mit Sitz in Bielefeld, die von Ärzten, Pharmazeuten, Politikern und einem wissenschaftlichen Beirat unterstützt wird, setzt sich seit vielen Jahren für den Zugang aller Menschen zu unentbehrlichen Medikamenten und für den Schutz vor unsinnigen Produkten und Desinformation ein. Einige Arzneimittelhersteller folgten dem Aufruf der Organisation, wenn auch zögerlich. So hatte der deutsche Hersteller Merck KGaA[19] noch bis vor einigen Jahren solche Präparate in seiner Produktpalette. 1993 sicherte Merck der Pharma-Kampagne schriftlich zu, die riskanten Mittel auch in Entwicklungs- und Schwellenländern aus dem Handel zu nehmen.[20] Aber erst zehn Jahre später löste die Merck KGaA ihr Versprechen ein.[21]

Der Pharmakonzern Boehringer hat seine Haltung nicht aufgegeben – und macht mit seinem riskanten Medikament weiterhin in Mittel- und Südamerika satte Gewinne. Vor allem in Brasilien. Dort ist *Buscopan Composto* ein Kassenschlager. Allein 2011 erwirtschaftete Boehringer Ingelheim in dem lateinamerikanischen Land einen Umsatz von 557 Millionen US-Dollar.[22] Die meistverkauften Produkte des Konzerns waren *Buscopan Composto* sowie das Schmerzmittel *Anador,* das Metamizol als alleinigen Wirkstoff enthält.

Beide Präparate sind dort rezeptfrei erhältlich. Und mit fragwürdiger Produktwerbung kurbelt der Hersteller den Konsum von *Buscopan Composto* noch zusätzlich an. So strahlte Boehringer in Brasilien einen Werbespot aus, der zeigen soll, wie vielseitig das Mittel einsetzbar sei: »Wenn man zu viel Pizza gegessen hat. Wenn man den Schlüssel im Auto vergessen hat. Bei Magenschmerzen und Krämpfen. Oder wenn man sich mal nicht wohlfühlt. Dafür gibt es *Buscopan Composto.*«[23]

Derlei Werbepraktiken förderten nicht nur einen falschen und übermäßigen Gebrauch des Arzneimittels, warnen die Experten des *Pharma-Briefs,* vielmehr betreibe Boehringer Ingelheim mit irreführenden Formulierungen gezielte Desinformation und versuche, die Risiken durch Verdrehung von Tatsachen herunterzuspielen, um das Mittel weiter im Markt zu halten (siehe Kasten).[24]

Fakt ist, dass Boehringer Ingelheim mit seiner Arzneimittelwerbung gegen geltendes Gesetz verstößt. Immer wieder ging die brasilianische Gesundheitsbehörde ANVISA in den vergangenen Jahren wegen unlauterer Werbung gegen den deutschen Hersteller vor, unter anderem wegen einer problematischen Kampagne für das Schmerzmittel *Anador*. Mehrfach wurde der Ingelheimer Konzern wegen solcher Verstöße auch abgestraft.[25]

Tricksen mit Zahlen: Wie man Nebenwirkungen erfolgreich verharmlost

Mehrfach hat die BUKO Pharma-Kampagne Boehringer Ingelheim in der Vergangenheit aufgefordert, das in Deutschland verbotene Medikament *Buscopan Composto* in Brasilien vom Markt zu nehmen, weil das Mittel Menschen vermeidbaren lebensbedrohlichen Risiken aussetzt. Beispielsweise 2012 mit einer bundesweiten Postkartenaktion. Doch Boehringer bleibt hart – und spielt die Gefahren herunter. Dabei greift das Unternehmen unter anderem zu einem Taschenspielertrick, der das Risiko einer Agranulozytose viel niedriger erscheinen lässt, als es ist.

Unabhängigen Experten zufolge tritt diese Nebenwirkung bei 1 von 1000 bis 3000 Anwendern auf.[26] Der Hersteller Boehringer nennt eine ganz andere Zahl: 1 zu 1 100 000.

Wie kommt es zu diesem frappierenden Unterschied? Unter anderem durch einen Rechentrick. Üblicherweise geben Forscher die Gefahr von Nebenwirkungen bestimmter Medikamente als Risiken *pro Jahr* an. In den von Boehringer zitierten Studien wurde das Risiko jedoch gezielt verkleinert, indem man die Angaben der Nebenwirkungen auf Risiken *pro Woche* oder *pro Tag* herunterrechnete. Die Risiken erscheinen so um den Faktor 50 oder 360 verkleinert.

Lobbyismus – die engen Verbindungen
zwischen Pharmaindustrie und Politik

Bis Anfang 2013 war er dienstältester Ministerpräsident der Republik, dann trat Kurt Beck plötzlich zurück. Damals gab er gesundheitliche Gründe an. In der Gesundheitsbranche hat er nun auch eine neue Aufgabe gefunden: Seit Juni 2013 verdingt sich der SPD-Politiker als Pharmalobbyist – für den deutschen Arzneimittelkonzern Boehringer Ingelheim. Beck, der gelernter Elektromechaniker ist und unter anderem die Pleite des Nürburgrings zu verantworten hat, steht von nun an der Konzernspitze als »Berater« zur Seite und »begleitet« nach Angaben des Konzerns die Arbeit der Unternehmensleitung und des Gesellschafterausschusses vor allem bei strategischen Fragen.

Damit reiht sich Beck in die Riege der Politiker ein, die nach ihrem Karriereende in die Wirtschaft gehen – und für die jeweiligen Unternehmen vor allem aufgrund ihrer vielfältigen Kontakte in die Politik und in die Medien hilfreich sind. Doch bei Kurt Beck sorgt der Seitenwechsel gleich aus mehreren Gründen für Verwunderung. So galt der frühere rheinland-pfälzische Regierungschef lange Zeit als personifiziertes soziales Gewissen der SPD. Jetzt dient er einem Pharmariesen, der sich in der Vergangenheit mit unschönen Anschuldigungen auseinandersetzen musste. So wurde Boehringer Ingelheim unter anderem vorgeworfen, Medikamente an Patienten in Indien getestet zu haben, die darüber nicht informiert waren. Boehringer selbst bestreitet die Vorwürfe.[27]

Tatsächlich erproben Arzneimittelhersteller neue Medikamente zunehmend in Schwellen- und Entwicklungsländern wie Indien und China. Die Gründe dafür liegen auf der Hand: Die Konzerne können in ärmeren Staaten nicht nur Zeit und Kosten sparen. In der Regel sind auch die Kontrollen weniger streng. Kritiker bezweifeln vor allem, dass die Probanden wirklich wissen, worauf sie sich bei solchen Tests einlassen – und ob sie das immer ganz freiwillig tun. Zwar sind die Hersteller verpflichtet, Testpersonen über alle Risiken und möglichen Folgen aufzuklären. »Doch die Patienten sind oft Analphabeten – und vertrauten ihren Ärzten mehr oder weniger blind«, sagt Christian Wagner-Ahlfs, der bei der BUKO Pharma-Kampagne für die Forschungspolitik zuständig ist.[28] Und weil die Probanden sonst oft keinen Zugang zu medizinischer Versorgung hätten, könne von Freiwilligkeit keine Rede sein. »Die Patienten werden mehr oder weniger gezwungen.«

Doch zurück zu Kurt Beck. Neben seinem Job für Boehringer Ingelheim steht der gut vernetzte Politiker inzwischen auch an der Spitze der SPD-nahen Friedrich-Ebert-Stiftung. Er war, ist und bleibt darüber hinaus Chef des ZDF-Verwaltungsrats – und damit neben dem Intendanten der stärkste Mann im Sender. So kann man sagen: An der Spitze des öffentlich-rechtlichen Senders sitzt ein Pharmalobbyist, der sich – wenn es »nötig« ist – auf kürzestem Weg für die Belange seines Brötchengebers starkmachen kann. Handlungsbedarf sieht das ZDF jedoch offensichtlich nicht. Zwar dürfen laut Staatsvertrag Gremienmitglieder »keine wirtschaftlichen oder sonstigen Interessen haben, die geeignet sind, die Erfüllung ihrer Aufgaben als Mitglieder des Fernsehrates zu gefährden«. Auf Anfrage heißt es beim ZDF jedoch lediglich: »Wir bewerten das nicht.«[29]

Nebenwirkung veränderte Psyche
Horrortrip mit Malariaprophylaxe

Die Orte, an denen sich die Geschichten ereignen, klingen wie Traumziele für die schönsten Wochen des Jahres: Thailand, Madagaskar, Malaysia, Indien, Botswana, Kenia, Bali. Doch zum Schwärmen sind die fast 100 Berichte, die sich zu dem entsprechenden Stichwort in der Datenbank des medizinischen Informationsdienstes *arznei-telegramm* finden, nicht.[30]

Zum Beispiel jener von Christoph Baum, 21 Jahre alt. Der Student tourt gerade durch Kenia, als er eines Tages in einen rätselhaften Zustand gerät. Ohne erkennbaren Anlass verliert er für mehrere Stunden den Bezug zur Realität. Er leidet unter Angstzuständen und weiß zwischenzeitlich nicht mehr, wer er ist. Wie ein Spuk kehrt die Attacke in Abständen von mehreren Tagen zweimal wieder. Dann verschwinden die Anfälle auf ebenso unerklärliche Weise, wie sie aufgetreten sind.

Ähnliches widerfährt Yvonne Kellerhoff, als sie in Malaysia ist. Schon bald nachdem die 38-Jährige in Kuala Lumpur gelandet ist, merkt sie, dass etwas mit ihrem Körper nicht stimmt. Sie hat Gleichgewichtsstörungen, und ihr Herz fängt an zu rasen. Bald darauf wachsen sich die Symptome zu einer Psychose mit massiven Ängsten aus. Um dem Horror zu entrinnen, bricht sie den Aufenthalt ab. Doch auch zu Hause kommt nicht alles wieder sofort ins Lot. Noch sechs Monate danach ist Kellerhoff wegen Angstattacken in Behandlung.

Für Maarten Gerritsen dagegen kommt jede Hilfe zu spät. Den 33-jährigen Holländer trifft es auf einem Trip nach Madagaskar. Wie aus heiterem Himmel bekommt er innerhalb kurzer Zeit immer stärkere Kopfschmerzen. Zudem wird ihm schwindlig, und sein Gesicht fühlt sich taub an. Zwölf Stunden später ist er verwirrt und desorientiert. In den zwei Tagen danach entwickelt er Wahnvorstellungen und panische Angstzustände. In einem Krankenhaus vor Ort vermuten die Ärzte Malaria und geben dem Mann auf Verdacht Chinin. Um seine psychische Krise kümmert sich keiner. Ein fataler Fehler. Denn kurz darauf hält es Gerritsen nicht mehr aus. Er schreibt seiner Frau einen Abschiedsbrief. Dann zückt er ein Taschenmesser, schneidet sich die Kehle durch und ist binnen kürzester Zeit tot.

Später zeigt sich: Weder Gerritsen noch Baum oder Kellerhoff hatten sich mit irgendeinem rätselhaften Erreger infiziert. Keiner der drei hatte Drogen genommen. Sie alle waren vor ihrer Reise an Leib und Seele gesund. Doch jeder von ihnen hatte – wie Tausende Touristen jedes Jahr – vorbeugend ein Medikament geschluckt, das sich zunehmend als hochproblematisch entpuppt: das Malariamittel *Lariam*. Immer deutlicher zeichnet sich ab, dass der darin enthaltene Wirkstoff Mefloquin viel häufiger zu neurologischen und psychiatrischen Störungen führt als lange gedacht. Ein Drittel bis die Hälfte aller *Lariam*-Konsumenten berichtet von Symptomen wie Schlaflosigkeit, Albträumen, leichter Verwirrtheit oder Depressionen. Oft treten die Störungen schon nach der ersten oder zweiten Tablette auf. Und häufig wachsen sie sich kurze Zeit später zu Panik, Psychosen, Schwindel, Halluzinationen oder Sehstörungen aus.[31]

Nicht mehr zu leugnen ist mittlerweile auch, dass Mefloquin in enger Verbindung mit Selbstmorden, Gewaltexzessen und bleibenden neurologischen Schäden steht – auch wenn der Hersteller die Risiken bis heute herunterspielt.[32] Noch immer ist das Mittel hierzulande auf dem Markt. Nach wie vor ist es zur Malariaprophylaxe zugelassen sowie – im Notfall – auch zur Selbsttherapie, also in hoher Dosierung und ohne ärztliche Kontrolle. Selbst für Kleinkinder und Säuglinge ab fünf Kilogramm Körpergewicht darf das Medikament bis heute verwendet werden – ungeachtet dessen, dass Babys Nebenwirkungen wie psychotische Ängste oder Halluzinationen noch gar nicht mitteilen können.[33]

Tatsächlich galt Mefloquin einst als Hoffnungsträger im Kampf gegen das Tropenfieber. Schon in den 1960er-Jahren wurden bei Malariaerregern in Afrika und Südamerika erste Resistenzen gegen die gängigen Medikamente beobachtet. Und Mefloquin erwies sich als neue, wirksame Waffe gegen die gefürchtete Krankheit.

Das Militär zahlt, die Industrie produziert – und kassiert

Das US-amerikanische Militär hatte den Wirkstoff in den 1970er-Jahren entwickelt. Die Ergebnisse der Studien klangen vielversprechend. Das Medikament bot guten Schutz vor der Infektion und schien sicher zu sein. Im Gegensatz zu anderen Malariamitteln, so legten es die vorwiegend an Soldaten und Gefängnisinsassen vorgenommenen Tests nahe, rief es auch keine schweren psychiatrischen Störungen hervor. Zudem hatte die Substanz einen entscheidenden praktischen Vorteil: Zur Vorbeugung muss Mefloquin nur einmal pro Woche geschluckt werden. Das ist nicht nur für jeden Reisenden bequem. Es bedeutet auch eine erhebliche Erleichterung für die Abläufe im Militär. Denn die Einnahme vorbeugender Medikamente für Auslandseinsätze erfolgt stets unter Aufsicht und kollektiv – was einmal pro Woche ungleich leichter zu organisieren ist als bei einer Pille pro Tag. Als Partner für die serienmäßige Herstellung und Vermarktung des Präparats gewann das US-Militär den Schweizer Pharmakonzern Hoffmann-La Roche. Der taufte das Mittel *Lariam* und sorgte dafür, dass es innerhalb kürzester Zeit weltweit Verbreitung fand. Schon bald schluckten Soldaten und Fernreisende jede Woche eine Tablette davon. In Hochzeiten verkaufte das Unternehmen allein in Deutschland 175 000 Packungen *Lariam* pro Jahr.[34]

Für Roche war *Lariam* ein nahezu perfektes Geschäft, berichtet der US-Forscher Remington Nevin von der Johns Hopkins Bloomberg School of Public Health in Baltimore. Wie kein anderer hat der Mediziner, der früher als Arzt in der US Army tätig war, die Auswirkungen des Mittels und die Hintergründe der Vermarktung untersucht.[35] Seit der ersten Zulassung Mitte der 1980er-Jahre, so Nevin, habe das Präparat dem Schweizer Konzern Einnahmen in Höhe von Hunderten Millionen Euro beschert. Und das bei minimalem Kostenaufwand.[36] Denn fast alle wissenschaftlichen Vorarbeiten und die meisten für eine Zulassung geforderten klinischen Studien hatte das US-Militär finanziert. Und die daraus gewonnenen Ergebnisse und Daten sowie die zugehörigen Rechte und Patente überließ es dem Hersteller Roche unentgeltlich.[37]

Das großzügige Geschenk hatte einen einfachen Grund: Das US-Militär selbst kann keine Medikamente produzieren und verkaufen. Für die eigenen Truppen aber wollte man das Mittel auf jeden Fall haben. Und da sich laut Remington Nevin außer Roche kein anderer Hersteller fand, der bereit war, Produktion und Vermarktung zu übernehmen, ließ sich das Militär auf den ungleichen Deal ein.[38]

»Störwirkung« Mord und Totschlag

Die ersten Probleme folgten prompt. Schon kurz nach der Markteinführung berichteten zahlreiche Ärzte von Patienten mit Panikattacken, Halluzinationen, Gedächtnisverlust, Verfolgungswahn und manischer Depression nach Einnahme von *Lariam*. Einige Zeit später häuften sich in den USA Berichte von Selbstmordfällen und Gewaltausbrüchen im Zusammenhang mit *Lariam*. Angesichts einer Mordserie unter Heimkehrern des Afghanistankrieges sah sich sogar das US-Verteidigungsministerium 2002 gezwungen, die Rolle des Medikaments in dem rätselhaften Fall zu untersuchen. Vier Soldaten hatten damals ihre Frauen ohne erkennbaren Anlass getötet. Zwei der Männer erschossen sich anschließend selbst.

Doch Roche und mit dem Unternehmen kooperierende Mediziner wiegelten gegenüber Kritikern und unabhängigen Experten jahrelang ab.[39] Bei den Ereignissen handle es sich um Zufälle, meinten die einen. Die psychiatrischen Symptome seien die Folge von Stress und Belastung, die Reisen in tropischen Regionen nun einmal mit sich brächten, argumentierten die anderen. Viele Touristen und Soldaten nähmen in solchen Ländern illegale Drogen, die ähnliche Beschwerden verursachen könnten. Und überhaupt: Die meisten Betroffenen hätten schon zuvor eine psychische Krankheit gehabt. Schwere Nebenwirkungen, behauptete der Hersteller zum Beispiel 1996, träten nur bei einem von 10 000 Anwendern auf.[40] Im selben Jahr kam jedoch eine Studie zu dem Schluss, dass rund jeder 150. *Lariam*-Konsument mit schweren psychischen Nebenwirkungen rechnen muss.[41] Das entspricht rund dem 67-Fachen der von Roche genannten Zahl. Auch den Verdacht, dass *Lariam* Selbstmordgedanken auslösen und sogar zur Selbsttötung führen kann, wischte Roche lange Zeit weg. 2002 etwa war im Beipackzettel von *Lariam* zwar zu lesen, dass »über seltene Fälle von Suizidalität berichtet wurde«. Doch »eine ursächliche Beziehung« sei nicht nachgewiesen. Tatsächlich, erklärte ein Sprecher des Unternehmens damals, liege die Selbstmordrate nach *Lariam*-Einnahme »im Rahmen des statistischen Grundrauschens«.[42]

Davon jedoch kann keine Rede mehr sein. Auf Druck von Selbsthilfegruppen, Medien und Politik starteten 2001 – 15 Jahre nach Zulassung des Medikaments – die ersten klinischen Studien, die so angelegt waren, dass sie verlässliche und aussagekräftige Aussagen über die Wirkung des Mittels liefern konnten. Sprich: Erstmals wurde *Lariam* nun an einer repräsentativen Gruppe von Probanden aus der Bevölkerung erprobt, und das unter Bedingungen, die man im Fachjargon »placebokontrolliert, doppelblind, randomisiert und prospektiv« nennt.[43] Deren Ergebnisse haben inzwischen gezeigt, dass neuropsychiatrische Symptome bei Einnahme von Mefloquin mindestens 100-mal so häufig vorkommen wie zuvor jahrelang behauptet.[44]

Schadensbegrenzung mit Black Box und Patientenpass

Das ist inzwischen auch bei den zuständigen Arzneimittelbehörden in den USA und Europa angekommen. Heute gibt Roche in seinen Fachinformationen für Ärzte zu, dass neurologische und psychiatrische Nebenwirkungen bei einer Prophylaxe mit Mefloquin häufig oder sogar sehr häufig sind und dass bei Einnahme des Mittels auch mit Psychosen und Selbstmord zu rechnen ist. Zudem findet sich dort nun auch der

Hinweis, dass neurologische Störungen noch Monate nach Absetzen von *Lariam* neu auftreten und monatelang anhalten können – möglicherweise sogar für immer. Das gilt auch für Sehstörungen wie verschwommenes Sehen, grauer Star und Netzhauterkrankungen, vor denen der Hersteller neuerdings ebenfalls warnt beziehungsweise warnen muss. Auch rät Roche inzwischen, Mefloquin im Falle mentaler Veränderungen während der Malariaprophylaxe abzusetzen und »sofort ärztlichen Rat« einzuholen. Derlei Hilfe allerdings dürfte in Dritte-Welt-Ländern mitunter schwer zu erreichen sein.

All das war der US-Arzneimittelbehörde FDA jedoch wohl nicht genug. Im Juli 2013 hat sie für Mefloquin eine »Black Box« (einen schwarz eingerahmten Warnhinweis auf dem Beipackzettel) und damit ihre stärkste Warnung verhängt. Roche tangiert das wenig. In den USA hat sich das Unternehmen schon vor Jahren aus dem Geschäft mit seinem Problemmedikament *Lariam* zurückgezogen. Dort stellte Roche die Produktion und Vermarktung des Mittels 2009 ein. Seither ist es in den USA nur noch in Form von Nachahmerprodukten (Generika) und aus der Produktion anderer Hersteller auf dem Markt.

In Deutschland und vielen anderen Ländern Europas wird *Lariam* dagegen weiterhin von Roche vertrieben. Hier kommt das Unternehmen immerhin neuerdings einigen langjährigen Forderungen zahlreicher Experten nach besonderen Vorsichtsmaßnahmen für Ärzte und Patienten nach. So liegt zum Beispiel seit Januar 2014 jeder Packung ein Patientenpass bei, den Reisende mit sich führen sollen und in dem der Hinweis auf die Einnahme von Mefloquin mit all seinen Nebenwirkungen als mögliche Erklärung für akute psychiatrische oder neurologische Störungen steht. Darin werden auch Namen und Telefonnummern des verordnenden Arztes sowie von Angehörigen notiert.

Ein solcher Patientenpass kann lebenswichtig sein. Denn die Erfahrung zeigt, so Wolfgang Becker-Brüser, Herausgeber des medizinischen Informationsdienstes *arznei-telegramm*: Wer auf Fernreisen eine Psychose bekommt, hat häufig schlechte Karten. »Zum einen, weil psychiatrische Störungen selten auf Arzneimittel zurückgeführt werden«, zum anderen, weil es in vielen Ländern Afrikas oder Asiens einem Himmelfahrtskommando gleicht, wenn man in der Psychiatrie eines örtlichen Krankenhauses landet und weder Angehörige noch Freunde in der Nähe hat, die alle Hebel in Bewegung setzen können, damit man am Ende aus der Sache wieder heil herauskommen kann. Becker-Brüser, der selbst Arzt und Apotheker ist, rät Reisenden inzwischen komplett von *Lariam* ab. Für ein Arzneimittel, das überwiegend von gesunden Reisenden prophylaktisch eingenommen wird, seien die Risiken schlichtweg nicht akzeptabel.[45]

Den Schweizer Pharmakonzern, der mit *Lariam* weiterhin gute Geschäfte macht, kümmert das offenbar wenig. Die zahlreichen Warnmitteilungen, so Roche, änderten »nichts am gesamten positiven Nutzen-Risiko-Profil von Lariam«.[46]

Eine Liste der Medikamente, die Psychosen hervorrufen können, finden Sie im Anhang.

Entzugssymptom Elektroschock

Silke Jahn hatte sich auf einiges gefasst gemacht, als ihr der Arzt das Antidepressivum *Trevilor* verschrieb. In der ersten Zeit, hatte er sie aufgeklärt, seien Probleme wie Übelkeit oder Magen-Darm-Störungen, Schwindelgefühle, Kopfschmerzen oder Schwitzen ganz normal. Zudem könne es eine Weile dauern, bis das Mittel anschlage. Ansonsten aber, versicherte er ihr, seien Selektive Serotonin-und-Noradrenalin-Wiederaufnahme-Hemmer (SSNRI) wie *Trevilor* »ausgesprochen gut verträglich«. Tatsächlich hat die 36-Jährige zunächst keine Probleme mit dem Mittel. Die beginnen erst, als sie das Medikament absetzen will, weil es bei ihr nicht wirkt. Keine zwölf

Stunden später durchzucken elektroschockartige Blitze ihren Kopf. Sobald Silke Jahn ihren Nacken bewegt, setzen die »Stromschläge« ein. Binnen Sekunden breiten sie sich wellenartig auf Brust, Arme und Beine aus. Die Attacke ist so heftig, dass sie schnell wieder zu den Pillen greift. Denn das Einzige, was die Blitze innerhalb weniger Stunden vertreibt, ist *Trevilor*.

Ihr Arzt hat von Entzugssymptomen im Zusammenhang mit Antidepressiva noch nie gehört. Erst als er nachliest, stellt er fest: Gleich mehrfach haben Mediziner in der Literatur über stromschlagähnliche Symptome nach Absetzen von *Trevilor* und SSRI-Antidepressiva (siehe Kasten) berichtet. Zudem kommt das quälende Phänomen offenbar häufiger als bislang bekannt vor.[47] Meist beginnen die blitzartigen Missempfindungen, die für Sekunden anhalten, im Bereich von Kopf und Nacken. Von dort breiten sie sich dann mitunter wellenartig auf andere Körperteile aus. Auch Silke Jahn erlebte, wie die Blitze losschlugen, sobald sie sich bewegte. Ein Gefühl, das so unangenehm war, dass Jahn in diesen Situationen versuchte, regungslos zu verharren.

Wie man heute weiß, können die Entzugssymptome nicht nur ein bis zwei Wochen anhalten, sondern mitunter monatelang. Und zwar auch dann, wenn man – wie zur Vermeidung empfohlen – das Mittel nicht schlagartig absetzt, sondern die Dosis peu à peu reduziert. Das Einzige, was gegen die Probleme beim Absetzen sofort hilft, ist – ähnlich wie bei einem Junkie – die Wiedereinnahme der ursprünglichen Dosis des Stoffs, in diesem Fall des Medikaments *Trevilor*. Das lindert die Beschwerden meist innerhalb eines Tages. So kommt es, dass nicht wenige Absetzversuche aufgrund der Entzugssymptome komplett misslingen.[48]

Doch wenn es nach den Herstellern geht, soll von »Abhängigkeit« oder gar »Sucht« möglichst nicht die Rede sein. In den einschlägigen Informationen für Ärzte und Patienten werden die Probleme daher geschickt verklausuliert: Es sei bekannt, dass »Nebenwirkungen« auftreten könnten, wenn

Patienten die Einnahme von *Trevilor* beendeten – vor allem dann, wenn das Mittel plötzlich abgesetzt oder die Dosis zu schnell reduziert werde, heißt es zum Beispiel im Beipackzettel zu *Trevilor retard* von Pfizer. Bei einigen Patienten, erläutert der Pharmakonzern darin weiter, könne es dabei zu Beschwerden wie »Müdigkeit, Schwindelgefühl, Benommenheit, Kopfschmerzen, Schlaflosigkeit, Albträumen, Mundtrockenheit, vermindertem Appetit, Übelkeit, Durchfall, Nervosität, Unruhe, Verwirrtheit, Ohrgeräuschen, Kribbeln oder selten auch zu stromschlagähnlichen Empfindungen, Schwächegefühl, Schwitzen, Krampfanfällen oder grippeähnlichen Symptomen kommen«. Wer würde hier herauslesen, dass – wie bei *Trevilor* – mitunter schon das Auslassen oder Vergessen einer einzigen Pille zur Abstrafung per »Elektroschock« führt? Oder aber, dass manche Patienten – wie im dokumentierten Fall eines 61-Jährigen – dadurch plötzlich einen Krampfanfall mit Bewusstlosigkeit, anschließendem Dämmerzustand und etwa zwölfstündigem Gedächtnisausfall erleiden?

Über das Ausmaß solcher Symptome im Voraus aufgeklärt zu werden kann im Ernstfall ziemlich wichtig sein. Und die Erfahrung zeigt: Stromschlagähnliche Empfindungen oder Phänomene wie der sogenannte »elektrische Kopf« gehören zu den häufigsten und quälendsten Beschwerden, die Patienten beim Entzug von Antidepressiva wie *Trevilor* oder Paroxetin (zum Beispiel in *Seroxat, ParoLich, Tagonis*) erleiden. Viele der Betroffenen wissen dann jedoch gar nicht, wie ihnen geschieht, und können die befremdlichen Phänomene kaum beschreiben. Das hat gleich mehrere Folgen. Noch immer werden die elektroschockähnlichen Symptome in ihrer Bedeutung und Häufigkeit unterschätzt, weil so mancher Arzt sie unter dem Stichwort »Schwindel« erfasst. So kommt es, dass die Probleme verkannt oder falsch gedeutet werden – und Betroffene als Notfall in einem Krankenhaus landen, weil niemand ahnt, dass alles nur am Entzug eines Psychopharmakons liegt.

Antidepressiva und Abhängigkeit

Der in *Trevilor* enthaltene Wirkstoff Venlafaxin wird zur Behandlung von Depressionen und Angsterkrankungen eingesetzt. Venlafaxin ist ein sogenannter Selektiver Serotonin-Noradrenalin-Wiederaufnahme-Hemmer (kurz: SSNRI). SSNRI sind eine relativ neue Gruppe von Antidepressiva. Sie binden im Gehirn an Proteine, die den Botenstoffen Serotonin und Noradrenalin als Transporter dienen, und hemmen die Wiederaufnahme dieser beiden Stoffe in die Nervenzellen. Damit erhöht sich das Angebot an frei verfügbarem Serotonin und Noradrenalin im Gehirn. Das Ergebnis, so die Theorie, ist eine Signalverstärkung, die die depressiven Symptome angeblich lindert. Venlafaxin ist unter verschiedenen Handelsnamen auf dem Markt, neben *Trevilor* zum Beispiel als *Efectin, Efexor, Effexor, Vandral*.

Stromschlagähnliche Symptome sind nicht nur als Absetzsymptom von Venlafaxin bekannt. Sie treten auch beim Entzug anderer Antidepressiva aus der Gruppe der Selektiven Serotonin-Wiederaufnahme-Hemmer (SSRI) auf. Zum Beispiel bei Präparaten wie *Remergil* (Wirkstoff Mirtazapin) und *Seroxat* (Wirkstoff Paroxetin). Offiziell heißt es, SSRI besäßen kein Abhängigkeitspotenzial. Fest steht aber, dass ein plötzliches Absetzen sowohl körperliche als auch psychische Entzugserscheinungen hervorrufen kann.[49] In der Regel treten diese in den ersten 24 Stunden bis eine Woche nach Absetzen des jeweiligen Mittels ein. Die Beschwerden, die dabei auftreten können, sind vielfältig. Sie reichen von Gleichgewichtsstörungen, die durch Drehen des Kopfes oder bei horizontalen Bewegungen der Augen ausgelöst werden, über motorische Störungen wie Zucken oder Tics bis hin zu Stimmungsschwankungen, aggressivem Verhalten, Manie und schwerer Depression bis zu Suizidgedanken.

SSRI sind Kassenschlager der Pharmaindustrie. Die Verordnungszahlen für Produkte aus dieser Medikamentengruppe haben sich in den vergangenen zehn Jahren mehr als verdreifacht. Heute werden allein in Deutschland jährlich rund 600 Millionen Tagesdosen von unterschiedlichen SSRI verordnet.

Spielsucht, Sexsucht und Essattacken durch Parkinsonmedikament

Dass sie mit Mitte 50 noch anfangen würde zu zocken, hätte Mary Higgins wohl selbst nicht geglaubt. Ihr Leben lang hatte die mehrfache Mutter keinerlei Interesse an Glücksspielen gehabt. Doch wenige Jahre nachdem sie an Parkinson erkrankt ist, packt sie auf einmal die Sucht: Wann immer sie in den Supermarkt geht, kauft sie Glückslose. Sobald sie ein Spielkasino erblickt, zieht es sie hinein. Innerhalb weniger Monate verpulvert sie mehr als 100 000 US-Dollar – und treibt so die gesamte Familie in den Ruin. Doch selbst als Mann und Kinder sie verlassen, kann sie das neue Laster nicht ablegen.

Auch Peter Stewart erkennt sich seit Kurzem kaum noch wieder. Neuerdings ziehen den Parkinsonkranken Spielshows im Fernsehen und im Internet magisch an, und er hat dabei schon mehrere Tausend Dollar verjubelt. Doch damit nicht genug: Urplötzlich scheint der Büroangestellte und brave Familienvater, der jahrelang mit einmal Sex pro Woche zufrieden war, zum Lustmolch mutiert zu sein. Gleich mehrmals am Tag überfällt es ihn, er giert nach Pornos und Affären. Sehr zum Leidwesen seiner Frau, der das frühere Liebespensum durchaus genug war.

Bedrohlicher sind die Attacken, die Stephen Hall in jüngster Zeit erlebt. Immer wieder schläft er neuerdings mitten am Tag von einer Sekunde auf die andere ein. Ob beim Essen,

Trinken, Sprechen, Schreiben oder Autofahren, zu keiner Zeit des Tages kann sich Hall sicher sein, dass er nicht plötzlich einnickt – und womöglich einen Unfall verursacht.

Alle drei Patienten haben eines gemein: Sie nehmen seit einiger Zeit das Medikament *Sifrol,* welches das für Parkinson typische krankhafte Zittern und Schütteln ihrer Arme und Beine stoppen soll. Der darin enthaltene Wirkstoff Pramipexol[50] imitiert den körpereigenen Hirnbotenstoff Dopamin und gleicht so (zumindest teilweise und für eine gewisse Zeit) einen Mangel an dieser Substanz im Nervensystem aus, der als Auslöser der motorischen Störungen bei der Parkinsonkrankheit gilt.

Dass *Sifrol* Patienten in die Spielsucht treiben kann, entdeckten der Neurologe Eric Ahlskog und die Psychiaterin Leann Dodd von der Mayo Clinic in Rochester bei Routineuntersuchungen von Parkinsonpatienten. Sie fanden gleich elf Patienten, die kurz nach Beginn der Therapie mit *Sifrol* plötzlich unkontrolliert zu spielen anfingen, obwohl alle zuvor nur gelegentlich oder gar nicht gespielt hatten. Sechs der Patienten wurden gleich von mehreren Zwängen heimgesucht. Die einen waren plötzlich scharf auf Sex, andere entwickelten einen Kaufzwang, begannen große Mengen Alkohol zu konsumieren oder so viel zu essen, dass sie in wenigen Monaten mehr als 20 Kilogramm zunahmen. Als Dodd und Ahlskog die *Sifrol*-Dosis bei einigen der Patienten reduzierten oder das Mittel sogar ganz absetzten, war der Spuk innerhalb von drei Monaten vorbei. Bei einem Patienten zeigte sich die Veränderung besonders drastisch – innerhalb von zwei Tagen war er von seiner Spielsucht »geheilt«. Die Rückkehr zu seinem alten Wesen, berichtete er seinen Ärzten, »war wie ein Schalter, der umgelegt wird«.[51]

Warum gerade *Sifrol* das Gehirn zum Exzess treiben kann, ist nicht ganz klar. Vieles spricht dafür, dass der Wirkstoff Pramipexol auch das körpereigene Belohnungssystem im Kopf stimuliert – oder, bei etwa 1,5 Prozent der Patienten, überstimuliert. Und dann kann sich das Verhalten drastisch ändern: Was vorher uninteressant oder wenig reizvoll schien, macht auf einmal Spaß, und der Körper verlangt nach mehr.

Immerhin weist der Hersteller inzwischen im Beipackzettel auf allerlei überraschende Effekte durch Nebenwirkungen hin. Sie reichen von Halluzinationen (Dinge sehen, hören oder fühlen, die gar nicht da sind) über Ruhelosigkeit, Gedächtnisstörungen und Paranoia (hier beschrieben als »zum Beispiel übertriebene Angst um das eigene Wohlbefinden«) bis hin zu dem »Drang, sich ungewöhnlich zu verhalten« – was auch immer man darunter jeweils verstehen mag. Bei der Einnahme von *Sifrol*, heißt es im Beipackzettel, sei »besondere Vorsicht« geboten. Wer das Mittel nehme und bei sich selbst rätselhafte Veränderungen wie unkontrollierte Bewegungen, Psychosen, Sehstörungen oder aber Spielsucht, zwanghaftes Einkaufen, gesteigertes sexuelles Verlangen (erhöhte Libido) oder Essattacken feststelle, solle bitte seinen Arzt informieren. Dem bleibt es dann überlassen zu überlegen, was er mit seinem merkwürdigen Patienten tun soll.

Eine Liste der Medikamente, die Kontrollverlust auslösen können, finden Sie im Anhang.

Depressiv durch Antibiotika

Dass Hubert Kofler heute noch fit und vital ist, grenzt an ein Wunder. Denn eines Tages vor zehn Jahren hing sein Leben am seidenen Faden. Besser gesagt: an einem Strick, den sich Kofler um den Hals gelegt hatte, bevor er ins Leere sprang, um seinem Dasein ein Ende zu setzen. Schon Tage zuvor war seiner Frau aufgefallen, dass ihr sonst so optimistischer und tatkräftiger Ehemann merkwürdig verändert war. Er schien bedrückt und antriebslos, hatte an nichts mehr recht Freude und sprach nur noch in düsteren Tönen vom Leben. Selbst der Appetit war ihm, der für gutes Essen und ein schönes Glas

Wein immer viel übriggehabt hatte, vergangen. Ein Anlass für seine rätselhafte Verwandlung war nicht erkennbar. Kofler war weder ernsthaft krank noch frustriert im Job oder durch irgendeinen Schicksalsschlag getroffen. Das Einzige, was ihm einige Zeit zuvor zu schaffen gemacht hatte, war eine akute Entzündung der Vorsteherdrüse. Doch die war überstanden. Das Antibiotikum, das ihm der Arzt verschrieben hatte, hatte angeschlagen. Nach acht Tagen Therapie war die Infektion weg.

Einige Tage darauf aber wacht Hubert Kofler plötzlich mitten in der Nacht auf. Seine Stimmung ist an einem Tiefpunkt. Nie zuvor hat er Ähnliches erlebt. Er ist unruhig, wie getrieben, und spürt einen zwanghaften Drang, sich umzubringen. Er weiß auch genau wie: durch Erhängen. Aus der Werkstatt holt er sich ein Seil, er geht in die Garage, steigt auf einen Stuhl, legt sich die Schlinge um den Hals und kickt den Stuhl weg. In diesem Moment – Kofler ist bereits halb stranguliert – findet ihn seine Frau, die blitzschnell reagiert. In letzter Sekunde rettet sie ihren Mann vor dem Ersticken.

Erst viel später erfährt Kofler, dass es für seinen scheinbar unerklärlichen Wunsch, sich das Leben zu nehmen, durchaus eine Erklärung gibt: Bei dem Antibiotikum, das er wenige Tage vor seinem Selbstmordversuch genommen hatte, handelte es sich um ein Präparat mit dem Wirkstoff Ciprofloxacin. Dieser gehört zu einer Gruppe von antibakteriellen Substanzen, die als Gyrasehemmer oder Fluorchinolone bezeichnet werden – und von denen man heute weiß, dass sie zahlreichen zuvor seelisch gesunden Patienten massiv auf die Psyche schlagen.

Bei vielen Betroffenen rufen die Mittel nicht nur eine aggressiv-depressive Stimmung, Albträume oder Denkstörungen hervor, wie aus dem Nichts entwickeln einige von ihnen auch den unwiderstehlichen Drang, sich selbst zu töten. Eine Anwandlung, von der die meisten der Betroffenen berichten, dass sie sie noch nie zuvor gehabt hätten. Zum Teil hält diese

Wirkung sogar noch einige Zeit nach Absetzen der Mittel an. Im Rückblick sind diese Patienten dann in der Regel schockiert und überrascht, dass sie solche Gedanken hatten.

Schon 2004 lagen allein der Arzneimittelkommission der deutschen Ärzteschaft und dem BfArM fast 5000 Meldungen von unerwünschten Arzneimittelwirkungen zu Fluorchinolon-Antibiotika vor. Fast ein Drittel davon waren Berichte über psychiatrische Störungen. Zudem hatten Forscher zahlreiche Artikel über die Gefahr von seelischen Störungen durch diese Mittel publiziert. »Dennoch scheinen gerade diese Nebenwirkungen nicht ausreichend bekannt zu sein«, stellte die AkdÄ fest.[52] Allzu viel scheint sich daran nicht geändert zu haben. Denn Fluorchinolon-Antibiotika, zu denen neben Ciprofloxacin auch Ofloxacin (zum Beispiel in *Tarivid*), Levofloxacin *(Tavanic)* und Moxifloxacin *(Avalox)* gehören, werden in großem Umfang verordnet. 2004 waren es hierzulande 27 Millionen Tagesdosen, 2012 bereits 36 Millionen.[53]

Fraglich ist, ob die Ärzte dabei den Rat des Experten Ralf Stahlmann im Hinterkopf haben. Vor einigen Jahren wies der Toxikologieprofessor vom Berliner Universitätsklinikum Charité in einem Artikel für das *Deutsche Ärzteblatt* darauf hin, die große Gefahr bei den Auswirkungen der Fluorchinolone auf das menschliche Nervensystem liege darin, dass sie verkannt werden können. »Entwickelt nämlich ein schwerkranker Patient (und gerade solche erhalten zurecht Fluorchinolone) eine psychische Auffälligkeit, denkt der Kliniker eher an ein Delir oder Durchgangssyndrom.« Werde die durch Fluorchinolone verursachte Nebenwirkung nicht diagnostiziert und das Medikament weiter gegeben, sei der Patient »hoch gefährdet«. Stahlmanns Fazit daher war: »Der Arzt, der Fluorchinolone verordnet, muss sich am besten täglich ein Bild vom psychischen Zustand seines Patienten verschaffen, zum Beispiel durch ein Gespräch und durch Rückfrage bei den Pflegekräften«.[54] Ein Optimist, der glaubt, dass das gelingt.

Antibiotika: häufig nutzlos und falsch eingesetzt

Antibiotika gehören zu den am häufigsten verordneten Medikamenten in Deutschland. 2012 haben Ärzte hierzulande Rezepte für mehr als 375 Millionen Tagesdosen ausgestellt.[55] Und das sind nur die Zahlen aus der ambulanten Versorgung. Noch nicht eingerechnet ist hierbei die beträchtliche Menge an Antibiotika, die in Krankenhäusern verabreicht wird, etwa nach Operationen, um schwere Infektionen zu vermeiden. Oder aber auf Intensivstationen, auf denen besonders geschwächte und damit auch infektionsgefährdete Patienten liegen. Im ambulanten Bereich werden Antibiotika vor allem gegen akute Atemwegsinfekte eingesetzt. Dabei werden solche Infekte, vor allem Bronchitis, in mehr als 90 Prozent von Viren hervorgerufen. Gegen diese Art von Erregern sind Antibiotika machtlos: Sie wirken nur gegen Bakterien.

Wer auch bei viralen Infekten Antibiotika nimmt, verschwendet nicht nur Geld. Er schadet sich auch selbst. Denn selbst, wenn ein Antibiotikum keine schwerwiegenden oder spürbaren Nebenwirkungen verursacht, setzt es dem Körper immer zu. Jede Antibiotikatherapie beeinträchtigt zum Beispiel die Darmflora, da das Medikament einen Teil der dort angesiedelten Bakterien abtötet.

Hinzu kommt das Problem der Resistenzen: Dadurch, dass Antibiotika seit Jahren zu häufig und oft auch falsch eingesetzt werden, haben sich Erregerstämme entwickelt, denen die gängigen Medikamente nichts mehr anhaben können. Im Ernstfall kann das dazu führen, dass man irgendwann im Krankenhaus liegt und sich eine Lungenentzündung holt, gegen die kein einziges Mittel mehr wirkt.

Eine Liste der Medikamente, die Depressionen verursachen können, finden Sie im Anhang.

Nebenwirkung Demenz
»Hilfe, Oma hat Alzheimer!«

Dass Martha Schneider heute noch allein für sich selbst sorgen, einkaufen, kochen, Freunde besuchen und reisen kann, verdankt die 83-Jährige einem Kreislaufzusammenbruch im Alter von 78. Und einem Schwiegersohn, der damals mutig eingegriffen hat. Andernfalls würde die alte Dame wohl seit Jahren als »Demenzkranke« vor sich hindämmern – oder wäre schon nicht mehr am Leben.

Bereits lange bevor Christian W. seine Schwiegermutter eines Tages im Jahr 2008 nach einem Notruf wie leblos im Hausflur liegend findet, war es mit ihrer Gesundheit ständig bergab gegangen. Immer wieder stürzte sie in ihrer Wohnung ohne erkennbaren Grund. Mehrfach zog sie sich dabei am Kopf Platzwunden zu, die genäht werden mussten. Und nicht nur das: Martha Schneider, die sonst mit Leidenschaft gelesen, genäht und regelmäßig in einer sozialen Küche mitgeholfen hatte, wurde immer unselbstständiger und vergesslicher. Sie war kaum noch in der Lage, ihren Alltag zu meistern, und hatte jegliches Gefühl für Tag und Nacht verloren. Zudem wirkte sie immer öfter wie ein hilfloses Kind. Wenn sie morgens aufwachte, war ihr Bett eingenässt.

Nach und nach brachen alle ihre sozialen Kontakte ab. Nur die Verbindung zu Kindern und Enkeln blieb intakt. Die allerdings sahen sich immer deutlicher mit dem scheinbar unausweichlichen Schicksal ihrer Mutter und Großmutter konfrontiert: Demenz. Deshalb wollten sie zumindest Klarheit. Die, versprach ein Arzt, sollte eine Untersuchung des Schädels per Magnetresonanztomografie (auch MRT oder Kernspintomografie genannt) liefern. Das Verfahren, bei dem sich der Patient in eine Röhre legt und Schnittbilder vom Körper angefertigt werden, gibt Aufschluss über Größe, Form und Beschaffenheit innerer Organe. Auf einem MRT des Kopfes lassen sich daher auch bestimmte krankhafte Veränderungen des Gehirns erkennen. Manche Mediziner wollen auf solchen Bildern sogar Anzeichen für die Alzheimerkrankheit und andere Arten von Demenz erkennen.

Martha Schneiders Befund war niederschmetternd. »Frontalhirndegeneration mit daraus abzuleitender Gefahr einer organischen Demenz«, lautete die Diagnose des Röntgenologen. Das heißt: Im vorderen Teil des Großhirns der alten Dame hat ein Abbauprozess stattgefunden. Und das, so mutmaßt er, wird wohl dazu führen, dass Martha Schneider schon bald für immer geistig umnachtet ist. Die Familie ist schockiert. Und schnell stellt sich die Frage: Was ist zu tun? Fest steht, dass keines der Kinder die alte Dame rund um die Uhr betreuen kann. Alle drei sind mit Beruf und eigener Familie mehr als genug eingespannt. Über kurz oder lang, so scheint es, muss Oma ins Pflegeheim.

Doch Martha Schneider hat Glück. Denn ihr Schwiegersohn Christian W. ist selbst Arzt – und er hegt seit Langem einen Verdacht: Die alte Dame leidet nicht an einem irreversiblen Verfall des Gehirns. Sie ist vielmehr Opfer der Nebenwirkungen jenes Cocktails von Schlafmitteln und Psychopharmaka, die sie seit Jahren auf Anordnung ihrer Ärzte schluckt.

Tabletten statt Zuwendung und Psychotherapie

Alles begann, als Martha Schneider Anfang 60 war. Immer wieder leidet sie in dieser Zeit unter emotionalen Krisen. Statt einer Psychotherapie, die erwiesenermaßen effektiver ist, verordnen ihr die Ärzte von Zeit zu Zeit ein Beruhigungsmittel zum Schlafen (das Benzodiazepin *Demetrin*) sowie ein Antidepressivum *(Ludiomil)* gegen die bleierne Stimmung am Tag.[56] Rund zehn Jahre lang rettet sie sich damit in schwierigen Phasen über Ängste und Sorgen hinweg. Doch im Jahr 2000 stirbt Martha Schneiders Mann, und sie selbst verfällt in tiefe Trauer. Wieder lautet die Antwort ihrer Ärzte auf die seelischen Nöte: Psychopharmaka. Doch von nun an erhält sie die Mittel in wachsender Vielfalt – und steigender Dosierung.

Fünf Jahre später umfasst ihre Medikamentenliste sieben verschiedene Präparate. Zusätzlich zu den zwei Medikamenten gegen Depression (Clomipramin und Maprotilin) nimmt sie drei Präparate gegen Bluthochdruck (Enalapril, Torasemid, Nitrendipin) und das Schilddrüsenhormon L-Thyroxin. Gegen ihre Schlafstörungen erhält sie zudem ein Neuroleptikum mit dem Wirkstoff Perazin. Das ist zwar offiziell nur zur Behandlung von Psychosen mit Wahnvorstellungen, Halluzinationen und Realitätsverlust zugelassen, doch Neuroleptika wirken stark sedierend (»beruhigend«), deshalb werden die Mittel zunehmend auch für ganz andere Zwecke verschrieben (siehe Anhang, Stichwort Neuroleptika). Sei es, um Angst-, Spannungs- und Unruhezustände zu lindern und das Einschlafen zu erleichtern[57], oder aber, um verwirrte ältere Menschen in Phasen mit »ausgeprägter Aggressivität«, »herausforderndem Verhalten« oder »krankhafter Unruhe« ruhigzustellen.

Schon zu diesem Zeitpunkt ist Christian W. der Mix an Medikamenten, den seine Schwiegermutter schluckt, suspekt. Das Problem ist nur: Die behandelnde Ärztin, eine Neurologin, ist mit der Familie befreundet. Mit Kritik und Fragen hält er sich daher zunächst zurück. Schließlich ist er Facharzt für Hautkrankheiten – und nicht für Neurologie, Psychiatrie oder Geriatrie. Erst als Martha Schneider auch noch ein Mittel gegen Epilepsie (Valproinsäure) bekommen soll, schaltet sich Christian W. ein. Er kontaktiert die Neurologin und bittet sie um eine Erklärung für das inzwischen achte Medikament. Deren Antwort ist knapp und resolut. »Deine Schwiegermutter braucht das!«, sagt sie. Deshalb müsse die alte Dame das Mittel auch nehmen. Und die Familie gehorcht. Unter anderem, weil Christian W.s Frau, die Tochter der Patientin, der Neurologin blind vertraut.

Als Martha Schneider kurze Zeit später operiert werden muss, schaukelt sich die Situation hoch. Im Abstand von einem Jahr bekommt sie erst auf der einen, dann auf der anderen Seite eine künstliche Hüfte eingesetzt. Von alldem bekommt die ältere Dame kaum etwas mit. Die vielen Psychopharmaka und nicht zuletzt die beiden Vollnarkosen vernebeln ihr Gehirn. Auch Wochen nach der zweiten Operation kommt Martha Schneider nicht richtig auf die Beine. Beim Gehen hat sie einen merkwürdigen Drall zur linken Seite. Immer wieder fällt sie in den folgenden Monaten hin. Mehrfach verletzt sie sich am Kopf und ist geistig verwirrt und antriebslos. Vor dem Hintergrund des MRT und der Diagnose »Demenz« ist für die Angehörigen klar: Es muss etwas geschehen.

So versucht man es zunächst mit einer Kur. Dort will ein Arzt die Dauerbehandlung mit all den Psychopharmaka beenden. Er sieht keinen Sinn in dieser Art von Kombination. Doch auch er kapituliert vor der behandelnden Neurologin. Als er sie darauf anspricht, weist sie ihn zurecht – und verdonnert ihn zur Beibehaltung der Medikation. So geschieht es dann auch – bis zu dem Zusammenbruch 2008. Der Zufall will es, dass Martha Schneiders Tochter genau in dieser Zeit für zwei Wochen beruflich auf Reisen ist und ihr Mann neben seiner Arbeit als Hautarzt die Betreuung der Schwiegermutter übernommen hat. Gleich am ersten Tag bekommt Christian W. den Anruf, nach dem er die alte Dame wie leblos im Hausflur liegend findet.

Weniger ist mehr – auch bei Tabletten
Und plötzlich nimmt das Schicksal eine Wende. Als der Notarzt kommt und die Patientin holt, fährt Christian W. mit ins Krankenhaus. Dort berät er sich in größerer Runde – sowohl mit dem Internisten als auch mit dem Neurologen der Klinik. Die drei Mediziner entscheiden sich dabei für eine radikale Kur: Sie setzen Martha Schneider auf Entzug. Während sie im

Krankenhaus ist und überwacht werden kann, setzen die Ärzte nach und nach die meisten Medikamente ab: das Neuroleptikum (Perazin), das Antiepileptikum (Valproinsäure) und die beiden Antidepressiva (Clomipramin und Maprotilin) sowie den Blutdrucksenker *Bayotensin* (Nitrendipin) und das Schilddrüsenhormon L-Thyroxin.

Nach vier Wochen nimmt die alte Dame statt acht Medikamenten nur noch vier – zwei gegen Bluthochdruck (Enalapril, Torasemid), eines zum Schutz vor gefährlichen Blutgerinnseln (ASS) sowie eines gegen Depression (Citalopram). Nach und nach verschwinden alle neurologischen Symptome. Martha Schneider hat seither keine Schlafstörungen mehr und ist auch sonst guter Dinge. Schon bald findet sie auch zu ihrer früheren Geselligkeit zurück. Sie nimmt alte Kontakte und Hobbys wieder auf – und genießt das Leben. Unter anderem, weil sie eine alte Leidenschaft wiederentdeckt hat: das Reisen. Ob Bahn- und Bustouren oder Flüge in fremde Länder – all das organisiert und managt sie mit Anfang 80 problemlos selbst.

Schön für Martha Schneider, dass ihr das Schicksal unerwartet mehrere Jahre bei guter Gesundheit und vollem Bewusstsein geschenkt hat. Und ein seltener Glücksfall dazu. Denn Millionen von älteren Menschen werden jedes Jahr für dement erklärt, obwohl sie es nicht sind. Sie weisen zwar zahlreiche Symptome wie Gedächtnisverlust, Verwirrtheit oder Halluzinationen auf. Doch sie leiden nicht an einer Erkrankung des Gehirns. Hinter ihren kognitiven Störungen stecken die Nebenwirkungen von einem oder mehreren Medikamenten.

Weitere Informationen zum besonderen Risiko von älteren Patienten finden Sie im 2. Kapitel unter dem Abschnitt »Alt, krank, falsch behandelt: Warum Senioren besonders gefährdet sind«.

Eine Liste der Medikamente, die Demenzsymptome hervorrufen können, finden Sie im Anhang.

Schlecht fürs Hirn: Mehr als 130 gängige Medikamente können dement machen

Die meisten dieser Mittel sind keineswegs seltene »Exoten«, sondern weit verbreitete und massenhaft eingesetzte Präparate. Das zeigt unter anderem eine Analyse, die die US-Verbraucherschutzorganisation Public Citizen 2009 veröffentlicht hat.[58] Die Verbraucherschützer hatten dafür sowohl Publikationen in medizinischen Fachzeitschriften als auch unveröffentlichte Daten der US-Gesundheitsbehörde FDA ausgewertet. Das Ergebnis: Mehr als 130 verschiedene Medikamente können entweder einen plötzlich beginnenden Verwirrtheitszustand (Delir) mit Halluzinationen, Bewusstseinsveränderungen, Orientierungs- und Wahrnehmungsstörungen hervorrufen oder zu einer schleichenden, aber dauerhaften Verwirrtheit mit allen Anzeichen einer Demenz führen. Die Liste reicht von Cholesterinsenkern über Antibiotika und Herzmittel bis hin zu Medikamenten gegen Asthma, Allergie, Osteoporose oder die meist durch langjähriges Rauchen verursachte Lungenkrankheit COPD (chronic obstructive pulmonary disease: chronisch obstruktive Lungenerkrankung).

Eine maßgebliche Rolle spielen dabei vier Gruppen von Medikamenten, die besonders häufig kognitive Störungen hervorrufen:

- Schlaf- und Beruhigungsmittel (Benzodiazepine)
- Schmerzmittel aus der Gruppe der Opiate
- Psychopharmaka, insbesondere Antidepressiva
- Antiepileptika

In vielen Fällen verschwinden die Symptome wieder, wenn die Mittel abgesetzt werden. Doch das ist keineswegs immer der Fall. Ein Beispiel hierfür sind Schlaf- und Beruhigungsmittel. Wie Martha Schneider nehmen mehr als 2 Millionen Deutsche regelmäßig und häufig sogar jahrelang sogenannte Benzodiazepine ein. Ob Albträume, Angstzustände, Depressionen, Panikattacken, Krämpfe oder Muskelverspannungen – bestens bekannte Präparate wie *Valium, Demetrin, Adumbran* oder *Tavor* sollen rasche Linderung schaffen.

Auf Abhängigkeit folgt »Demenz«

Was viele der meist älteren Patienten nicht ahnen: Die scheinbar harmlosen Pillen machen nicht nur innerhalb kurzer Zeit abhängig. Wer die Mittel längere Zeit schluckt, hat zudem ein deutlich höheres Risiko, dement zu werden. Das belegt eine jüngst von französischen Forschern im Fachblatt *British Medical Journal* veröffentlichte Untersuchung, die als wegweisende Studie zum Thema gilt.[59] Sie basiert auf der sogenannten PAQUID-Kohorte, einer Gruppe von insgesamt 3777 Senioren, die alle über 65 Jahre sind und 20 Jahre lang regelmäßig untersucht wurden. Daraus wählten die Forscher eine Untergruppe von 1063 Männern und Frauen im Durchschnittsalter von 78,2 Jahren aus, die in den ersten drei Jahren der Studie keine Benzodiazepine eingenommen hatten sowie in den ersten fünf Jahren frei von Demenzsymptomen waren. Fünf Jahre nach Beginn der Studie identifizierten die Forscher daraus eine weitere Subgruppe, die jetzt erstmals Benzodiazepine einnahm. Das Gleiche taten sie zu weiteren festgelegten Zeitpunkten, nämlich nach acht, zehn, 13 und 15 Jahren.

Am Ende hatten 253 der insgesamt 1063 Teilnehmer eine Demenz entwickelt (24 Prozent). Unter jenen 95 Probanden, die im Verlauf der Studie mit der Benzodiazepineinnahme begonnen hatten, waren 30 an Demenz erkrankt (32 Prozent). Von den anderen 968 Probanden, die diese Medikamente nicht einnahmen, waren 223 (23 Prozent) dement geworden. Bei ihrer statistischen Auswertung bereinigten die Forscher die Ergebnisse um eine Reihe anderer Risikofaktoren wie etwa Ausbildungsniveau, Alkoholkonsum, Diabetes oder sonstige

Medikamenteneinnahme. Zudem berücksichtigten sie neben Geschlecht und Alter auch, wie früh die Probanden im Verlauf der Studie eine Demenz entwickelten.

Das Ergebnis: Bei jenen Testpersonen, die bereits im vierten oder fünften Studienjahr begonnen hatten, Benzodiazepine zu schlucken, war die Wahrscheinlichkeit, an Demenz zu erkranken, rund 50 Prozent höher als bei jenen, die im vierten und fünften Studienjahr keines dieser Mittel eingenommen hatten.

Der endgültige Nachweis, dass Benzodiazepine tatsächlich direkt eine Demenz verursachen, sei zwar mit der neuen Studie nicht erbracht, räumt der Pharmakologieprofessor Gerd Glaeske von der Universität Bremen ein. Um das zu belegen, bedürfe es einer experimentellen Studie, in der man Menschen gezielt Medikamente verabreichen würde, die sie gar nicht brauchten. »Das aber wäre ethisch gar nicht vertretbar«, betont Glaeske.[60] Die Last der Indizien durch die Ergebnisse der französischen Forscher sei jedoch auch so Grund genug zu sagen: »Lasst die Benzos endlich weg.« Ein Einsatz dieser Mittel sei nur in seltenen Fällen, in geringster Dosierung und über sehr kurze Zeit gerechtfertigt. »Das aber«, sagt Glaeske, »wird leider bis heute immer wieder falsch gemacht.«

Schätzungen zufolge erhalten mehr als 2 Millionen Deutsche über Monate oder gar Jahre Benzodiazepine. Und das, obwohl die meisten dieser Mittel gar nicht für eine Dauertherapie zugelassen sind. Die Folgen sind dramatisch: Etwa 1,5 Millionen Menschen sind nach Angaben der Deutschen Hauptstelle für Suchtfragen davon abhängig – dank Rezept und damit quasi mit dem Segen ihrer Ärzte.

Doch selbst Mittel, deren Nebenwirkungen im Prinzip reversibel sind, können sich fatal auswirken. Denn oft werden sie – wie zunächst bei Martha Schneider – nicht als wahre Urheber von Gedächtnisstörungen oder Verwirrtheit erkannt, und eine gefährliche Verschreibungskaskade kommt in Gang: Statt die problematischen Arzneimittel wegzulassen

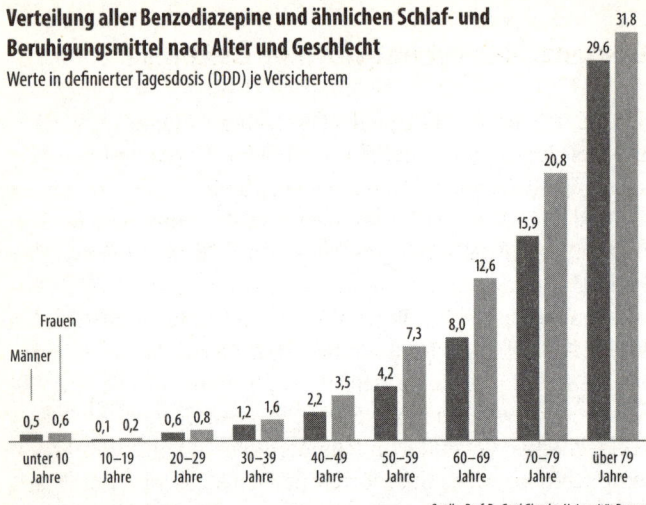

Verteilung aller Benzodiazepine und ähnlichen Schlaf- und Beruhigungsmittel nach Alter und Geschlecht

Werte in definierter Tagesdosis (DDD) je Versichertem

Frauen

Männer

unter 10 Jahre	10–19 Jahre	20–29 Jahre	30–39 Jahre	40–49 Jahre	50–59 Jahre	60–69 Jahre	70–79 Jahre	über 79 Jahre
0,5 0,6	0,1 0,2	0,6 0,8	1,2 1,6	2,2 3,5	4,2 7,3	8,0 12,6	15,9 20,8	29,6 31,8

Quelle: Prof. Dr. Gerd Glaeske, Universität Bremen

Mit dem Alter nimmt der Konsum von Schlaf- und Beruhigungsmitteln massiv zu. Dabei steht fest: Wer die Pillen längere Zeit schluckt, hat ein drastisch erhöhtes Risiko für Demenz.

oder durch verträglichere Präparate zu ersetzen, verordnen die Mediziner zusätzlich Präparate zur Behandlung der »psychiatrischen Störungen« oder gegen »Demenz«. Unzählige ältere Menschen geraten so in einen medizinischen Teufelskreis. Auf Fehldiagnosen folgen falsche Therapien mit Nebenwirkungen, die ihrerseits eine Kaskade von falschen Diagnosen und weiteren Medikamenten nach sich ziehen. Wer Pech und weder engagierte Angehörige noch wachsame Ärzte hat, findet bis zum Ende seines Lebens nicht mehr heraus.

Demenz, eine oft fragwürdige Diagnose

Tatsächlich ist ein Großteil aller Demenzdiagnosen falsch. Das belegt eine 2009 veröffentlichte Untersuchung von deutschen und österreichischen Forschern an Patienten von Hausärzten. Die Wissenschaftler hatten darin eine Gruppe von mehr als 2000 Senioren im Alter von 75 bis 89 Jahren über einen Zeitraum von drei Jahren hinweg untersucht. Alle Probanden waren Teil der sogenannten AgeCoDe-Kohorte (*German Study on Ageing, Cognition and Dementia in Primary Care Patients:* Studie zu Altern, Kognition und Demenz bei hausärztlichen Patienten). Sie wurde von 2001 bis 2003 als repräsentative Gruppe von Patienten ohne Demenz in Hausarztpraxen an sechs Standorten in Deutschland zusammengestellt. Die AgeCoDe-Kohorte gehört seither zu den international größten Stichproben der Bevölkerung über 75 Jahre in einer prospektiven, also vorausschauend angelegten Studie. Darin wird unter anderem festgehalten, wie viele der Teilnehmer im Beobachtungszeitraum neu an Demenz erkranken.

Das Ergebnis ist erschütternd. Nicht einmal jeder vierte Patient, bei dem der Hausarzt in dieser Zeit eine Demenz diagnostizierte, so fanden die Forscher heraus, war bei genauerer Prüfung wirklich dement. Anders ausgedrückt heißt das: Bei mehr als drei Viertel der Patienten, die mit der Diagnose leben müssen, ist das Urteil des Hausarztes falsch. Und die Befunde aus der Studie lassen sich mehr oder weniger auf alle Senioren in Deutschland übertragen. Denn: »Fast immer wird die Diagnose ›Demenz‹ hierzulande ambulant und durch den Hausarzt gestellt«, sagt der inzwischen emeritierte Professor für Allgemeinmedizin Hendrik van den Bussche, der an der AgeCoDe-Studie beteiligt war.[61] Liegt der Befund erst einmal vor, wird er nur selten revidiert. Rund zwei Drittel der Betroffenen, so van den Bussche, werden im Jahr der Diagnose kein einziges Mal zur Überprüfung der

Befunde zum Facharzt geschickt. Und selbst von den Nerven-experten dürften Betroffene und ihre Angehörigen nicht allzu viel erwarten. Auch dort nämlich »wird fast kein Patient anhand der strengen klinischen Kriterien untersucht«.

Tablettenentzug als Demenztest

Keine Frage, etliche ältere Menschen leiden infolge von Schlaganfällen, mehrfachen Mini-Infarkten oder anderen irreversiblen Schädigungen des Gehirns wie etwa jahrelangem Alkoholmissbrauch an kognitiven Störungen, die sich nicht (mehr) beheben lassen. In diesen Fällen sprechen Ärzte zu Recht von einer Demenz. Die nämlich ist offiziell definiert als »ein Syndrom als Folge einer meist chronischen oder fortschreitenden Krankheit des Gehirns mit Störungen vieler höherer kortikaler Funktionen, einschließlich Gedächtnis, Denken, Orientierung, Auffassung, Rechnen, Lernfähigkeit, Sprache, Sprechen und Urteilsvermögen im Sinne der Fähigkeit zur Entscheidung«.

Bisher existiert allerdings kein Verfahren, mit dem sich medikamentenbedingte Hirnleistungsstörungen zuverlässig von einer echten Demenz unterscheiden lassen. Einige Mediziner haben jedoch inzwischen einen Weg gefunden, diese Frage trotzdem zu klären. Der erfordert zwar Mut, ist aber denkbar einfach: Er besteht darin, den oft über Jahre auf zehn bis 20 Arzneimittel angewachsenen Medikamentencocktail der Betroffenen komplett zu streichen oder zumindest auf die allernötigsten Wirkstoffe zu beschränken.

Vorreiter dieser neuen Bewegung ist unter anderem der israelische Geriater Doron Garfinkel vom Shoham Geriatric Medical Center in Pardes Hanna. In mehreren Studien hat der Mediziner untersucht, wie sich die medikamentöse Belastung bei vielen älteren Menschen am besten verringern lässt. Unter anderem organisierte er dazu vor wenigen Jahren eine kleine Studie mit 70 Patienten.[62] Durchschnittliches Alter der Probanden: knapp 83 Jahre. Rund zwei Drittel von ihnen hatten mindestens drei Erkrankungen, bei einem Viertel waren es sogar fünf oder mehr Leiden. Alle Teilnehmer bekamen zu Beginn der Studie im Schnitt acht Präparate in Dauertherapie. Nach eingehender Untersuchung der Probanden und Analyse ihrer Medikamente ermittelten die Forscher mithilfe eines speziellen Algorithmus für jeden Patienten, welche seiner Arzneimittel gestrichen werden sollten. Insgesamt standen 311 Medikamente auf der Abschussliste. Diesem Rat folgten immerhin 80 Prozent der Betroffenen.

Nach 19 Monaten dann ein vielversprechendes Ergebnis: Bei 91 Prozent der Patienten war es problemlos möglich, die Zahl der Arzneimittel zu halbieren. Nur in 2 Prozent der Fälle musste eine gestrichene Arzneimitteltherapie wiederaufgenommen werden. Aber 88 Prozent der Probanden berichteten von einer deutlichen Verbesserung der Gesundheit. Bei den meisten von ihnen schnellten außerdem innerhalb von sechs bis acht Wochen nach Absetzen der Medikamente auch die kognitiven Fähigkeiten in die Höhe. Einige von ihnen, denen man zuvor anhand einschlägiger Tests (wie der sogenannten Mini Mental State Examination) eine Demenz bescheinigt hatte, schnitten nun mit der Punktzahl von Gesunden ab.

Kognitive Störungen – bei vielen anticholinergen Arzneimitteln vorprogrammiert

Viele Medikamente, die heute millionenfach verabreicht werden, haben eine Eigenschaft, die für ältere Menschen besonders problematisch ist: Die Mittel blockieren – zum Teil beabsichtigt, zum Teil als Nebenwirkung – einen der wichtigsten Botenstoffe im Nervensystem des menschlichen Körpers, den Neurotransmitter Acetylcholin. Bei Senioren rufen solche anticholinergen Substanzen oft kognitive Störungen wie Gedächtnis- und Denkstörungen, Verwirrtheit und Halluzinationen hervor, im Extremfall sogar ein Delir. Doch obwohl dieser Effekt bekannt ist, wird er häufig übersehen oder mit einer Demenz verwechselt.[63]

Seit Längerem weiß man, dass der anticholinerge Effekt bei einigen Präparaten besonders stark ist, darunter Mittel gegen Parkinson, Antidepressiva wie Amitriptylin oder Wirkstoffe gegen Allergie, etwa Diphenhydramin und Cimetidin. Doch die Liste der Substanzen, die anticholinerge Eigenschaften haben, ist lang. Insgesamt umfasst sie mehr als 600 Wirkstoffe aus den unterschiedlichsten Anwendungsgebieten.[64] Darunter auch viele Stoffe, bei denen selbst Fachleute nicht damit rechnen.[65]

Grund für das komplexe Bild ist, dass Acetylcholin zahlreiche Aufgaben im Organismus hat. Der Botenstoff vermittelt nicht nur die Erregungsübertragung zwischen Nerv und Muskel. Er steuert auch die meisten inneren Organe. Vor allem aber spielt Acetylcholin eine maßgebliche Rolle im Gehirn, zum Beispiel für das Bewusstsein, für Lernen und Gedächtnis sowie für die Fähigkeit, sich in seiner Umwelt zurechtzufinden und zu orientieren.[66] Gerade bei älteren Menschen, deren Nervensystem besonders empfindlich auf Arzneimittel reagiert, können anticholinerge Wirkstoffe daher viele verschiedene geistige Funktionen beeinträchtigen. Und das Ausmaß ist deutlich größer als lange vermutet.

Wissenschaftler um Karen Ritchie vom französischen Forschungsinstitut Inserm in Montpellier zum Beispiel fanden in einer 2006 veröffentlichten Studie heraus, dass Patienten über 60 Jahre, die ein Jahr oder länger anticholinerg wirkende Arzneimittel eingenommen hatten, fünfmal häufiger unter demenzähnlichen Symptomen litten als Menschen, die solche Medikamente nicht benötigten.[67] Anlass zur Sorge gibt auch eine neuere, groß angelegte Studie von Forschern aus England und den USA, die mehr als 13 000 britische Männer und Frauen im Alter über 65 Jahre zwei Jahre lang untersucht hatten. Probanden, die über mehrere Wochen anticholinerg wirkende Medikamente einnahmen, entwickelten nicht nur deutlich häufiger kognitive Störungen als jene Versuchsteilnehmer, die kein solches Arzneimittel schluckten, die Konsumenten der problematischen Präparate hatten auch ein 68 Prozent höheres Risiko zu sterben.[68]

Warum das so ist, sei bislang unklar, sagt der Mediziner Malaz Boustani vom Wishard Healthy Aging Brain Center in Indianapolis, der als Autor an der Studie beteiligt war.[69] Fest stehe jedoch, dass andere Faktoren wie etwa unterschiedliches Alter der Betroffenen oder unterschiedliche Krankheiten nicht der Grund dafür seien. Derlei Faktoren hatten die Forscher bei der Auswertung ihrer Ergebnisse bereits herausgerechnet. Der einzige Unterschied, der bestehen blieb, waren die anticholinergen Medikamente, so Boustani. »Und das Beängstigende daran ist: Das sind sehr, sehr häufig verschriebene Mittel.«

Wie häufig, zeigt unter anderem eine Langzeituntersuchung deutscher Forscher, die 2010 veröffentlicht wurde. Gut ein Drittel (37 Prozent) der zu Hause lebenden Patienten über 75 Jahre schluckt demnach zumindest zeitweise solche Präparate.[70] Und das, obwohl anticholinerg wirkende Mittel für Senioren generell ungeeignet sind. In Pflegeheimen, wo viele der Bewohner zudem demenzkrank und pflegebedürftig sind, erhält ein Drittel mehr als zwei Medikamente mit dieser Eigenschaft. Einige bekommen sogar mehr als fünf solcher Mittel.

Nebenwirkungen kommen oft schleichend

Wie Boustani und sein Team in einer weiteren Studie herausfanden, treten demenzähnliche Störungen bereits nach viel kürzerer Einnahmedauer auf als bisher angenommen.[71] Bei Senioren, die zwei Monate lang ein anticholinerges Medikament einnehmen, ist die Wahrscheinlichkeit, eine kognitive Störung zu entwickeln, doppelt so hoch wie bei gleichaltrigen Patienten, die kein derartiges Präparat erhalten. Umfasst der tägliche Medikamentencocktail drei oder mehr anticholinerge Substanzen, steigt das Risiko sogar auf das Dreifache. Häufig machen sich die Nebenwirkungen nur schleichend bemerkbar. Bei Senioren, die über längere Zeit anticholinerge Medikamente nehmen, verschlechtern sich zum Beispiel Reaktionszeiten, Aufmerksamkeit, nonverbales Gedächtnis, erzählerische und sprachliche Fähigkeiten sowie räumliches Vorstellungsvermögen. Genau diese Fähigkeiten aber werden in vielen gängigen »Demenztests« überprüft. Das heißt: Allein mit der Einnahme bestimmter Arzneimittel steigt das Risiko älterer Menschen, in solchen Tests so schlecht abzuschneiden, dass der Arzt sie für demenz- oder alzheimerkrank erklärt.

Sowohl Mediziner als auch Patienten und Angehörige sollten daher künftig ein viel größeres Augenmerk auf das Thema richten als bisher, empfehlen die Forscher. Zum einen sollten gerade Senioren ihren Ärzten stets alle Medikamente nennen, die sie einnehmen – auch solche, die ein anderer Mediziner oder Spezialist verschrieben hat oder die sie rezeptfrei und auf eigene Faust gekauft haben. Nur so kann sich der behandelnde Arzt ein realistisches Bild von dem Arzneimittelmix seiner Patienten machen. Zudem empfiehlt Malaz Boustani, der neben seiner Tätigkeit als Arzt auch als Forscher am Regenstrief Institute in Indianapolis tätig ist, allen Patienten, sich auch selbst genauer über die Risiken der Medikamente zu informieren, die sie einnehmen. Gemeinsam mit seinen Kollegen hat Boustani dafür eine Liste der am häufigsten verabreichten Arzneimittel erstellt. Die sogenannte *Anticholinergic Cognitive Burden Scale*[72] führt die einzelnen Arzneimittel auf und gibt Auskunft darüber, wie stark der anticholinerge Effekt der einzelnen Präparate ist. Die Skala reicht dabei von 0 (kein Effekt) bis 3 (sehr starker Effekt).

Das Herzmittel Digoxin und der Blutverdünner Warfarin rangieren beispielsweise unter den Mitteln mit vergleichsweise schwachem anticholinergem Effekt. Besonders heftig wirken dagegen das Antidepressivum *Paxil*, das Antihistaminikum *Benadryl,* der gegen Dranginkontinenz eingesetzte Wirkstoff Oxybutynin sowie das Schizophreniemedikament Clozapin. Auch viele rezeptfreie Medikamente wie zum Beispiel bestimmte Erkältungsmittel beeinflussen direkt oder indirekt die Funktion des Botenstoffs Acetylcholin. Wann immer es möglich sei, rät Boustani, sollten Patienten daher auf Arzneimittel verzichten. »Reagieren Sie bei einer Erkältung nicht über«, rät er. Statt Medikamente einzunehmen, sei es oftmals ratsam, auf altbewährte Rezepte zurückzugreifen – und den Infekt einfach in Ruhe ein paar Tage lang im Bett auszukurieren.

Verwirrt durch Schlaf- und Beruhigungsmittel

Schlafstörungen, Depressionen, Panikattacken oder Muskelkrämpfe bei epileptischen Anfällen: Benzodiazepine, zum Beispiel *Valium, Adumbran* oder *Tavor,* versprechen Hilfe bei solchen Beschwerden. In der Tat sind die Mittel hochwirksam. Sie lösen Ängste, dämpfen Aggressionen und versetzen die Betroffenen bei ausreichend hoher Dosis in stundenlangen Schlaf. Ginge es nach Arzneimittelexperten, dürften diese Medikamente allerdings nur in akuten Krisensituationen gegen sehr starke Angst- und Erregungszustände verabreicht werden, bis andere Strategien greifen. Und das auch nur in geringster Dosierung sowie maximal zwei bis vier Wochen lang. Denn Benzodiazepine verlieren nach wenigen Wochen ihre Wirkung. Gleichzeitig steigt das Risiko für Nebenwirkungen. Vor allem aber machen die Mittel innerhalb kürzester Zeit abhängig.

Schätzungen zufolge nehmen hierzulande rund 1,5 Millionen Menschen monate- oder gar jahrelang Benzodiazepine oder benzodiazepinähnliche Wirkstoffe wie Zolpidem, Zopiclon, Zaleplon (auch Z-Substanzen genannt). Vorsichtigen

Schätzungen zufolge sind 1,1 bis 1,2 Millionen der Konsumenten von den Mitteln abhängig. Das liegt unter anderem daran, dass die Präparate gerade älteren Menschen in zu großen Mengen und über zu lange Zeiträume verschrieben und von ihnen eingenommen werden. Schon bald glauben die Betroffenen, ohne diese Mittel nicht mehr schlafen zu können, und schlucken die Tabletten weiter, weil sie sonst unangenehme Empfindungen haben. Tatsächlich dürfen Benzodiazepine nach mehrwöchiger Einnahme nicht schlagartig abgesetzt werden. Wer das trotzdem tut, muss mit massiven Entzugserscheinungen rechnen. Die reichen von Angstzuständen mit Schweißausbrüchen und Panikattacken über Wahrnehmungsstörungen bis hin zu Suizidgedanken. Viele der Patienten, so die Erfahrung des Pharmazeuten und Gesundheitsökonomen Gerd Glaeske von der Universität Bremen, bekämen die Mittel gar nicht mehr wegen akuter Probleme verschrieben.[73] Den meisten Langzeitkonsumenten würden diese Medikamente nur noch verordnet, um die Entzugserscheinungen und das Suchtverlangen zu kaschieren, die durch eine andauernde Einnahme entstanden sind.

Paradoxe Reaktionen

Rund zwei Drittel aller Menschen, die Benzodiazepine oder Z-Substanzen schlucken, sind über 65 Jahre alt. Dabei sind diese Substanzen gerade für Senioren hochproblematisch, denn bei ihnen rufen sie mitunter paradoxe Reaktionen hervor: Was als Beruhigungsmittel verabreicht wird, kann bei ihnen Erregung, Unruhe, Verwirrung, Angst und Depressionen auslösen. Bei über 60-Jährigen treten Nebenwirkungen zudem im Schnitt viermal so oft auf wie bei jungen Menschen. Schon nach einigen Wochen steigt das Risiko für Symptome wie Schlafstörungen, Stimmungsschwankungen, Missempfindungen und Reizüberempfindlichkeit. Hinzu kommt, dass die Betroffenen Probleme mit dem Gleichgewicht haben und unsicher gehen. Ähnlich wie Menschen im alkoholisierten Zustand verlieren sie die Kontrolle über ihre Bewegungen und stürzen, was mitunter schwere Verletzungen und Krankenhausaufenthalte nach sich zieht.

Doch weil gleichzeitig die erwünschte Wirkung der Mittel nachlässt, steigern viele Betroffene im Lauf der Zeit auch noch die Dosis und nehmen fortan zwei bis drei Tabletten. Prompt folgen zusätzliche Symptome: Gedächtnislücken, Gedankenabriss, Störung des Kurzzeitgedächtnisses, verminderte Wahrnehmungs- und Reaktionsfähigkeit, unkoordinierte Bewegungen, Kopfschmerzen und Artikulationsstörungen. Allesamt Symptome, die keineswegs selten sind und Angehörige wie Ärzte am Geisteszustand der Betroffenen zweifeln lassen können. Allein »Verwirrtheit« tritt laut Packungsbeilage im Schnitt bei jedem zehnten bis jedem 100. Behandelten auf. Bei älteren Konsumenten dürfte der Anteil noch deutlich höher sein. Und nicht nur das. Bei Senioren werden die Nebenwirkungen auch leichter als »Demenz« oder »Alzheimer« verkannt.

Viele der Nebenwirkungen treten auch dann noch auf, wenn die Medikamente schon gar mehr eingenommen werden. Denn einige Benzodiazepine werden im Körper nur langsam abgebaut. Substanzen mit langer Halbwertszeit wie etwa Diazepam wirken bis zu 200 Stunden nach der Einnahme weiter. Doch auch kurz wirkende Benzodiazepine können deutlich länger als vermutet oder gewünscht im Organismus bleiben. Ältere Patienten oder Menschen mit Leberfunktionsstörungen zum Beispiel bauen die Präparate sehr viel langsamer ab als junge, gesunde Personen.[74]

Probleme mit Z-Substanzen

Die sogenannten Z-Substanzen, darunter der Kassenschlager Zolpidem (zum Beispiel in *Ambien*), sind zwar chemisch nicht mit den Benzodiazepinen verwandt, besitzen aber ähnliche pharmakologische Eigenschaften. Als sie Ende der 1980er-Jahre auf den Markt kamen, wurden sie als besser verträgliche Alternative zu den Benzodiazepinen gepriesen. Doch die Werbeaussagen erwiesen sich als falsch. Nach Einschätzung der Weltgesundheitsorganisation WHO entsprechen nicht nur die Nebenwirkungen der Z-Substanzen weitgehend denen der Benzodiazepine, die neuen Präparate machen auch ähnlich schnell abhängig und verlieren ebenfalls nach wenigen Wochen ihre Wirkung.

Die meisten Ärzte, die Benzodiazepine oder Z-Substanzen verordnen, scheinen um die Probleme zu wissen – und die Mittel dennoch massenhaft zu verschreiben. Schließlich werden in Deutschland rund 30 Millionen Packungen Schlaf- und Beruhigungsmittel pro Jahr verkauft, die meisten davon enthalten Benzodiazepine oder Z-Substanzen. Doch obwohl nur 10 Prozent der Bevölkerung privat versichert sind, entfällt die Hälfte der Apothekenumsätze mit diesen Mitteln auf Privatrezepte. Das heißt, offensichtlich verschreiben viele Mediziner die umstrittenen Medikamente auch an gesetzlich Krankenversicherte bewusst auf Privatrezept und nicht – wie üblich – auf Kassenrezept. Die Arzneimittelkommission der deutschen Ärzteschaft vermutet dahinter eine gezielte »Ausweichstrategie von Ärzten und Patienten, um Abhängigkeiten weniger transparent und nachvollziehbar zu machen«.[75]

Fest steht, dass der Trick die »Sucht auf Rezept« und die Rolle des Arztes als »Dealer« verschleiert. Zahlt der Patient selbst, fällt nämlich niemandem auf, wenn der Arzt – entgegen allen internationalen Empfehlungen – einem Patienten monate- oder gar jahrelang Benzodiazepine oder Z-Substanzen verschreibt.[76] Niemand hakt von offizieller Seite nach und stellt unangenehme Fragen.

Hypnotika, Sedativa, Tranquillanzien – was ist der Unterschied?

Experten unterscheiden drei Gruppen von Schlaf- und Beruhigungsmitteln:

- angstlösende Mittel (Tranquillanzien)
- Beruhigungsmittel (Sedativa)
- Schlafmittel (Hypnotika)

Die Grenzen zwischen diesen Gruppen sind fließend, denn die Wirkung der Mittel hängt vor allem von der Dosierung ab. Ein wenig davon macht gelöster, mehr davon macht ruhiger, sehr viel ist schlaffördernd.

Gut schlafen – ohne Medikamente

Der Hauptgrund für ältere Menschen, Medikamente mit Abhängigkeitspotenzial zu nehmen, sind Schlafprobleme. Experten unterscheiden dabei zwischen gestörtem Schlaf, der zahlreiche Ursachen wie etwa Stress, zu viel Kaffee, Schmerzen oder Lärm haben kann, und Schlafstörungen als eigenständigem Krankheitsbild.[77] Schlaf- und Beruhigungsmittel wirken jedoch lediglich gegen die Symptome, nicht gegen die Ursachen der Beschwerden. Zudem gaukeln die meisten Präparate dem Patienten etwas vor, denn sie beeinträchtigen die Tiefschlaf- und Traumphasen. Der Schlaf ist mit diesen Präparaten zwar länger, aber weniger erholsam. Durch die Gewöhnung an die Substanzen verlieren sie zudem in der Regel rasch ihre Wirkung. Lediglich die Absetz- und/oder Entzugssymptome führen dazu, dass sie weiter genommen werden.

Erfolgversprechender ist für die meisten Betroffenen ohnehin etwas anderes: Bessere Informationen darüber, was guter Schlaf ist und was man selbst dafür tun kann.

Viele Menschen überschätzen beispielsweise den täglichen Schlafbedarf. So benötigen Senioren deutlich weniger Schlaf als Jüngere. 40-Jährige schlafen im Schnitt eine Stunde weniger als 20-Jährige, 60-Jährige nochmals eine halbe bis ganze Stunde weniger. Bei 80-Jährigen verkürzt sich der Schlaf um eine weitere halbe Stunde. Wichtig ist zudem ausreichende Bewegung – die (auch) vielen Senioren fehlt. Denn nur, wer sich körperlich genug betätigt, ist am Abend auch richtig müde. Hilfreich sind auch Aufgaben und soziale Kontakte, die den Tag strukturieren und den Betroffenen persönlich erfüllen. Viele ältere Menschen flüchten sich nämlich aus Langeweile in den Schlaf.[78]

Internettipp: Nützliche Informationen für einen besseren, erholsameren Schlaf bietet unter anderem die Website des Interdisziplinären Schlafmedizinischen Zentrums des Berliner Universitätsklinikums Charité (www.charite.de/dgsm/rat/hygiene.html).

Buchtipp: *Schlaf erfolgreich trainieren: Ein Ratgeber zur Selbsthilfe* von Tilman Müller, Beate Paterok. Hogrefe-Verlag (2014)

Wege aus der Abhängigkeit

Schätzungsweise 1,5 Millionen Deutsche sind medikamentenabhängig. Bei rund 1,1 bis 1,2 Millionen sind Benzodiazepine oder benzodiazepinähnliche Wirkstoffe (auch Nonbenzodiazepine oder Z-Substanzen genannt) dafür verantwortlich. Damit sind diese Substanzen die Mittel mit der höchsten Missbrauchsrate in Deutschland. Doch es gibt Wege aus der Sucht. Ein Benzodiazepinentzug gilt zwar als hart. Dennoch ist er Experten zufolge sinnvoll und möglich – selbst bei älteren Patienten, die jahrelang abhängig waren.

Internettipp: Hilfreiche Informationen finden Betroffene und Angehörige unter anderem auf den Webseiten und in den Broschüren der Deutschen Hauptstelle für Suchtfragen (www.dhs.de) oder auch unter www.unabhaengig-im-alter.de.

Buchtipp: *Psychopharmaka absetzen. Erfolgreiches Absetzen von Neuroleptika, Antidepressiva, Phasenprophylaktika, Ritalin und Tranquilizern* von P. Lehmann (Hrsg.). Antipsychiatrieverlag (2013)

Hirnleistungsstörungen und Nervenschäden durch Antiepileptika

Offiziell sind Antiepileptika (auch Antikonvulsiva genannt) Arzneimittel, die zur Behandlung und Verhinderung epileptischer Krampfanfälle dienen. Diese werden von leicht erregbaren Nervenzellen im Gehirn ausgelöst, die plötzlich synchron und unkontrolliert Impulse abfeuern und sich entladen. Antiepileptika verringern die Krampfneigung, indem sie die Entstehung einer übersteigerten Nervenentladung oder deren Ausbreitung im Netzwerk der Nervenzellen verhindern. Aber längst werden die Mittel auch in vielen anderen Situationen verabreicht, wo man die Aktivität bestimmter Nervenzellen dämpfen will. Und das, obwohl die Mittel dafür zum Teil gar nicht zugelassen sind und auch ihr Nutzen umstritten ist.

Ein beträchtlicher Teil der 350 Millionen Tagesdosen, die hierzulande jährlich verordnet werden, entfällt zum Beispiel auf die Dauerbehandlung von Schmerzen, insbesondere Nervenschmerzen (neuropathische Schmerzen), wie sie bei einer Trigeminusneuralgie, nach einer schweren Gürtelrose oder bei Polyneuropathie infolge einer langjährigen Zuckerkrankheit auftreten. Darüber hinaus verwenden Ärzte Antiepileptika häufig zur »Stimmungsstabilisierung in der Psychiatrie«.

Patienten mit den (schwammigen und durchaus fragwürdigen) Diagnosen »bipolare affektive Störung«, »manische
Depression« oder »Manie« bekommen beispielsweise häufig
dauerhaft die Substanzen Valproinsäure oder Lamotrigin verabreicht, um manische Episoden zu verhindern. Manche
Antiepileptika werden auch zur Verhinderung von Migräne-
anfällen verschrieben (Topiramat und Valproinsäure). Wieder andere finden Einsatz gegen Herzrhythmusstörungen
(Phenytoin), Fieberkrämpfe (Diazepam), manische Depression (Carbamazepin), als Schlaf- und Beruhigungsmittel (diverse Benzodiazepine) oder zur Vermeidung von Krampfanfällen bei Alkoholentzug (Carbamazepin, Benzodiazepine).

Paradox daran: Einige Antiepileptika können als Nebenwirkung nicht nur Hirnleistungsstörungen hervorrufen und
damit zur Fehldiagnose Demenz führen, bestimmte Wirkstoffe aus dieser Medikamentengruppe verursachen im Körper mancher Patienten auch genau jene Gesundheitspro-
bleme, gegen die sie häufig als Arzneimittel eingesetzt werden.
Beispiel Polyneuropathie: Diverse Antiepileptika und Antidepressiva mit den Wirkstoffen Phenytoin, Carbamazepin,
Amitriptylin, Meprobamat, Imipramin, Chlorprothixen, Nial-
amid, Lithium, Barbiturate und Lofepramin rufen mitunter
eine Polyneuropathie hervor.[79] Bei dieser Nervenerkrankung
sind mehrere Nerven geschädigt, sodass die Reizweiterlei-
tung nicht mehr richtig funktioniert. Je nachdem, welche
Nervenbahnen betroffen sind, leiden die Patienten unter
Missempfindungen wie Kribbeln oder Taubheit oder aber
unter einer übersteigerten Schmerzempfindlichkeit. Oft treten die Symptome erst in den Füßen und Beinen auf, später
an den Händen. Wie stark sich die Nebenwirkungen ausprä-
gen, hängt unter anderem von der Dauer der Therapie und
der Dosierung ab.

In Kritik geraten sind Antiepileptika auch noch aus einem
anderen Grund: Die Mittel scheinen bei etlichen Patienten
Selbstmordgedanken auszulösen. Studien haben gezeigt, dass

sich die Häufigkeit von Selbstmordgedanken und Selbstmordversuchen durch die Medikamente verdoppelt.[80] Der Effekt trat bereits eine Woche nach Therapiebeginn auf und hielt während der gesamten Dauer der Therapie an.

Neuroleptika, die »Allzweckwaffen« im Pflegeheim

Neuroleptika sind Psychopharmaka, die ursprünglich zur Behandlung schizophrener und manischer Psychosen auf den Markt gebracht wurden. Sie werden daher auch Antipsychotika genannt. Das klingt nach einem schmalen Anwendungsgebiet. Doch der Eindruck täuscht. Pharmafirmen und Ärzten ist es längst gelungen, den Kundenkreis erheblich zu erweitern.

Neuroleptika greifen in die Nachrichtenübertragung zwischen Nervenzellen ein, vor allem in jene Prozesse, die durch den Botenstoff Dopamin vermittelt werden. Bei schizophrenen Psychosen schütten bestimmte Regionen des Gehirns vermehrt Dopamin aus. Neuroleptika neutralisieren diesen Überschuss, indem sie die Andockstellen (Rezeptoren) für Dopamin im Gehirn blockieren. Dadurch kann der Botenstoff an der Empfängerzelle keine Wirkung mehr entfalten. Im Idealfall lindern die Medikamente so quälende psychotische Symptome wie Verfolgungsangst, Halluzinationen und Denkstörungen.

Eines der Probleme dabei ist allerdings, dass Neuroleptika wenig spezifisch wirken. Sie beeinflussen auch Hirnbereiche, die von der Krankheit gar nicht betroffen sind und völlig andere Funktionen haben. Das erklärt die zahlreichen Nebenwirkungen. Bei rund einem Drittel derjenigen, die Neuroleptika einnehmen, rufen die Mittel unwillkürliche Bewegungen und Krämpfe hervor, bei denen die Zunge, der Blick, der Mund, das Gesicht oder die Kiefermuskulatur eine Art Eigenleben entwickeln. Ein Effekt, der bei den Betroffenen große

Ängste auslöst. Viele von ihnen leiden aufgrund der Medikamente unter einer quälenden Bewegungsunruhe, die sie zwingt, ständig Füße und Oberschenkel zu bewegen.[81] Mitunter treten auch Gleichgewichtsstörungen, Bettnässen, parkinsonähnliche Symptome (Zittern) und schwere Verhaltensstörungen auf.

Dennoch werden die Mittel heute immer breiter eingesetzt. Ärzte verschreiben sie nicht nur zunehmend bei chronischen Schmerzzuständen und Schlafstörungen[82], seit Jahren werden mit den Pillen auch Hunderttausende von Menschen ruhiggestellt: zum einen »sozial auffällige« Kinder mit zweifelhaften Diagnosen wie »ADHS« oder »manische Depression«, zum anderen verwirrte Senioren mit der häufig ebenfalls fragwürdigen Diagnose »Demenz«.

Ein riesiger Markt für Neuroleptika sind insbesondere Alters- und Pflegeheime. Dort erhalten zwei Drittel der Bewohnerinnen und Bewohner ein Psychopharmakon, meist ein Neuroleptikum.[83] Das sind allein in Deutschland 430 000 bis 502 000 Menschen. Die 1,62 Millionen Pflegebedürftigen, die zu Hause versorgt werden und von denen ebenfalls ein Großteil Psychopharmaka schluckt, sind dabei noch gar nicht eingerechnet. Neuroleptika sind damit in Altenpflegeheimen – nach Schmerzmitteln – die Medikamentengruppe, die am häufigsten auf einem Rezept steht.[84] Sie werden eingesetzt gegen Wahn und Halluzinationen, aber auch gegen Verhaltensauffälligkeiten wie Unruhe, Weglaufen, Schreien, Rufen, Ruhelosigkeit.

Derlei Verhaltensweisen, im Fachjargon »Stören von Abläufen« oder »herausforderndes« Verhalten genannt, sind für Angehörige und Pflegekräfte oft extrem belastend. Vor allem dann, wenn die Personaldecke dünn und die Mitarbeiter ohnehin überlastet sind. Neuroleptika werden daher oftmals auf Drängen der Mitarbeiterinnen und Mitarbeiter verordnet – und nicht auf Wunsch des Betroffenen. Bedenklich ist dabei auch, dass diese Medikamente bei Verhaltensauffälligkeiten von Demenzpatienten keineswegs gut wirken. Ein zusammenfassender Bericht für das britische Gesundheitsministerium aus dem Jahr 2009 bewertete ihre Wirkung insgesamt als »minimal«.[85] Stattdessen haben Forscher Hinweise darauf gefunden, dass die Mittel vor allem bei längerem Einsatz den geistigen Abbau beschleunigen. Darüber hinaus reduzieren sie die Fähigkeit zu sprechen. Gerade ältere Patienten sind dann oft gar nicht mehr in der Lage, Ärzten und Pflegern bedenkliche Symptome und Nebenwirkungen mitzuteilen. All diese Symptome können dazu führen, dass sich eine falsche Diagnose »Demenz« weiter zu bestätigen scheint.

Dabei haben Verhaltensstörungen verwirrter älterer Menschen häufig konkrete Ursachen, die sich gut behandeln oder beheben lassen. Oft sind das zum Beispiel Schmerzen. Manch einen der Betroffenen quält auch ein unerkannter Harnverhalt. Das bedeutet, dass der Betroffene seine Blase nicht entleeren kann, obwohl sie prall gefüllt ist. Auf Dauer kann es dadurch zu Nierenschäden kommen. Eine klassische Ursache für Harnverhalt ist eine gutartige Prostatavergrößerung. Aber auch zahlreiche Medikamente, darunter Antidepressiva und Benzodiazepine, können einen Harnverhalt herbeiführen.

Studien haben zudem vor Jahren gezeigt, dass die Einnahme einiger Neuroleptika mit einem siebenfach erhöhten Risiko von gefährlichen Blutgefäßverschlüssen durch Blutgerinnsel (Thromboembolien) verknüpft ist. Neuroleptika erhöhen auch die Sterblichkeit von Demenzpatienten. Die Wirkstoffe Olanzapin und Risperidon beispielsweise führen zu einer dreifach erhöhten Rate von Todesfällen bei älteren Patienten mit Demenz. Viele Experten, darunter auch die einflussreiche US-Arzneimittelbehörde FDA, raten deshalb seit Jahren ausdrücklich davon ab, Neuroleptika bei Demenzkranken einzusetzen. Doch einige medizinische Fachgesellschaften scheint das wenig zu stören. Die Deutsche Gesellschaft für Neurologie (DGN) beispielsweise, in der mehrere Mitglieder der Führungsriege enge Kontakte zur Pharmaindustrie unterhalten, stellt einige Neuroleptika offiziell als probate Mittel gegen Symptome wie »Agitation und Aggression« dar. Und das, obwohl kaum ein Neuroleptikum, das heute bei Demenzkranken eingesetzt wird, jemals von einer Arzneimittelbehörde für die Behandlung dieser Patienten zugelassen oder systematisch auf seinen Nutzen für diesen Einsatz geprüft worden ist.

Chemo-Brain – Denkstörungen nach der Krebstherapie

Als Petra Klein ihre Chemotherapie endlich hinter sich hat, glaubt sie, auch die Folgen der Behandlung überstanden zu haben. Die Übelkeit und die Schmerzen, die sie während der monatelangen Therapie plagten, sind verschwunden. Sogar die Haare, die ihr ausgefallen waren, sind schon wieder ein ganzes Stück gewachsen. Alles in allem, so scheint es, geht es der 48-Jährigen, die vor drei Jahren wegen eines Tumors in der Brust operiert und anschließend mehrere Monate mit Chemotherapie behandelt wurde, wieder gut.

Doch etwas ist anders als zuvor. Seit der Therapie kann sie sich nicht mehr voll auf ihr Gehirn verlassen. Sie ist häufig zerstreut. Zudem lässt ihr Gedächtnis sie des Öfteren im Stich. Viele Dinge, die sie früher wusste, weiß sie nicht mehr. Sie hat Probleme, sich Dinge zu merken. Und mehrere Aufgaben parallel managen, wie etwa gleichzeitig telefonieren, zwischendurch ihrem Sohn kurz eine Anweisung geben und dabei noch im Topf umrühren, das klappt im Gegensatz zu früher kaum noch. Oft weiß sie hinterher nicht einmal mehr genau, was sie gemacht hat.

Das, was Petra Klein erlebt, ist keine Seltenheit. Jeder zweite Patient, so weiß man heute, klagt noch lange nach einer Chemotherapie über Zerstreutheit sowie Gedächtnis- und Wortfindungsstörungen. Bei jedem dritten Patienten sind diese

Störungen so ausgeprägt, dass sie sich auch in Tests belegen lassen.[86] Darin werden beispielsweise das Kurz- und das Langzeitgedächtnis, die Denkgeschwindigkeit sowie die feinmotorische Geschicklichkeit geprüft. Die meisten Patienten erholen sich zudem langsamer als lange vermutet. Einige Defizite sind noch nach mehreren Jahren nachweisbar. In manchen Fällen halten sie lebenslang an.

Das Phänomen ist als »Chemo-Brain« (»Chemo-Hirn«) oder »Chemo-Fog« (»Chemo-Nebel«) bekannt. Den Ausdruck haben Brustkrebspatientinnen in den USA vor etlichen Jahren aufgebracht und geprägt, als sie bemerkten, dass sie unter Chemotherapie kognitive Störungen entwickelt hatten und sich wie benebelt fühlten. Doch lange Zeit wurden die Auswirkungen unterschätzt. Umstritten war unter anderem, ob die geistigen Defizite eher subjektive Empfindungen der Krebskranken und eine Folge der enormen Stressbelastung sind, der Krebspatienten durch die Diagnose und die Therapie ausgesetzt sind (bekanntermaßen beeinträchtigt Stress die Gedächtnisleistung erheblich), oder aber, ob die kognitiven Störungen von den Zellgiften verursacht werden, die bei einer Chemotherapie zum Einsatz kommen. Solche Zytostatika vernichten zwar vor allem Krebszellen, sie schaden aber auch gesunden Geweben. Seit Längerem weiß man zum Beispiel, dass einige der Substanzen zu Nervenschäden führen. Die Folge sind Probleme mit dem Tast- und Berührungssinn, Störungen der Feinmotorik (wenn die Hände betroffen sind) oder Unsicherheit beim Gehen (wenn durch die Therapie Nerven in den Fußsohlen geschädigt wurden).

Die meisten Patienten nehmen derlei Nebenwirkungen freilich bewusst in Kauf, denn nach wie vor ist die Chemotherapie eine der wichtigsten Behandlungsmethoden gegen Krebs. Oft bietet sie sogar die einzige Chance, die Krankheit zu besiegen oder belastende Symptome zumindest für eine gewisse Zeit zu lindern. Viele der Betroffenen (und häufig auch ihre Ärzte) rechnen jedoch nicht damit, dass eine Chemotherapie auch Spuren im Gehirn hinterlässt. In der Tat gibt es erst seit Kurzem handfeste Belege dafür. So fanden Forscher der Universität von Kalifornien in Los Angeles vor mehreren Jahren heraus, dass bei Frauen, die nach einer Brustkrebsoperation eine Chemotherapie erhalten hatten, messbare Veränderungen im Hirnstoffwechsel auftraten.[87] Oft lassen sich die Nervenschäden auch in Kernspinuntersuchungen und in den Hirnstromkurven (EEG) nachweisen.

Betroffen sind beim Chemo-Brain offensichtlich vor allem jene Bereiche im Gehirn, die für das Erinnern sowie das Planen und Einordnen von Informationen zuständig sind. Den Betroffenen geht zum Beispiel im Gespräch der Faden verloren, in Diskussionen können sie das, was sie sagen wollten, nicht mehr ohne Weiteres richtig artikulieren. Oder sie berichten, dass sie deutlich länger brauchen, um neue Sachverhalte zu verstehen, und dass sie sich Texte zwei- bis dreimal durchlesen müssen, bevor sie sie verstanden haben. Viele Betroffene erleben diese Defizite im Denken, Reden und Erinnern nicht nur als deutliche Einschränkung im täglichen Leben, bei manch einem lösen die kognitiven Störungen auch regelrechte Ängste aus. Sie fürchten fälschlicherweise, dass die neuen Symptome die ersten Anzeichen einer weiteren Krankheit sein könnten: Demenz.

Eine Liste der Medikamente, die zum Phänomen Chemo-Brain führen können, finden Sie im Anhang.

Verwirrt nach der OP: vom Delir zur Demenz

Eine künstliche Hüfte, ein Bypass, ein Herzschrittmacher – immer mehr Menschen unterziehen sich inzwischen auch noch im höheren Alter großen Operationen. Doch selbst wenn der Eingriff gelingt, kann es ein böses Erwachen geben, denn rund die Hälfte aller Patienten über 65, die vorher geistig gesund waren, entwickelt danach ein »postoperatives Delir«. Sie sind verwirrt, halluzinieren oder bekommen Angstzustände. Einige der Betroffenen kennen weder Zeit noch Ort, noch Angehörige. Andere sind gereizt und verärgert, ziehen an Kathetern und Verbänden und haben Wahnvorstellungen. Auf Intensivstationen sind sogar 80 Prozent der Patienten betroffen.

Ein solches Delir kann innerhalb weniger Stunden, also direkt nach dem Erwachen aus der Narkose, aber auch noch Tage danach beginnen. Oft lassen die mentalen Störungen schon bald wieder nach, doch einige Patienten erholen sich nie wieder ganz. Bei der Entlassung aus dem Krankenhaus leiden in der Altersgruppe der 18- bis 59-Jährigen noch immer rund 30 Prozent der Patienten unter Einschränkungen der Hirnleistung. Sie finden ihr Auto nicht mehr, können sich nicht mehr richtig auf ein Buch konzentrieren oder haben Probleme mit der Orientierung. Bei den über 60-Jährigen sind es sogar 40 Prozent, und auch nach drei Monaten haben sich 12 Prozent geistig noch nicht von der Operation erholt.

Obwohl das Phänomen seit Längerem bekannt ist, wird ein postoperatives Delir häufig übersehen – oder mit einer Demenz verwechselt. Vor allem dann, wenn der Betroffene schon etwas älter ist. Internationale Studien zeigen, dass bis zu 84 Prozent aller Delirpatienten vom Krankenhauspersonal nicht als solche erkannt und daher auch nicht behandelt werden.[88] Denn die meisten von ihnen liegen besonders ruhig in ihren Betten. Sie bewegen sich kaum, reagieren deutlich verlangsamt und wirken teilnahmslos. Dass sie an einem postoperativen Delir leiden, wird erst klar, wenn sie gezielt befragt werden.

Eine effektive Möglichkeit, den Betroffenen zu helfen, ist, sie so bald wie möglich zu mobilisieren. Hörgeräte sollten rasch wieder angelegt, Brillen aufgesetzt und die Patienten zu Aktivitäten angeregt werden. »Noch immer wird die frühe Behandlung zu sehr unterschätzt«, so Claudia Spies, Direktorin der Klinik für Anästhesiologie und operative Intensivmedizin an der Charité in Berlin.[89] Stattdessen würden vor allem ältere Patienten häufig in ein Pflegeheim eingewiesen. Dann aber sei es für eine Erholung meist zu spät. Werde jedoch früh eingegriffen, lasse sich eine dauerhafte Schädigung des Gehirns meist verhindern. Auch Angehörige von Operierten sollten daher Auffälligkeiten umgehend melden.

Noch wichtiger ist die Prävention. Zwar sind die Ursachen des Phänomens nicht ganz klar, aktuelle Untersuchungen lassen allerdings vermuten, dass der Verlauf der Narkose eine maßgebliche Rolle spielt. Ein Team um Claudia Spies konnte beispielsweise in einer Studie mit 1155 Patienten im Alter von mehr als 60 Jahren zeigen, dass sich die Delirhäufigkeit signifikant senken lässt, wenn man die Narkosetiefe während der Operation mithilfe einer Elektroenzephalografie (EEG) überwacht. Das Verfahren misst die elektrische Aktivität des Gehirns, indem es Spannungsschwankungen an der Kopfoberfläche aufzeichnet. Damit zeigt es auch die Auswirkung einer Narkose auf das Gehirn, so Spies. »Das gibt uns die Möglichkeit, die Anästhesie präziser zu führen, Zustandsänderungen des Patienten während der Narkose zu erfassen und darauf zu reagieren.«[90]

Wie die Studie der Berliner Forscher zeigt, ist die Strategie offensichtlich erfolgreich. In der Gruppe mit EEG-Monitoring stellten sie bei 16,7 Prozent der Patienten nach dem Eingriff Verwirrtheitszustände fest. In der Vergleichsgruppe betrug der Anteil 21,4 Prozent. Das heißt, mit einem entsprechenden Monitoring sinkt die Wahrscheinlichkeit für ein postoperatives Delir um rund 23 Prozent.

Demenz oder Delir: Was ist der Unterschied?
Ein **Delir** entsteht akut, also innerhalb von Stunden bis Tagen. Hauptsymptome sind Verwirrtheit, Denk- und Sprachstörungen, Unruhe und Orientierungslosigkeit. Hinzu kommen aber auch Störungen des Schlaf-Wach-

Rhythmus und vegetative Beschwerden wie Bluthochdruck, Zittern (Tremor), unwillkürliche Muskelbewegungen im Bereich von Gesicht und Schultern, Herzrasen und Schweißausbrüche. Typischerweise wechselt der Zustand des Betroffenen zwischen klareren und verwirrteren Phasen. Neben dem Gedächtnis (vor allem dem Kurzzeitgedächtnis) sind auch das Verhalten und die Aufmerksamkeit gestört. Ein zentrales Symptom des Delirs ist, dass die Patienten hochgradig ablenkbar sind und sich nicht konzentrieren können.

Eine **Demenz** dagegen entwickelt sich allmählich. Meist schreiten die geistigen Veränderungen über Monate bis Jahre fort und sind – zumindest laut Definition – nicht umkehrbar (irreversibel). Vor allem das Langzeitgedächtnis ist gestört. Die Aufmerksamkeit ist in der Regel nicht beeinträchtigt.

Ein wichtiger Unterschied zwischen Demenz und Delir ist im Verhalten der Patienten erkennbar. Bei einem demenzkranken Patienten erscheinen dessen Handlungen als »normal«. Bei einem Delir sind die Handlungen für Außenstehende oft nicht nachvollziehbar und unsinnig.

Scheindiagnose »Alzheimer«: von Irrtümern, Irreführung und dem Geschäft mit der Angst

Alzheimer ist in aller Munde. Ob Walter Jens, Gunter Sachs oder Rudi Assauer – fast täglich berichten die Medien von der neuen »Volkskrankheit«, an der allein in Deutschland schon 1,3 Millionen Menschen leiden sollen. Jeder hat von der Krankheit gehört. Jeder meint zu wissen, was darunter zu verstehen ist. Und fast jeder fürchtet sich davor, selbst einmal daran zu erkranken.

Doch so ungeheuerlich es klingt: Bis heute weiß niemand, was »Alzheimer« ist. Nicht einmal Spitzenexperten können das Leiden diagnostizieren. Und zwar selbst dann nicht, wenn ein Patient bereits schwer demenzkrank ist. Dass Alzheimer bislang nicht nachzuweisen ist, wird von höchster Stelle bestätigt. Zum Beispiel in der sogenannten *S3-Leitlinie Demenzen* der Deutschen Gesellschaft für Neurologie und der Deutschen Gesellschaft für Psychiatrie, Psychotherapie und Nervenheilkunde (DGPPN). Das Schriftwerk wurde von führenden Fachleuten verfasst. Es gilt als Kompendium des besten verfügbaren Wissens zum Thema und dient als Handlungsempfehlung für alle Ärzte, die Demenzkranke betreuen.

Das Genaueste, was eine Untersuchung laut Leitlinie liefern kann, ist die Diagnose »wahrscheinliche Alzheimerdemenz«. Eindeutige Kriterien zur Unterscheidung von anderen Demenzen, gestehen die Experten darin, gebe es nicht. Stattdessen erfolgt die Diagnose nach dem Ausschlussprinzip: Wenn der Arzt nichts findet, was in seinen Augen erklären könnte, warum der Betroffene verwirrt, vergesslich oder desorientiert ist – dann muss es wohl Alzheimer sein. Selbst eine mikroskopische Untersuchung des Gehirns nach dem Tod, die bis heute als einzig verlässlicher Beleg für das Vorliegen der Alzheimerkrankheit gilt, liefert massive Ungereimtheiten. Bei einer solchen Untersuchung prüfen Pathologen, ob das Gehirn typische Proteinablagerungen aufweist. Das sind zum einen Amyloidplaques und zum anderen sogenannte Tau-Bündel. Beide Eiweißpartikel gelten nicht nur als typische Merkmale jener Krankheit, die Alois Alzheimer 1906 als Erster beschrieb. Immer wieder heißt es auch, dass Plaques oder Tau-Bündel die Hauptauslöser des Leidens seien.

Aber mehrere Studien belegen, dass bei dieser Theorie manches nicht zusammenpasst. Denn einerseits findet man bei einigen Kranken mit schwersten Symptomen ziemlich gesund aussehende Gehirne. Andererseits weiß man seit Langem, dass rund ein Drittel aller normal alternden Menschen, die bis zu ihrem Tod völlig klar im Kopf waren und nach ihrem Tod obduziert wurden, so viele Plaques im Gehirn hatten, dass der Befund eindeutig »Alzheimer« gelautet hätte. Fest steht nur: Demenz ist nicht gleich Demenz. Hinter den Symptomen können zahlreiche Ursachen stecken: irreparable Hirnschäden durch Schlaganfälle, jahrelange Alkoholexzesse, unerkannte Stoffwechselstörungen oder aber unberechenbare Nebenwirkungen jener Medikamentencocktails, die viele ältere Menschen täglich schlucken. Viele der Ursachen lassen sich behandeln, verhindern oder beheben – vorausgesetzt, sie werden nicht als Alzheimer verkannt.

Das Geschäft mit der Angst boomt. Forscher und Mediziner versprechen Abhilfe durch neuartige Verfahren zur Früherkennung und Therapie. Dahinter stecken oft höchst fragwürdige Angebote – zum Teil im Schatten renommierter Universitätskliniken –, und manch eines davon grenzt an Scharlatanerie.[91] Denn: Wie will man eine Krankheit im Voraus erkennen, wenn man sie nicht einmal sicher diagnostizieren kann, nachdem sie bereits ausgebrochen ist? Und was nützt Früherkennung, wenn es keine Therapie gibt?

Millionen Menschen schlucken zwar bereits Medikamente, die zur Behandlung von »Alzheimer« zugelassen sind. Fest steht aber: Eine Möglichkeit, das gefürchtete, aber höchst nebulöse Leiden aufzuhalten, gibt es nicht. Auch das verrät ein Blick in die *S3-Leitlinie Demenzen*: »Für keine der degenerativen Demenz-Erkrankungen [zu denen »Alzheimer« laut Definition zählt (Anm. der Autorin)] existiert eine Therapie zur Verminderung der Progression beziehungsweise Heilung.«

**Medikamente gegen »Alzheimer«:
ein Taschenspielertrick?**
Wer aufgrund von Nebenwirkungen verwirrt, vergesslich oder orientierungslos wird, findet sich leicht in einer absurden Situation wieder: Wenn der behandelnde Arzt die Ursache

nicht erkennt, folgt irgendwann die Diagnose »Alzheimer« oder »Demenz«. Möglicherweise startet der Mediziner daraufhin einen letzten Versuch – und verschreibt ein »Alzheimermedikament«. Die Mittel sind seit Jahren ein Kassenschlager der Pharmaindustrie. Kein Wunder, versprechen die Hersteller doch einen Aufschub des schleichenden Vergessens um etliche Monate oder gar Jahre. Bei genauerem Hinsehen zeigt sich jedoch: Der Nutzen der dafür eingesetzten Stoffe – meist handelt es sich um sogenannte Cholinesterasehemmer – ist sehr fraglich. Bis heute, 17 Jahre nach Einführung des ersten »Alzheimermedikaments«, gibt es keinerlei verlässlichen Nachweis dafür, dass die Präparate die Lebensqualität der Patienten verbessern oder den Umzug in ein Pflegeheim verzögern.[92]

Der Einsatz von Cholinesterasehemmern hat etwas von einem Taschenspielertrick, denn die teuer verkauften Präparate, für die allein die gesetzlichen Krankenkassen in Deutschland pro Jahr inzwischen 200 Millionen Euro ausgeben, heilen oder mildern keine Krankheit.[93] Sie bekämpfen weder »Alzheimer« noch irgendeine andere Form von Demenz.[94] Im besten Fall gaukeln die Pillen bei einzelnen Patienten vorübergehend eine therapeutische Wirkung vor – auf Kosten der Gesundheit und manchmal sogar des Lebens.

Wie man seit Langem weiß, heben Cholinesterasehemmer einen Teil der Wirkung anticholinerger Arzneimittel auf. Genau solche Medikamente sind es jedoch, die unzähligen älteren Menschen als Nebenwirkung das Gehirn vernebeln. Und genau solche anticholinerg wirkende Substanzen sind es auch, die dazu führen, dass viele der Betroffenen zu Unrecht mit dem Etikett »Alzheimer« oder »Demenz« versehen werden. Aber statt den Medikamentencocktail zu überprüfen und die Anzahl der verabreichten Mittel zu reduzieren, verordnet man den Betroffenen womöglich zusätzlich zu ihren bisherigen Pillen noch das fünfte, zehnte oder 15. Medikament. Und das, obwohl bekannt ist, dass das Risiko von

Nebenwirkungen mit jeder weiteren Substanz steigt. Und zwar nicht linear, sondern exponentiell.

Schlimm genug, dass weltweit jährlich Milliarden von Euro für überflüssige Arzneimittel vergeudet werden, doch »Alzheimermedikamente« haben ihrerseits erhebliche Nebenwirkungen. Die Liste reicht von Muskelkrämpfen, Müdigkeit, Erbrechen, Durchfall und Appetitlosigkeit bis hin zu Schwindel, Halluzinationen, Gewichtsverlust und Kopfschmerzen. Ein Viertel bis ein Drittel aller Behandelten bricht die Therapie daher vorzeitig ab. Manch ein Betroffener ist dazu allerdings gar nicht mehr in der Lage. Denn mehrere Studien haben gezeigt, dass die Sterblichkeit unter Patienten, die Cholinesterasehemmer erhalten, zum Teil bis auf das Dreifache erhöht ist. Die häufigsten Todesursachen waren Herz-Kreislauf-Probleme wie etwa Durchblutungsstörungen im Gehirn, die sich unter anderem in Ohnmachtsanfällen äußerten, sowie in einigen Fällen Selbstmorde.

Fatal an den heutigen »Alzheimermedikamenten« ist aber noch etwas anderes. Sie rufen bei älteren Menschen als Nebenwirkungen häufig genau jene »Symptome« hervor, die als charakteristische Merkmale der nebulösen Krankheit gelten. Werden die Störungen, darunter Unruhe, Wahnvorstellungen, Angst, Apathie, Reizbarkeit, Übererregung und Schlafstörungen, nicht als Nebenwirkung erkannt, scheinen sie die Diagnose »Alzheimer« sogar noch zu bestätigen.

Den Herstellern jedoch verschaffen der Glaube an den Nutzen der vermeintlichen Alzheimermedikamente und das Unwissen über die anticholinerge Wirkung weitverbreiteter Arzneimittel prächtige Einnahmen. Zuerst verdienen sie an Schlafmitteln, Antidepressiva und Allergiemitteln, die ihre treuesten Kunden jahrelang nehmen. Sobald diese älter werden und dank der Präparate geistig umnachtet sind, ergibt sich das Folgegeschäft: der millionenfache Einsatz von Medikamenten gegen »Demenz«.

Nebenwirkung Impotenz
Wenn Mann auf einmal nicht mehr kann

Jahrzehntelang war für Sören Petersen klar: Auf sein »bestes Stück« kann er sich stets verlassen. Wann immer er Lust auf Sex hatte, galt die Devise: »Das Ding muss stehen, groß, dick und hart sein.« Und das tat es dann auch. Immer wenn er wollte. Und immer wenn es darauf ankam. Impotenz, Orgasmusstörungen, »Versagensängste« im Bett? Davon hatte er wohl gehört. Wirklich vorstellen konnte er sich derlei Probleme aber beim besten Willen nicht. Zumindest nicht bei sich selbst.

Doch irgendwann mit Anfang 50 ist das plötzlich anders. Nach wie vor schlafen seine Frau und er regelmäßig miteinander. Vorausgesetzt, es funktioniert. Denn: Mal klappt es bei ihm mit der Erektion, mal wieder nicht. Und der Trend ist unverkennbar. Mit Petersens Manneskraft geht es stetig bergab. »Zunächst versucht man sich selbst zu beruhigen«, erzählt der heute 60-Jährige. Ein schlechter Tag, zu viel Stress bei der Arbeit. Und überhaupt, sagt er sich: Du bist ja nicht mehr 25. Da ist es normal, wenn es langsam nachlässt. »Das war ein schleichender Prozess.« Eines Tages aber stellt Petersen fest: »Mist, jetzt geht's fast gar nicht mehr.«

Ab da, erinnert sich Petersen, begannen die Selbstzweifel – und die Ratlosigkeit. Was ist mit ihm los? Ist es wirklich das Alter? Oder liegt es an der Partnerschaft? Ist ihm und seiner Frau nach vielen gemeinsamen Jahren vielleicht die Lust aufeinander abhandengekommen? Oder hat er einfach zu viel Stress im Job? Das alles quält inzwischen auch seine Seele – und kratzt an seinem Ego. »Ich hatte das Gefühl, jeder auf der Straße sieht, dass ich nicht mehr kann. Auf Dauer macht das psychisch kaputt«, erzählt Petersen. Aber was soll er tun? »Das ist ein Riesentabuthema für Männer. Die sprechen das nicht gerne an. Obwohl sie leiden wie ein Hund.«

Erst Monate später, als er zu einem jungen Hausarzt geht und mit ihm über seine Schwierigkeiten spricht, löst sich das Rätsel auf: Der Grund für seine erektile Dysfunktion (ED), wie das Phänomen Impotenz im Fachjargon heißt, ist ein Betablocker, den ihm sein früherer Arzt gegen Bluthochdruck verschrieben hatte. Dass solche Mittel neben anderen Nebenwirkungen auch impotent machen können, hatte Petersen damals jedoch niemand gesagt. Dabei ist es längst kein Geheimnis mehr: Nicht nur Betablocker, auch andere, ganz unterschiedliche Medikamente können das Sexualsystem des Mannes behindern oder blockieren. »Vor allem Mittel gegen Bluthochdruck sind bekannt dafür, Erektionsstörungen hervorzurufen«, sagt Bruno Müller-Oerlinghausen, Mitglied der Arzneimittelkommission der deutschen Ärzteschaft. »Daneben können aber auch Psychopharmaka, Cholesterinsenker, Entwässerungspräparate und Medikamente gegen Magenschmerzen oder Herzrhythmusstörungen Impotenz auslösen.« Das geht unter anderem aus einer Studie hervor, die der klinische Pharmakologe vor einigen Jahren gemeinsam mit der Medizinerin Isabel Ringel veröffentlicht hat.[95] Darin hatte das Team Daten aus dem deutschen Spontanerfassungssystem analysiert, in dem unerwünschte Arzneimittelwirkungen registriert werden.

Schwache Erektionen, gefühlstauber Penis

Vergleichsweise häufig sind sexuelle Funktionsstörungen zum Beispiel bei Männern, die Antidepressiva vom Typ der sogenannten Selektiven Serotonin-Wiederaufnahme-Hemmer (SSRI) nehmen. Prominentester Vertreter dieser Medikamentengruppe ist der Kassenschlager *Prozac,* der den Wirkstoff Fluoxetin enthält. Häufig verschrieben werden jedoch auch Präparate mit den Substanzen Paroxetin, Sertralin und Citalopram.

Die Palette der Nebenwirkungen dieser Medikamente ist breit. Betroffene klagen über verminderte Libido, Gefühlstaubheit des Penis, schwachen oder fehlenden Orgasmus sowie Schwierigkeiten, sexuelle Erregung hervorzurufen oder eine Erektion aufrechtzuerhalten. Andere Psychopharmaka, zum Beispiel das Neuroleptikum Clozapin, können schmerzhafte Dauererektionen verursachen, die länger als zwei Stunden anhalten. Werden sie nicht sofort behandelt, besteht die Gefahr, dass der Betroffene impotent wird. Zudem gibt es Hinweise darauf, dass Fluoxetin mitunter unfruchtbar macht.[96]

Wie viele Männer aufgrund von SSRI sexuelle Funktionsstörungen entwickeln, ist unklar. Zwar haben Forscher in den vergangenen 20 Jahren weltweit eine ganze Reihe von Studien durchgeführt, um die Häufigkeit dieser Nebenwirkung zu ermitteln. Doch die Ergebnisse fielen extrem unterschiedlich aus. Die Rate der betroffenen Männer reichte von 10 bis hin zu 80 Prozent. Das sei keineswegs verwunderlich, so Bernhard Behrens, der sich seit 2001 in der Selbsthilfegruppe Erektile Dysfunktion engagiert. »Die Ermittlung der Häufigkeit von Erektionsstörungen ist nun mal wesentlich komplizierter als beispielsweise die Ermittlung der Zahl von Kraftfahrzeugen pro Kopf der Bevölkerung.«[97] Das Ergebnis einer solchen Studie hänge nicht nur davon ab, wie man eine Erektionsstörung definiert – was sehr unterschiedlich aussehen kann. Eine maßgebliche Rolle spiele auch, wie die Daten erhoben werden. Werden die Betroffenen in einem persönlichen Interview befragt, oder müssen sie nur einen Fragebogen ausfüllen? Wie werden die Fragen gestellt? Auch der Kulturkreis wirkt sich auf die Wahrnehmung und die Offenheit der Testpersonen aus. In manchen Ländern sprechen Männer vergleichsweise locker über ihre Sexualität, in anderen dagegen so gut wie gar nicht. So wurden in frühen Studien zum Beispiel nur jene Fälle erfasst, in denen die Patienten unaufgefordert ihrem Arzt über neu aufgetretene Probleme beim Sex berichtet hatten und in denen der jeweilige Mediziner diese Nebenwirkung dann auch noch an die zuständigen Stellen gemeldet hatte. In Deutschland ist das die Arzneimittelkommission der deutschen Ärzteschaft. Sie führt gemeinsam mit dem Bundesinstitut für Arzneimittel und Medizinprodukte eine entsprechende Datenbank.

Mangelndes Wissen – selbst bei Ärzten

Wie man seit Langem weiß, spiegeln derart gewonnene Daten nur einen Bruchteil der wahren Häufigkeiten wider. Zwar sind Ärzte laut Berufsordnung verpflichtet, alle von ihnen beobachteten Fälle an eine dieser beiden Institutionen zu melden. Doch die Erfahrung zeigt, dass dies selbst bei schweren Nebenwirkungen nur in rund 2 bis 10 Prozent aller Fälle passiert.[98] Und das liegt keineswegs nur an den Medizinern.

»Das Teuflische an Potenzstörungen durch Medikamente ist, dass die Betroffenen die Symptome in der Regel nicht mit dem Beginn der Therapie in Zusammenhang bringen«, so Bernhard Behrens. Denn meist streikt das männliche Geschlechtsteil nicht von einem Tag auf den anderen. Vielmehr schwindet die Potenz in der Regel langsam über Wochen oder Monate hinweg. Viele Patienten kommen daher gar nicht auf die Idee, dass es zwischen bestimmten Beschwerden und ihren Medikamenten einen Zusammenhang gibt, und berichten ihrem Arzt dementsprechend nicht davon. Aufklärung vom Hausarzt, Urologen oder Internisten könnten die Leidtragenden nur in den seltensten Fällen erwarten, sagt Behrens. Oft verordne ein Mediziner einfach ein bewährtes Mittel gegen hohen Blutdruck und kümmere sich nicht um die Folgen für das Sexualleben seines Patienten. Hauptsache, der Blutdruck sinkt.

Und nicht zuletzt unterschätzen auch die meisten Ärzte die Häufigkeit von sexuellen Funktionsstörungen durch Medikamente. »Wenn Männer ihren Arzt darauf ansprechen, bekommen sie oft abwiegelnd zu hören, dass diese Art von Nebenwirkung ja sooo selten sei«, so Behrens. Das liege unter anderem daran, dass sie sich kaum mit diesem Problem beschäftigten. Manch ein Mediziner würde ein Gespräch darüber auch regelrecht »wegdrücken«. Schließlich sei es mühsam und koste wertvolle Zeit, solche Probleme mit dem Patienten zu erörtern oder womöglich die Therapie umzustellen. Oder aber, der Doktor glaubt, dass »psychische Gründe« für die Probleme im Bett verantwortlich sind.

Nach Ansicht von Bruno Müller-Oerlinghausen kommt noch ein anderer Aspekt hinzu: Gerade bei Patienten, die bereits ihren 60. oder 70. Geburtstag hinter sich haben, komme man als Arzt »leicht in Versuchung, überhaupt nicht nach Sex zu fragen, weil man denkt, da tut sich eh nichts mehr«.[99] Das, so Müller-Oerlinghausen, sei natürlich »totaler Quatsch«. Das belegt unter anderem eine im Jahr 2000 veröffentlichte Studie aus dem Großraum Köln, in der rund 4500 Männer im Alter zwischen 30 und 80 Jahren zu ihrem Sexualleben befragt worden waren. Mehr als 40 Prozent aller Männer im Alter zwischen 70 und 80 Jahren sind demnach noch wöchentlich sexuell aktiv. In der Altersgruppe von 60 bis 70 Jahren gilt das sogar für zwei Drittel der Befragten.[100]

Um zumindest in Sachen Impotenz durch Antidepressiva mehr Klarheit zu gewinnen, hat der US-Psychiater Richard Balon von der Wayne State University in Detroit vor einigen Jahren mehrere Studien zum Thema unter die Lupe genommen. In einer 2006 im *American Journal of Psychiatry* veröffentlichten Übersichtsarbeit kommt er zu dem Schluss, dass schätzungsweise jeder dritte bis jeder zweite Mann, der ein Antidepressivum vom Typ SSRI schluckt, aufgrund dieses Mittels Sexualstörungen entwickelt. Und das ist nur ein kleiner Teil der Arzneimittel, von denen man weiß, dass sie das Lustsystem des Mannes lahmlegen können. Insgesamt werden rund 90 verschiedene Substanzen mit sexuellen Funktionsstörungen in Verbindung gebracht. Viele davon sind weitverbreitete Medikamente wie Mittel zur Blutdrucksenkung, zur Senkung von Cholesterin- und Blutfettwerten sowie Herz-

Kreislauf-Medikamente. Dementsprechend hoch ist die Zahl der Betroffenen.

Allein in Deutschland sind nach Angaben der Mitarbeiter der Selbsthilfegruppe Erektile Dysfunktion rund 410 000 Männer von Erektions- und Orgasmusproblemen durch Arzneimittelnebenwirkungen betroffen. Sie stützen sich dabei unter anderem auf Untersuchungen des Urologen Christian Stief, Direktor der Urologischen Klinik der Universität München. Demnach sind bei etwa 8 Prozent aller Männer mit einer erektilen Dysfunktion Medikamente die Ursache.[101]

Impotent – für immer

Lange Zeit gingen Mediziner davon aus, dass diese Nebenwirkungen verschwinden, sobald die Patienten die Mittel abgesetzt haben. Doch das ist keineswegs immer der Fall, wie Forscher der University of Iowa in Iowa City schon vor mehreren Jahren deutlich machten.[102] 2008 zum Beispiel berichtete das Team um die Psychologin Audrey Bahrick in der Fachzeitschrift *Journal of Sexual Medicine* über Fallstudien von drei jungen Männern, die im Alter von 18, 23 oder 39 Jahren mehrere Monate lang entweder eines der Antidepressiva Fluoxetin, Citalopram, Paroxetin, Venlaxafin, Milnacipran oder Sertralin oder aber mehrere davon nacheinander eingenommen hatten. Alle drei hatten zuvor ein aktives und befriedigendes Sexualleben mit starken, leicht auslösbaren Erektionen und einem erfüllenden Orgasmus gehabt. Damit ist es jedoch seither bei allen dreien vorbei. Einer der Betroffenen, der heute 29 Jahre alt ist, wurde wenige Tage nach Beginn der Einnahme von Fluoxetin impotent – und ist es bis heute, elf Jahre, nachdem er aufgehört hat, das Mittel zu nehmen. Den anderen beiden Betroffenen geht es in Sachen körperliche Lust nicht viel besser. Sie sind seit Jahren kaum noch sexuell erregbar, ihr Genital ist teilweise gefühlstaub geworden, und die Erektionen blieben häufig aus. Wenn es überhaupt noch zur Ejakulation oder zum Orgasmus kommt, berichten zwei der Männer übereinstimmend, sei es ein mehr oder weniger mechanischer Akt. Von Genuss oder Befriedigung keine Spur.

All das konnte keiner der Betroffenen ahnen, kritisieren Bahrick und ihre Kollegen, denn keiner von ihnen sei von seinem Arzt vor Beginn der Behandlung adäquat über diese durchaus häufigen Nebenwirkungen aufgeklärt worden. Das aber, betonen die Forscher, sei wichtig. Nur so könnten Patienten eine fundierte Entscheidung darüber treffen, ob sie das jeweilige Mittel überhaupt nehmen wollen – oder lieber nicht.

Eine Liste der Medikamente, die zu Impotenz oder anderen Störungen der Sexualfunktionen führen können, finden Sie im Anhang.

EXKURS 1: »Natürliche« Potenzmittel – ein unkalkulierbares Risiko für Herzpatienten

»Rein pflanzlich«, »natürlich« oder »frei von Nebenwirkungen« – mit Versprechen wie diesen werben viele Anbieter im Internet oder in Erotikshops für Nahrungsergänzungsmittel, die angeblich zuverlässig Erektionen fördern und zu neuer Lust beim Sex verhelfen sollen. Was die Verkäufer gerne verschweigen: Etliche dieser Produkte enthalten stark wirksame medizinische Wirkstoffe, die gerade für viele jener Männer, die Potenzpillen wie *Viagra* oder *Cialis* meiden müssen, aber gut gebrauchen könnten, hochgefährlich sind. Zum Beispiel für Männer mit verengten Herzkranzgefäßen, die wegen Durchblutungsstörungen des Herzens Nitroglyzerinpräparate nehmen. Sie dürfen keine Erektionsförderer wie den *Viagra*-Wirkstoff Sildenafil schlucken. Solche sogenannten PDE-Hemmer können in Kombination mit einem Nitropräparat nämlich dazu führen, dass der Blutdruck plötzlich massiv abfällt. Im schlimmsten Fall kann das für die Betroffenen lebensgefährlich werden.

Genau diese Patientengruppe aber sucht nach Ansicht von Experten häufig nach Möglichkeiten, der Manneskraft dennoch irgendwie nachzuhelfen. Denn eine koronare Herzkrankheit geht besonders häufig mit einer erektilen Dysfunktion einher. Studien zufolge leiden rund zwei Drittel dieser Patienten an Potenzproblemen. Grund dafür sind nach Meinung der Experten Schäden an den Blutgefäßen, die nicht nur die Durchblutung des Herzmuskels behindern, sondern den gesamten Organismus betreffen. Eine typische Folge davon ist ein verminderter Einstrom von Blut in die Schwellkörper des Penis, der für eine vollständige Erektion erforderlich wäre.[103]

Kein Wunder also, dass viele der Betroffenen versuchen, auf erektionsfördernde Präparate auszuweichen, die als »natürlich« gelten – und damit vermeintlich harmlos sind. Ein Irrtum, wie Untersuchungen von Überwachungsbehörden in mehreren europäischen Ländern in den vergangenen Jahren gezeigt haben. Ob *Eros Fire*, *Magic Power Coffee* oder *EOD Erection on Demand* – im Internet finden sich unzählige Nahrungsergänzungsmittel, welche die Manneskraft stärken und das gefürchtete »Versagen im Bett« verhindern sollen. Und fast immer wird vom Anbieter suggeriert, dass die Präparate keine chemisch hergestellten, sondern nur »pflanzliche« und »natürliche« Wirkstoffe enthielten. Tatsächlich jedoch enthalten Hunderte davon Beimischungen von erektionsfördernden, verschreibungspflichtigen Wirkstoffen wie Sildenafil (Handelsname *Viagra*), Tadalafil *(Cialis)* oder Vardenafil *(Levitra)*. Und das zum Teil noch in höheren Dosierungen als in offiziell zugelassenen Präparaten, die nur auf Rezept erhältlich sind.

Immer häufiger verwenden panschende Firmen allerdings auch chemisch leicht veränderte Varianten dieser seit Langem bekannten Wirkstoffe – damit sich die Beimischungen nicht so leicht nachweisen lassen und es schwieriger ist, die Schummelei juristisch zu bewerten. Die unerlaubten Wirkstoffe werden auf den Packungen freilich nicht deklariert. Das belegen

unter anderem Untersuchungen von vermeintlich »natür-
lichen« Nahrungsergänzungen in Singapur. In 77 Prozent der
geprüften Produkte entdeckten die Wissenschaftler nicht de-
klarierte chemische Bestandteile. Bei jedem fünften Präparat fanden die Forscher sogar gleich zwei oder mehr chemische Wirkstoffe. Derlei Irreführung ist natürlich verboten.
Doch die Anbieter der fragwürdigen Produkte nutzen eine
Lücke im Kontrollsystem: Nahrungsergänzungsmittel sind
offiziell Lebensmittel. Sie müssen daher nicht staatlich zugelassen werden und dürfen ohne besondere behördliche Prüfung der angepriesenen gesundheitlichen Wirkungen verkauft werden.

Probleme bekommen die Hersteller erst, wenn bei den
zuständigen Behörden zum Beispiel gehäuft Hinweise einge-
hen, dass ein bestimmtes Präparat gesundheitliche Probleme
verursacht. Doch das kann dauern. Bis dahin wird kräftig ver-
dient.[104] Im schlimmsten Fall muss der Anbieter das Produkt
vom Markt nehmen. Doch auch das ist für den Hersteller
nicht unbedingt tragisch. Oft tauchen dieselben Mittel nach
kurzer Zeit einfach wieder auf – unter einem neuen, ebenso
phantasievollen Namen wie zuvor.

EXKURS 2: Lukrativer als Drogen: Lifestylepräparate wie *Viagra* & Co.

Wer als Dealer schnell zu Geld kommen will, sollte sich gegen
den Handel mit Kokain oder Heroin entscheiden – und stattdessen besser Kopien beliebter Medikamente vertreiben.
Diesen Schluss legt ausgerechnet eine Analyse der *Deutschen
Apotheker Zeitung* nahe.[105] Sie zeigte: »Arzneimittel zu fäl-
schen ist für Kriminelle lukrativer als der Drogenhandel.« Die
Rechnung, die dahintersteckt, ist einfach. Ein Kilo Heroin
lässt sich nach Angaben der Zeitschrift für rund 1300 Euro
produzieren und kann für 30 000 bis 50 000 Euro weiter-

verkauft werden. Die weltweite Nummer eins unter den Arzneimittelfälschungen dagegen, das Lifestylepräparat gegen Erektionsstörungen, *Viagra*, bringt nach Angaben der Bundesvereinigung Deutscher Apothekerverbände (ABDA) auf dem Schwarzmarkt pro Kilogramm durchschnittlich 90 000 Euro ein. In der Herstellung kostet es gerade einmal 40 Euro.[106]

Der Vergleich offenbart, ganz nebenbei, auch die enormen Verdienstspannen der pharmazeutischen Industrie. Denn Arzneimittelhersteller machen sich die Differenz zwischen Rohstoffkosten und Verkaufspreis ebenfalls seit Langem zunutze. Bleiben wir beim Beispiel des Verkaufsschlagers *Viagra* aus dem Hause Pfizer: Die erektionsfördernde Pille enthält den Wirkstoff Sildenafil. Eine Packung *Viagra* mit vier Tabletten mit je 25 Milligramm Wirkstoff kostet in einer Internetapotheke, wie zum Beispiel DocMorris, 42,80 Euro. Aus einem Kilogramm Sildenafil lassen sich allerdings 10 000 solcher Packungen zu einem Gesamtverkaufspreis von 428 000 Euro produzieren. Das heißt, die Tabletten werden zum 10 000-Fachen des Rohstoffpreises verkauft.

Von derlei Spannen können andere Branchen nur träumen. Das zeigt ein kleines Gedankenspiel mit einem Beispiel aus der Automobilindustrie. Würde man das Rohstoff-Verkaufspreis-Verhältnis der Potenzpille *Viagra* auf ein 40 000 Euro teures Auto übertragen, hätte dieses einen Materialwert von 4 Euro.

Internettipp: www.impotenz-selbsthilfe.de
Die Selbsthilfegruppe Erektile Dysfunktion ist ein Zusammenschluss von Betroffenen, die über Formen, Ursachen und Behandlungsmöglichkeiten von Potenzstörungen aufklären und Erfahrungen austauschen. Ratsuchende erhalten dort Hilfe per Telefon, per Mail oder bei Gruppentreffen.

Sexuelle Aktivität und erektile Dysfunktion in verschiedenen Altersgruppen[107]

Altersgruppe	30 – 39	40 – 49	50 – 59	60 – 69	70 – 80	alle
sexuell aktiv	96,0	91,9	88,7	83,6	71,3	88,3
wöchentlich sexuell aktiv	92,9	85,3	80,9	66,1	41,5	77,5
sexuell unzufrieden	34,8	32,3	31,5	41,1	44,0	36,7
erektile Dysfunktion	**2,3**	**9,5**	**15,7**	**34,4**	**53,4**	**19,2**
therapiebedürftig	1,4	4,3	6,8	14,3	7,7	6,9

Nebenwirkung Parkinson
Zittern, bis der (richtige) Arzt kommt

Larry Miller ist 58 Jahre alt, als er zum ersten Mal Bewegungsstörungen an sich erlebt. Wenn er die Hände ausstreckt, um auf einen Gegenstand zu zeigen, beginnt sein Arm plötzlich zu zittern und zu zucken. Nach und nach kann sich Miller zudem immer schlechter bewegen. Er, der stets sportlich war, wird bei allem, was er tut, langsamer. Die Muskeln sind irgendwie steif und starr geworden, und er hat Probleme, sicher und gerade zu stehen. Mehrere Wochen beobachtet er das Ganze mit wachsender Sorge. Als er endlich zum Arzt geht, eröffnet der ihm eine bittere Diagnose: Morbus Parkinson, auf Deutsch auch als Schüttellähmung bezeichnet.

Bis heute lässt sich die Krankheit, die laut Lehrbuch durch das Absterben bestimmter Nervenzellen im Gehirn verursacht wird, weder verhindern noch aufhalten. Es sind Zellen, die den Botenstoff Dopamin herstellen, deren Zahl mit der Zeit mehr und mehr abnimmt. Unklar ist, warum die Zellen sterben, doch die Folgen sind bekannt. All jene Nervenzellen, die auf Dopamin angewiesen sind, werden immer schlechter versorgt. Im Laufe der Zeit kommt es deswegen zu schweren Bewegungsstörungen, die langsam, aber sicher fortschreiten und den Betroffenen immer stärker in seinem Aktionsradius einschränken. Irgendwann ziehen sich viele der Patienten auch mehr und mehr aus dem sozialen Leben zurück. Denn Parkinson kann die Geselligkeit mit anderen Menschen erschweren. Durch die Krankheit geraten oft auch die Muskeln im Gesicht und damit die Mimik der Betroffenen aus der Kontrolle. Das Sprechen wird leise und undeutlich und das Schlucken immer langsamer und beschwerlicher.

Einen sicheren Test, mit dem sich die Krankheit nachweisen und von anderen neurologischen Störungen abgrenzen lässt, gibt es nicht. Tatsächlich umfasst das Parkinsonsyndrom mehrere Leiden, die alle ein ähnliches Bild von Störungen hervorrufen können. Nach aktueller Definition können Ärzte die eigentliche Parkinsonkrankheit jedoch relativ zuverlässig an vier sogenannten Leitsymptomen festmachen:[108]

- verlangsamte Bewegungen (Bradykinese) beziehungsweise Bewegungsarmut (Akinese)
- Muskelsteife (Rigor)
- Zittern in Ruhe (Ruhetremor)
- Instabilität beim aufrechten Stehen (posturale Instabilität)

Die Krankheit liegt demnach mit hoher Wahrscheinlichkeit vor, wenn der Patient mindestens zwei Symptome aufweist: das Hauptsymptom – nämlich die Bradykinese oder Akinese – sowie eines der drei anderen Symptome (Rigor, Tremor oder posturale Instabilität).

Larry Millers Hausarzt ist sich sicher, dass sein Patient von dem Leiden betroffen ist. Und er weiß, dass es Mittel gibt, mit denen sich die Symptome eines Morbus Parkinson zumindest in den ersten Jahren (manchmal auch Jahrzehnten) deutlich mindern lassen. Häufig können die Patienten damit eine ganze Zeit lang ein nahezu unbehindertes Leben führen. Deshalb verschreibt er Miller jenes Medikament, das bis heute als wichtiges Arzneimittel gegen Parkinson gilt: den Wirkstoff L-Dopa, auch Levodopa genannt.

Mangels Alternativen schluckt Miller das Mittel jahrelang. Auch, wenn es bei ihm nicht wirklich zu helfen scheint. Die Symptome, die ihn plagen, wollen einfach nicht verschwinden. Eines Tages gibt er sich einen Ruck und beschließt – zum ersten Mal seit der Diagnose –, einen Parkinsonspezialisten aufzusuchen. Der schaut sich den Fall noch einmal ganz von vorn an und stellt fest: Miller leidet nicht an der Parkinsonkrankheit – auch wenn einige der Symptome darauf hinzudeuten scheinen. Millers gesundheitliche Probleme werden vielmehr von einem Medikament verursacht, das ihm sein früherer Arzt vor sieben Jahren zum ersten Mal verschrieben hat und das Miller weiterhin parallel zu seinem L-Dopa nimmt.

Alles beginnt damit, dass Miller mit schwerem Durchfall und Bauchschmerzen zu seinem Hausarzt geht. Der diagnostiziert »Reizdarmsyndrom« und gibt seinem Patienten ein Rezept für *Stelazine* (Handelsname in Deutschland *Jatroneutral*). Das Medikament, das den Wirkstoff Trifluoperazin enthält, soll Millers Verdauungstrakt beruhigen – was es zunächst auch tut. Denn Trifluoperazin ist ein stark wirksames Antipsychotikum, das auf Nervenzellen dämpfend wirkt und auch als Tranquilizer verwendet wird. Was Miller zu diesem Zeitpunkt nicht ahnt: *Stelazine* ist überhaupt nicht für die Behandlung von Verdauungsstörungen zugelassen. Er erhält das Medikament »off-label«. Das heißt, ob das Mittel bei Reizdarmsyndrom hilft und verträglich ist, wurde nie in zuverlässigen Studien getestet und von keiner unabhängigen Stelle überprüft. Der darin enthaltene Wirkstoff Trifluoperazin ist ein Mittel gegen Schizophrenie, das üblicherweise vor allem zur Linderung von Psychosen verabreicht wird. Darüber hinaus darf er offiziell nur gegen Angstzustände verschrieben werden. Larry Miller leidet aber an keinem der beiden Phänomene.

Das erklärt womöglich, warum Millers Hausarzt auch die Nebenwirkungen verkennt, als der 58-Jährige sechs Monate nach Beginn der Einnahme von *Stelazine* erstmals die vermeintlichen Parkinsonsymptome zeigt. Tatsächlich kommt der Mediziner nicht auf die Idee, dass die Probleme Nebenwirkungen des Antipsychotikums sind – und verschreibt beide Mittel jahrelang weiter. Die Wende tritt erst ein, als der Parkinsonspezialist eine völlig neue Strategie beschließt. Von einem Tag auf den anderen setzt er das Antipsychotikum *Stelazine* ab und schleicht das Antiparkinsonmittel L-Dopa über einen Zeitraum von sechs Monaten nach und nach aus. Und siehe da, Larry Miller hat Glück. Einige Monate nach dem Entzug der beiden Mittel sind alle neurologischen Störungen verschwunden. Zum ersten Mal seit Jahren kann der Mittsechziger plötzlich wieder normal gehen, ruhig sitzen und all seine Glieder wie früher bewegen.

Medikamente: die zweithäufigste Ursache von »Parkinson«

Doch Miller ist kein Einzelfall. Experten gehen davon aus, dass Tausende von Menschen heute fälschlicherweise mit der Diagnose »Parkinson« leben, obwohl sie in Wirklichkeit das Opfer von Nebenwirkungen ihrer Medikamente sind. Allein der Parkinsonspezialist, der Larry Miller mit einem radikalen Entzug der falschen Medikamente zu einem völlig neuen Leben verhalf, sah in gerade einmal drei Jahren 38 weitere Patienten mit einem ähnlichen Schicksal.

Inzwischen kennen Experten 49 zum Teil weitverbreitete Arzneimittel, die jedes für sich eine Parkinsonkrankheit vortäuschen können (siehe Medikamentenliste im Anhang). Wie häufig es zu solchen Fehldiagnosen kommt, ist unklar. Fest steht nur, dass Nebenwirkungen von Medikamenten nach der eigentlichen Parkinsonkrankheit die zweithäufigste Ursache für das charakteristische Krankheitsbild der Schüttellähmung sind.[109] Werden die auslösenden Medikamente als Ursache erkannt, stehen die Chancen gut, dass die Symptome nach Absetzen der Mittel wieder komplett verschwinden. Auch

wenn das eine ganze Weile dauern kann: In den meisten Fällen gehen die Beschwerden innerhalb von vier Monaten nach
Absetzen des problematischen Medikaments weg. Manchmal
dauert dieser Erholungsprozess aber auch sechs Monate bis
anderthalb Jahre. Bei rund 15 Prozent der Betroffenen, das
entspricht etwa jedem Siebten, bleiben die Störungen jedoch
auch dann bestehen, wenn die Mittel längst abgesetzt wurden.

Nicht alle Patienten reagieren dabei gleich empfindlich auf
Medikamente, die parkinsonähnliche Symptome auslösen
können. So wächst das Risiko nicht nur mit steigendem Alter
der Patienten, auch andere Erkrankungen können anfälliger
machen für neurologische Störungen. Forscher haben zum
Beispiel herausgefunden, dass HIV-Infizierte fast immer ein
arzneimittelbedingtes Parkinsonsyndrom entwickeln, wenn
sie Antipsychotika verabreicht bekommen. Bei den meisten
anderen Patienten aber, so die US-Verbraucherschutzorganisation Public Citizen, ließe sich das Risiko leicht verhindern.[110] Denn etliche Arzneimittel, welche die charakteristischen Symptome hervorrufen können, würden viel zu oft und
häufig unnötig verschrieben. Zahlreichen Ärzten sei zum
Beispiel nicht bewusst, dass weitverbreitete Wirkstoffe wie
Metoclopramid (Abkürzung MCP, zum Beispiel in *Paspertin,
Gastrosil*) eine der Hauptursachen für ein medikamentös ver-
ursachtes Parkinsonsyndrom sind.

Auch hierzulande wird das Mittel, das vor allem zur Behandlung von schwerer Übelkeit und Erbrechen nach Chemo-
oder Strahlentherapie oder nach Operationen gedacht ist, in
großen Mengen verordnet. Sei es gegen Sodbrennen oder – in
Form von Kombinationspräparaten mit einem Schmerzstiller – gegen Migräne. Allein 2012 wurden gesetzlich krankenversicherten Patienten mehr als 54 Millionen Tagesdosen
Metoclopramid verordnet.[111] Einen beträchtlichen Teil dieser Verschreibungen, das räumen inzwischen sogar führende
Ärztevertreter ein, hätten die Kollegen ihren Patienten besser
erspart. MCP-haltige Arzneimittel seien quasi als eine Art

Woran man erkennt, dass es tatsächlich Parkinson ist

Medikamentös verursachtes Parkinsonsyndrom	Morbus Parkinson
Symptome treten typischerweise symmetrisch auf, also sowohl auf der rechten als auch auf der linken Körperseite	Symptome sind in der Regel nicht symmetrisch
Symptome verschwinden, wenn das auslösende Arzneimittel abgesetzt wird; das allerdings kann mehrere Monate dauern	chronischer und fortschreitender Verlauf
Tremor (Zittern) tritt in der Regel bei statischer Muskeltätigkeit auf, etwa wenn der Betroffene seinen Arm horizontal ausstreckt und auf einen Gegenstand zeigt, oder aber, wenn er aufrecht sitzt, ohne sich anzulehnen	Tremor (Zittern) tritt üblicherweise in Ruhe auf, wenn der Patient also ruhig sitzt oder liegt
Symptome treten innerhalb weniger Wochen oder Monate nach Beginn der Einnahme des auslösenden Medikaments auf	Symptome treten schleichend auf und nehmen mit der Zeit zu
Symptome bessern sich nicht durch die Einnahme von Antiparkinsonmedikamenten	Antiparkinsonmedikamente schlagen in der Regel gut und dauerhaft an
kein auffälliger Abbau von Hirngewebe	Abbau von Gewebe in einer spezifischen Region des Gehirns

»Allzeithelfer nach zu reichlichem Essen« eingesetzt worden, so Bernd Mühlbauer, Mitglied im Vorstand der Arzneimittelkommission der deutschen Ärzteschaft.[112] Bei Übelkeit und Völlegefühl hätten etliche Mediziner in den vergangenen Jahren »allzu nachlässig« Rezepte für MCP-haltige Arzneimittel ausgestellt. Dabei seien die neurologischen Nebenwirkungen nicht zu unterschätzen. Manch ein Betroffener erleidet zum Beispiel massive Krämpfe, bei denen sich die Streckmuskulatur des Rückens so stark zusammenzieht, dass sich der Kopf des Betroffenen weit nach hinten neigt und der Rumpf und die Extremitäten deutlich überstrecken.

Dem übermäßigen Gebrauch von Metoclopramid hat das Bundesinstitut für Arzneimittel und Medizinprodukte nun einen Riegel vorgeschoben. Im April 2014 hat die Behörde die Zulassung für alle flüssigen Metoclopramid-Präparate mit einer Konzentration von mehr als 1 Milligramm pro Milliliter zurückgerufen. Damit müssen alle gängigen MCP-Tropfen vom Markt, denn die bisher verfügbaren Präparate enthalten 4 oder 5 Milligramm pro Milliliter. Das BfArM setzte damit eine Empfehlung der Europäischen Arzneimittel-Agentur vom Oktober 2013 um.

Die Experten von Public Citizen raten ohnehin seit Längerem, nach Möglichkeit auf Metoclopramid zu verzichten. Häufig könnten Ärzte stattdessen andere, sicherere Medikamente verschreiben. Vor allem aber könnten Patienten in vielen Fällen sogar ganz auf die jeweiligen Pillen verzichten. Zum Beispiel, indem sie ihre Ernährung umstellen – womit sich Sodbrennen und Völlegefühl häufig ganz nebenwirkungsfrei verhindern lassen.

Eine Liste der Medikamente, die Parkinson vortäuschen können, finden Sie im Anhang.

Erst ADHS, dann Parkinson?

Wenn es nach der US-Pharmafirma Shire geht, können viele Eltern hierzulande seit Mitte 2013 endlich aufatmen. Neuerdings, so verkündete das Unternehmen, stehe jetzt nämlich auch in Deutschland ein Medikament zur Verfügung, das »eine große Lücke in der ADHS-Therapie« schließe. Das neu von Shire auf den Markt gebrachte Produkt *Elvanse* habe sich in Studien als »hochwirksam« erwiesen. Zahlreiche Patienten könnten von der neuen Behandlungsoption profitieren. All jene Kinder und Jugendlichen ab sechs Jahren nämlich, die angeblich an ADHS leiden, aber nur unzureichend auf das Standardmedikament *Ritalin* (Wirkstoff Methylphenidat) ansprechen. Und das sind nach Angaben von Shire immerhin rund 30 Prozent.[113] Was die Arzneimittelfirma dabei lieber verschweigt: Der Wirkstoff in *Elvanse* ist ein Amphetamin namens Lisdexamphetamin. Seit 2011 ist bereits ein ähnliches Mittel von der Konkurrenz im Handel, das Präparat *Attentin* von GlaxoSmithKline mit dem Wirkstoff Dexamphetamin. Im Körper agieren beide Produkte mehr oder weniger gleich. Denn Lisdexamphetamin wird im menschlichen Organismus zu Dexamphetamin umgebaut. Erst dadurch wird der in *Elvanse* enthaltene Arzneistoff aktiv.

Folgenschwerer als die vorgetäuschte Neuheit ist jedoch etwas anderes. Wie Wissenschaftler der Forschungsabteilung der Krankenkasse Kaiser Permanente in Oakland vor wenigen Jahren in einer Langzeitstudie herausfanden, scheinen Patienten, die über längere Zeit bestimmte Amphetamine nehmen, ein deutlich erhöhtes Risiko zu haben, Parkinsonsymptome zu entwickeln. Insgesamt wurden in dieser Studie mehr als 66 300 Menschen in Nordkalifornien untersucht. Zu Beginn der Studie im Jahr 1964 waren die Teilnehmer im Schnitt 36 Jahre alt. Bei Abschluss der Untersuchung 1995 wiesen 1154 Probanden eine Parkinsondiagnose auf. In der Studie wurde unter anderem erfasst, ob die Teilnehmer eines der beiden Amphetaminpräparate *Dexedrine* oder *Benzedrine* verordnet bekamen. In den 1960er- und 1970er-Jahren wurden solche Substanzen vor allem als Schlankheitsmittel eingesetzt. Heute werden sie in den USA offiziell gegen ADHS sowie als Mittel gegen »krankhafte Schlafsucht« (Narkolepsie) verordnet. Das Ergebnis war alarmierend. Bei jenen Teilnehmern, die über längere Zeit *Dexedrine* oder *Benzedrine* genommen hatten, war die Rate der Parkinsondiagnosen rund 60 Prozent höher als bei jenen Probanden, die diese Mittel nicht genommen hatten.

Eltern, die ihren Kindern *Attentin* oder *Elvanse* verabreichen wollen, sollten wissen, dass es sich bei den beiden Präparaten um Medikamente mit einem Wirkstoff handelt, der bereits vor Jahrzehnten eingesetzt wurde und der den Herstellern – nun in Gestalt neuer ADHS-Präparate – ein weiteres Mal zu blühenden Geschäften verhelfen soll: Die Pharmafirma GlaxoWellcome, die später im Konzern GlaxoSmithKline aufging, brachte den Wirkstoff Dexamphetamin zum ersten Mal 1948 unter dem Namen *Dexedrine* auf den Markt. 2011 führte der Konzern denselben Wirkstoff noch einmal in den Handel ein, dieses Mal unter dem Namen *Attentin*. Der einzige Unterschied: Im einen Fall enthält die einzelne Kapsel 15 Milligramm Dexamphetamin *(Dexedrine)*, im anderen sind es 5 Milligramm Dexamphetamin *(Attentin)*.

Aussagekräftige Studien zum Nutzen und zur Sicherheit der Medikamente für Kinder und Jugendliche mit der (ohnehin fragwürdigen) Diagnose »ADHS« gibt es bis heute nicht. *Elvanse* wurde in der Zulassungsstudie gerade einmal sieben Wochen lang mit 336 Kindern und Jugendlichen zwischen sechs und 17 Jahren getestet. Dafür enthält die medizinische Fachliteratur jede Menge Belege für eine Vielzahl von zum Teil massiven Nebenwirkungen. Dazu gehören ein hohes Abhängigkeits- und Missbrauchspotenzial, Schäden am Herzmuskel (Kardiomyopathie), plötzliche Todesfälle, Selbstmorde, Wachstumsstörungen – und auf lange Sicht womöglich neurologische Schäden mit Symptomen eines medikamentös ausgelösten Parkinsonsyndroms.

Nebenwirkung Achillessehnenriss
Antibiotika auf Abwegen

Stefan Kemmler kann es immer noch kaum fassen. Wie jeden Samstag hatte sich der 54-jährige Zahnarzt mit seinen Freunden zum Fußballspielen getroffen. Nach einer halben Stunde macht es plötzlich »peng«: Mitten im Lauf spürt er einen heftigen, schmerzhaften Schlag in seinem linken Fußgelenk. Kemmler sackt in sich zusammen. Als er wieder aufsteht, kann er nur noch mühsam humpeln. Später, beim Orthopäden, erfährt er, warum. Obwohl Kemmler nie zuvor Probleme mit seiner Achillessehne hatte, ist sie spontan gerissen. Wochenlang grübelt er, wie es dazu kommen konnte. Denn einen Auslöser für den plötzlichen Riss der Sehne kann er beim besten Willen nicht erkennen. Dann aber keimt ein ungewöhnlicher Verdacht in ihm auf: Hängt seine Verletzung womöglich mit dem Antibiotikum zusammen, das ihm der Hausarzt kurz vor dem Unfall gegen einen Harnwegsinfekt verordnet hat? Auf diese erstaunliche Idee kommt Kemmler, als er im Internet nach Informationen sucht.

Was er dort findet, erinnert ihn auf verblüffende Weise an seinen eigenen Fall. Immer wieder berichten Ärzte in den vergangenen Jahren von Patienten, bei denen Antibiotika aus der Gruppe der Fluorchinolone (auch Gyrasehemmer genannt) rätselhafte Sehnenschäden bis hin zu Sehnenrissen ausgelöst haben. Bei den allermeisten Betroffenen ist es die Achillessehne, die bei einer einzigen falschen Bewegung plötzlich abreißt, manchmal ist es auch eine Fingersehne. Wie sich gezeigt hat, treten mitunter aber auch an anderen Sehnen Schäden auf, etwa jenen, an denen der Gesäßmuskel ansetzt, oder an der Hüfte. Die Symptome – zum Beispiel anhaltende brennende Schmerzen im Gesäß, an den Leisten und Oberschenkeln – werden aber leicht verkannt, weil sie zum Beispiel den Entzündungszeichen einer Beinvenenthrombose ähneln.

Dass Gyrasehemmer Sehnenschäden verursachen können, haben Mediziner schon vor gut zwei Jahrzehnten entdeckt. Zwischen 1988 und 1998 haben niederländische Forscher vom Erasmus Medical Center in Rotterdam durch eine nachträgliche Befragung 42 Fälle von Achillessehnenproblemen unter die Lupe genommen, die in engem Zusammenhang mit der Einnahme von Fluorchinolon-Antibiotika gestanden hatten.[114] Bei 32 der Patienten hatte sich nach der Therapie die Achillessehne entzündet, zum Teil sogar an beiden Füßen. Bei den anderen zehn war die Sehne komplett gerissen. Und das spiegelte nur einen Bruchteil der Fälle wider, die aufgetreten sind. Insgesamt lagen der Weltgesundheitsorganisation WHO schon im Jahr 2006 rund 3500 Fälle von Achillessehnenschäden durch Fluorchinolon-Antibiotika vor. Das Tückische daran: Zwar treten die Verletzungen bei den meisten Patienten schon zwei bis drei Tage oder innerhalb einer Woche nach Beginn der Antibiotikabehandlung auf. Bei einigen Betroffenen aber liegen Wochen oder Monate dazwischen. In einem Fall, den die holländischen Forscher untersucht hatten, waren es sogar 510 Tage (über 16 Monate). Einziger Trost: Bei drei Viertel der Betroffenen waren die Sehnenschmerzen und -entzündungen innerhalb von zwei Monaten nach Absetzen der Antibiotika verschwunden. Die anderen allerdings kämpften noch immer damit.

Dass es den deutschen Zahnarzt traf, passt ins Bild. Denn die meisten Betroffenen – auch das ist ein Ergebnis der holländischen Studie – sind Männer. Und obwohl die Fersenprobleme offenbar durch mehrere Gyrasehemmer hervorgerufen werden können, hatte Kemmler ausgerechnet den damaligen Spitzenreiter unter den Sehnenzerstörern geschluckt: Mit 38 Prozent aller Fälle lag *Tarivid* (Wirkstoff Ofloxacin) auf

Platz eins vor *Ciprobay* (31 Prozent, Wirkstoff Ciprofloxacin), *Barazan* (19 Prozent, Wirkstoff Norfloxacin) und *Peflacin* (12 Prozent, Wirkstoff Pefloxacin).[115]

Seit 1998 ist mit dem Antibiotikum *Tavanic* (Wirkstoff Levofloxacin) jedoch ein Gyrasehemmer auf dem Markt, der *Tarivid* noch übertrifft. Schon 2001 fiel Experten auf, dass es bei diesem ursprünglich von der Firma Aventis (heute Sanofi) hergestellten Präparat besonders häufig zu Problemen mit den Sehnen kam. Im »Netzwerk der gegenseitigen Information«, das vom *arznei-telegramm* betrieben wird, hatten deutsche Ärzte innerhalb weniger Jahre insgesamt 44 Verdachtsmeldungen abgegeben, nach denen die Sehnen von Patienten durch Gyrasehemmer beeinträchtigt worden waren. 45 Prozent davon entfielen allein auf Levofloxacin, davon sechs mit Riss der Achillessehne und eine mit Riss einer Fingersehne. Im Vergleich dazu lagen in Verbindung mit *Tarivid* und *Ciprobay* nur neun beziehungsweise sieben Meldungen über Sehnenschmerzen und -entzündungen vor, davon jeweils vier mit Achillessehnenriss. Dabei wurde *Tavanic* damals deutlich seltener verordnet als der Marktführer *Ciprobay*.[116]

Einen Grund für die häufigen Probleme mit *Tavanic* sehen die Experten des *arznei-telegramms* darin, dass das Mittel vergleichsweise hoch dosiert ist. Obwohl der darin enthaltene Arzneistoff doppelt so effektiv ist wie die in *Ciprobay* enthaltene Substanz Ciprofloxacin, wird *Tavanic* nicht halb so stark dosiert, sondern sogar doppelt so hoch. Bei Haut- und Weichteilinfektionen zum Beispiel gibt der Hersteller als Standarddosis 1000 Milligramm vor. Bei *Ciprobay* sind es 400 Milligramm. Durch die hohe Dosierung, vermuten die Herausgeber des Ärztenewsletters, solle wohl eine besonders gute Wirksamkeit gegen einen bestimmten Typus von Bakterien, sogenannte Kokken, erreicht werden.

Schon 2001 gab das *arznei-telegramm* daher eine aktuelle Warnung vor *Tavanic* heraus. Die Reaktion des Herstellers war erstaunlich. Eine Woche später räumte Aventis in einem

Rundschreiben an Ärzte erstmals ein, dass nach der Markteinführung in Frankreich ein »unerwarteter Anstieg von Fallberichten« zu Sehnenschäden nach Einnahme von Levofloxacin beobachtet worden sei und dass deshalb »die dortigen Fachkreise« informiert worden seien. Für deutsche Mediziner war das jedoch nach Ansicht des Unternehmens nicht relevant – obwohl damals auch beim Bundesinstitut für Arzneimittel und Medizinprodukte schon 223 Berichte von Sehnenveränderungen und Sehnenerkrankungen im Zusammenhang mit Gyrasehemmern vorlagen. Ein beträchtlicher Anteil davon, 118 Fälle, ging dabei auf *Tavanic* zurück. Bei 71 dieser 223 Patienten war es zu Achillessehnenrissen gekommen. 47 der Betroffenen, also zwei Drittel der Achillessehnenrisspatienten, hatten *Tavanic* geschluckt. Aventis sah darin jedoch keinen Anlass, auch deutsche Ärzte vor den Risiken des Mittels zu warnen. In Deutschland sei »kein Anstieg von derartigen Berichten beobachtet« worden, behauptete das Unternehmen. Mit dem Schreiben kam Aventis dem BfArM zuvor, das die Firma möglicherweise sonst dazu verpflichtet hätte, einen sogenannten Rote-Hand-Brief zum Thema Sehnenrisse herauszugeben.

Auch die Seele ist gefährdet

Unabhängige Experten dagegen raten seit Jahren explizit zu Zurückhaltung bei der Verschreibung von Gyrasehemmern – sowohl wegen der Gefahr von Sehnenschäden als auch aus wichtigen anderen Gründen. So fallen Gyrasehemmer immer wieder dadurch auf, dass sie bedrohliche psychische Störungen wie Halluzinationen, Depression oder Psychosen und sogar Selbstmordgedanken hervorrufen (siehe dazu auch das Kapitel »Schwer depressiv durch Antibiotika«). Schon vor mehreren Jahren hatten deutsche Ärzte dem *arznei-telegramm* von solchen Fällen berichtet: Sechs Patienten hatten sich nach der Einnahme von *Tarivid* das Leben genommen, bei einem weiteren Patienten kam es zum Suizidversuch, drei andere hatten starke Selbstmordgedanken entwickelt. Ähnlich tragische Auswirkungen hatte auch das Mittel *Ciprobay*.[117] Drei Patienten töteten sich unter dem Einfluss des Medikaments selbst. Ein vierter sprang mit demselben Ziel aus dem zweiten Stock, hatte jedoch das Glück zu überleben. Eine Frau entwickelte nach nur einer Tablette den Drang, sich zu vergiften.

Trotz dieser nicht unerheblichen Nebenwirkungen und der Warnungen von unabhängigen Experten haben die Verordnungen für Gyrasehemmer in den vergangenen Jahren stark zugenommen. 2012 haben Ärzte allein in Deutschland fast 36 Millionen Tagesdosen davon verordnet. Damit sind Fluorchinolone heute die viertstärkste Verordnungsgruppe unter den Antibiotika. Der häufige Einsatz der Mittel hat allerdings auch dazu geführt, dass inzwischen viele bakterielle Erreger, gegen die Gyrasehemmer häufig verabreicht werden, resistent geworden sind.

Immerhin wird inzwischen in den Fachinformationen für Ärzte und in den Packungsbeilagen der jeweiligen Präparate vor Sehnenentzündungen und Sehnenrissen als Nebenwirkungen gewarnt. Zudem müssen die Hersteller in einem gesonderten Warnhinweis darüber informieren, dass jede unnötige Anstrengung vermieden werden muss, da diese das Risiko eines Sehnenrisses erhöhen kann. Fraglich ist jedoch, ob alle Ärzte wissen, dass alle Sehnen davon betroffen sein können. Die Experten des *arznei-telegramms* raten daher, dass Mediziner bei jeglichen Arten von Sehnenschäden auch nach der Anwendung von Gyrasehemmern fragen sollten.[118]

Eine Liste der Medikamente, die Sehnenschäden verursachen können, finden Sie im Anhang.

Nebenwirkung im Herz-Kreislauf-System
Herzrhythmusstörungen durch Antidepressiva

Bernadette Olivier ist schlank, sportlich und ist mit ihren 42 Jahren körperlich fit. Doch eines Tages hat die Schweizerin das Gefühl, dass ihr Körper urplötzlich verrückt spielt. Ihr Puls sackt auf 40 Schläge pro Minute ab. Obwohl ihr kalt ist, bricht ihr der Schweiß aus. Und wenn sie sich bewegen will, fühlt es sich an wie Autofahren mit angezogener Handbremse. Sie will, aber ihr Organismus will nicht. Vor allem aber merkt sie, dass ihr Herz immer wieder stolpert und aus dem Takt gerät. Zwischen den normalen, gleichmäßigen Schlägen macht es immer wieder Extraschläge. Der rätselhafte Zustand gipfelt darin, dass sie eines Tages bewusstlos wird und auf dem Boden zusammensackt. Doch als sie zum Kardiologen geht, kann dieser zunächst keine Ursache finden. Tagelang plagt sie sich mit dem merkwürdigen Krankheitsgefühl ab.

Erst bei ihrem nächsten Arztbesuch löst sich das Rätsel auf. Seit Monaten nimmt Bernadette Olivier das Antidepressivum Citalopram ein. Doch weil das Mittel nicht richtig anschlug und ihre Stimmung trotz der Pillen noch immer im Keller war, hatte ihr Hausarzt die Dosis erhöht. Statt 40 Milligramm pro Tag nimmt sie nun die maximal erlaubte Menge von 60 Milligramm täglich ein. Und allem Anschein nach war das für ihren Körper zu viel. Denn als Olivier die Dosis des Antidepressivums auf Anraten des Kardiologen wieder auf 40 Milligramm pro Tag reduziert, ist der Spuk so gut wie vorüber. Innerhalb weniger Tage normalisiert sich ihr Puls, und ihre Leistungsfähigkeit kehrt zurück.

Heute weiß man: Der Fall hätte auch anders ausgehen können. In den vergangenen Jahren hat sich nämlich gezeigt, dass Citalopram zu lebensbedrohlichen Herzrhythmusstörungen führen kann. Vor allem dann, wenn das Mittel in vergleichsweise hohen Dosen verabreicht wird. Denn das Antidepressivum verändert die elektrische Aktivität der Herzmuskelfasern auf eine Weise, die sogar bei sonst gesunden Menschen zum plötzlichen Herztod führen kann.

Erkennbar ist diese Störung an einer charakteristischen Veränderung im EKG (Elektrokardiogramm), einer Verlängerung des sogenannten QT-Intervalls. Dieser definierte Abschnitt im Verlauf jeder Herzaktion kann von einer Vielzahl von Medikamenten beeinflusst werden kann. Oft kommt es durch Arzneimittel zu einer Verlängerung des QT-Intervalls. Die Verlängerung selbst ruft zwar keine Symptome hervor, sie erhöht aber das Risiko für schwerwiegende, zum Teil tödliche Herzrhythmusstörungen. Sie können zu Schwindelattacken und anfallsartig auftretendem Herzrasen führen. Im schlimmsten Fall kommt es zum Kammerflimmern und letztlich zum Herzstillstand.

In einer umfangreichen Studie haben US-Forscher kürzlich ermittelt, wie sich verschiedene Antidepressiva unter Praxisbedingungen auf das QT-Intervall auswirken.[119] Dazu nahmen sie die Daten von 38 400 Versicherten aus den Jahren von 1990 bis 2011 unter die Lupe. Das Resultat: Sowohl bei Citalopram als auch bei Escitalopram und Amitriptylin, zwei weiteren häufig verschriebenen antidepressiven Wirkstoffen, fand man einen deutlichen Zusammenhang zwischen der Höhe der verabreichten Dosis und der Stärke des verlängernden Effekts auf das QT-Intervall.

Hinweise darauf gab es schon seit Längerem. Bereits im August 2011 hatte die amerikanische Arzneimittelbehörde FDA daher die Anwendung von Citalopram eingeschränkt: Seither darf das Antidepressivum in den USA nicht mehr in Dosierungen über 40 Milligramm pro Tag eingenommen werden. Zudem verhängte die FDA weitere Einschränkungen: Patienten mit angeborenem langem QT-Intervall (Long-QT-Syndrom) dürfen Citalopram künftig gar nicht mehr einnehmen. Für über 60-Jährige, für Patienten mit eingeschränkter Leberfunktion oder für Patienten, bei denen der

Abbau bestimmter Medikamente durch bestimmte Enzyme (CYP 2C19) verlangsamt ist, wurde die Höchstdosis sogar auf 20 Milligramm täglich begrenzt. Zudem müssen in den USA seither alle Patienten, die Citalopram verordnet bekommen, von ihren Ärzten über Warnsignale der lebensbedrohlichen Herzrhythmusstörung aufgeklärt werden. Zweck dieser Vorschrift ist, dass die Betroffenen oder ihre Angehörigen bei Auftreten eines unregelmäßigen Herzschlags, bei Luftnot, Schwindel oder nach einem Ohnmachtsanfall sofort ärztliche Hilfe suchen. Zudem rät die Behörde allen Patienten mit Herzinsuffizienz zu regelmäßigen EKG-Kontrollen.

Unabhängige Experten raten Patienten, die an Depressionen leiden, ohnehin von Antidepressiva eher ab. Ein Nutzen von Antidepressiva sei auch bei sehr schwer Erkrankten bisher nicht hinreichend belegt, urteilt etwa das *arznei-telegramm*. Die Autoren stützen sich dabei unter anderem auf Untersuchungen des Psychologen Irving Kirsch. In einer 2008 veröffentlichten Übersichtsarbeit kam der Forscher zu dem Schluss, der Nutzen dieser Medikamente werde regelmäßig überschätzt. Antidepressiva, so das Fazit seiner Studie, seien mehr oder weniger wirkungslos und nützten kaum mehr als ein Placebo.[120]

Herzinfarkt durch Schmerztabletten

Ob Rücken, Hüfte oder Knie – bei Millionen von Deutschen schmerzt mindestens einer dieser Körperteile dauerhaft oder heftig. Viele von ihnen greifen deshalb regelmäßig zu altbekannten Medikamenten wie *Voltaren, Dolormin* oder *Mobilat,* die zur Gruppe der sogenannten nichtsteroidalen Antirheumatika, kurz NSAR, gehören und zu den meistverkauften Arzneimitteln zählen. Fast jeder hat sie in der Hausapotheke, und fast jeder hat sie irgendwann schon geschluckt. Manch einer nimmt die Pillen bei Gelenkproblemen oder

Kopfschmerzen sogar so selbstverständlich, dass er sie nicht einmal für »echte« Medikamente hält. Unter anderem deshalb, weil einige Darreichungsformen rezeptfrei sind. Dabei ist spätestens seit 2004 klar, dass bestimmte Wirkstoffe aus der Gruppe der NSAR zum Teil tödliche Nebenwirkungen haben können. Damals hatte eine Studie gezeigt, dass das Medikament *Vioxx* das Risiko für einen Herzinfarkt verdoppelt und zu einer dramatischen Zunahme der Todesfälle geführt hatte.

Erst wenige Jahre zuvor war *Vioxx* auf den Markt gekommen und als Vertreter einer vielversprechenden neuen Generation von Schmerzmitteln bejubelt worden: Die sogenannten COX-2-Hemmer sollten vor allem verträglicher sein als die alten, magenschädigenden NSAR. Die herkömmlichen Mittel haben nämlich einen entscheidenden Nachteil: Sie bremsen zwar den Schmerz, greifen gleichzeitig aber den Schutz des Magens an. Das liegt daran, dass diese NSAR nicht nur eines, sondern gleich zwei maßgebliche Enzyme außer Kraft setzen: das unerwünschte COX-2, das Entzündungen und Schmerzen befeuert, aber auch das hilfreiche Enzym COX-1, das den Magen schützt. Häufig verursachen sie deshalb Blutungen und Geschwüre im Magen-Darm-Trakt.

Bei den neuen NSAR sollte das anders sein. Denn reine COX-2-Hemmer, so die Idee, blockieren nur das Schmerzenzym COX-2, nicht aber das Schutzenzym COX-1. Tatsächlich schien sich die Hoffnung zunächst zu erfüllen. Bei kurzfristiger Einnahme verursachten die COX-2-Hemmer deutlich weniger Magen-Darm-Komplikationen als ihre Vorgänger. Die Euphorie war groß. Doch dann kam die Hiobsbotschaft. Die etwas bessere Magenverträglichkeit des COX-2-Hemmers *Vioxx*, so zeigte sich, wurde um den Preis eines deutlich höheren Herzinfarktrisikos erkauft. Inzwischen weiß man, dass Ähnliches auch für alle anderen COX-2-Hemmer gilt (siehe Kasten). Der Hersteller Merck & Co. (MSD Sharp & Dohme GmbH) musste das in großen Werbekampagnen als besonders verträglich gepriesene *Vioxx* daraufhin vom Markt nehmen und wurde mit Schadensersatzklagen überzogen.

Dass auch die klassischen NSAR, zu denen unter anderem Ibuprofen und Diclofenac gehören, gefährlich fürs Herz sind, haben Wissenschaftler erst vor Kurzem herausgefunden. So erhöht beispielsweise hochdosiertes Diclofenac das Herzinfarktrisiko um 40 Prozent. Auch die Gefahr, an einer Herz-Kreislauf-Erkrankung zu sterben, steigt mit Diclofenac deutlich an. Für Michael Kochen, Professor für Allgemeinmedizin und Mitglied der Arzneimittelkommission der deutschen Ärzteschaft, steht damit fest: »Keine dieser Substanzen ist harmlos.« Vor allem dann nicht, wenn die Mittel über längere Zeit genommen werden.[121]

Mit das höchste Schädigungspotenzial hat dabei Diclofenac. In höheren Dosierungen steigert es das Herzinfarktrisiko ähnlich stark wie der vom Markt verbannte Wirkstoff Rofecoxib in *Vioxx* oder die beiden bis heute in Deutschland verfügbaren COX-2-Hemmer Etoricoxib und Celecoxib. Ein Effekt, der bereits nach 30 Tagen messbar ist. Trotzdem ist Diclofenac weltweit nach wie vor das meistverkaufte NSAR. In Deutschland wurden 2012 fast 400 Millionen Tagesdosen davon verordnet. Dieser Wert wird hierzulande nur von Ibuprofen – mit 455 Millionen verschriebenen Tagesdosen – knapp übertroffen. Für das deutlich weniger riskante Naproxen stellten Ärzte in Deutschland dagegen nur Rezepte für 17,2 Millionen Tagesdosen aus. In Wirklichkeit ist der Konsum von Ibuprofen oder Diclofenac jedoch noch deutlich höher. Denn in den genannten Zahlen sind die rezeptfreien Präparate mit diesen Wirkstoffen noch nicht enthalten. Das könnte sich jedoch bald ändern. Zumindest für Diclofenac. Nach Empfehlungen des Pharmacovigilance Risk Assessment Committee der europäischen Arzneimittelbehörde EMA sollen für diesen Wirkstoff in Zukunft ähnliche Vorsichtsmaßnahmen gelten wie für COX-2-Hemmer.[122]

Was sind NSAR?

Nichtsteroidale Antirheumatika (NSAR) sind Schmerzmittel, die auch entzündungshemmend wirken. Sie werden daher vor allem zur Rheumatherapie eingesetzt. »Nichtsteroidal« bedeutet, dass sie kein Kortison enthalten.

Fachleute unterscheiden zwei Arten von NSAR: die klassischen NSAR und die neueren sogenannten COX-2-Hemmer oder Coxibe. Letztere kamen erst zur Jahrtausendwende auf den Markt und galten als große Hoffnungsträger. Vor allem deshalb, weil sie verträglicher sein sollten als die alten, magenschädigenden NSAR.

Heute weiß man, dass alle NSAR Magenblutungen und Magengeschwüre hervorrufen können. Ibuprofen und Naproxen setzen dem Magen-Darm-Trakt aber deutlich stärker zu als Diclofenac oder COX-2-Hemmer.

Die gesetzlichen Krankenversicherungen wenden jährlich fast 125 Millionen Euro für die Behandlung von Magen-Darm-Schäden durch NSAR auf. Schätzungen zufolge sterben in Deutschland jährlich 1100 bis 2200 Menschen an gastrointestinalen Komplikationen. Die Dunkelziffer dürfte deutlich höher liegen.[123]

	Wirkstoff	Handelsname
Klassische NSAR		
	Ibuprofen	*Ibutop, Dolormin*
	Diclofenac	*Voltaren*
	Naproxen	*Mobilat Schmerztabletten*
	Acetylsalicylsäure	*ASS, Aspirin*

	Wirkstoff	Handelsname
COX-2-Hemmer **(Coxibe)**		
	Celecoxib	*Celebrex*
	Etoricoxib	*Arcoxia, Exinef*
	Rofecoxib	*Vioxx**
	Lumiracoxib	*Prexige**

*in Deutschland nicht auf dem Markt

Tipps für den Umgang mit NSAR

- Lassen Sie sich von Ihrem Hausarzt möglichst kein Diclofenac und keine COX-2-Hemmer verschreiben. Insbesondere dann nicht, wenn Sie ein erhöhtes Risiko für Herz-Kreislauf-Erkrankungen haben. Von der Anwendung von COX-2-Hemmern raten unabhängige Experten wie die Herausgeber des *arznei-tele-gramms* generell ab.
- Besser geeignet ist in vielen Fällen Naproxen. Der Wirkstoff weist ein deutlich niedrigeres kardiovaskuläres Gefahrenpotenzial auf. Allerdings schadet dieses Mittel dem Magen – vor allem, wenn es über längere Zeit geschluckt wird.
- Nehmen Sie NSAR und andere Schmerzmittel immer so niedrig dosiert und so kurz wie möglich ein.
- Eine Dauertherapie mit NSAR ist generell nicht zu empfehlen.
- Für die Kurzzeittherapie akuter Schmerzen über wenige Tage halten Experten Diclofenac und Ibuprofen für vertretbar (vorausgesetzt, es liegt kein erhöhtes Herz-Kreislauf-Risiko vor).
- Wer in Ausnahmefällen dennoch über längere Zeit Diclofenac oder Ibuprofen nehmen muss, sollte einmal

pro Quartal den Blutdruck und die Nierenwerte prüfen lassen und zusätzlich ein Mittel einnehmen, das
den Magen schützt.

- Spätestens, wenn der Blutdruck steigt, sollten NSAR
abgesetzt werden.
- Senioren sollten NSAR am besten gar nicht einnehmen.
- Effektiver und nachhaltiger gegen chronische Schmerzen wirkt bei vielen Menschen ein Mittel, das keine riskanten Nebenwirkungen hat: regelmäßige Bewegung.[124]

Nebenwirkung Schlaflosigkeit
»Manchmal ist es wie Folter«

Susanne Metzger ist mit den Nerven am Ende. »Nachdem ich
wieder drei Nächte in Folge mit knapp drei Stunden Schlaf aus-
kommen musste, liegen heute meine Nerven blank«, teilt die
53-Jährige in einem Internetforum für Menschen mit Schlafstörungen ihren Leidensgenossen mit.[125] »Ich kann und will
ganz einfach nicht mehr. Seit über 20 Jahren haftet mir dieser
Fluch schon an. Zuerst einmal kann ich nicht mehr einschlafen, obwohl ich todmüde bin. Bin ich dann nach einer bis ein-
einhalb Stunden endlich eingeschlafen, kann ich diesen Zustand höchstens ein bis zwei Stunden halten und bin wieder
wach. Also stehe ich wieder auf. Und so weiter. Und so weiter.«
Doch das sind nur die Nächte. »Am Morgen klingelt dann
der Wecker, und ich muss im Büro voll belastbar sein«, so
schildert Metzger ihre Situation. »Das bin ich aber nicht mehr,
und alleine diesen Zustand zu verbergen kostet schon wahn-
sinnig Kraft. Ich bin sehr vergesslich geworden, die einfachs-
ten Wörter fallen mir nicht mehr ein, und manchmal habe ich
Probleme, mich richtig zu artikulieren.« »Manchmal«, gesteht
sie, »ist das wie Folter«.

Ähnlich wie Susanne Metzger geht es unzähligen Menschen hierzulande. Schätzungen zufolge leiden 16 bis 24 Millionen Deutsche unter Schlafstörungen. Sie wünschen sich sehnlichst, einfach mal wieder eine »ganz normale Nacht« zu erleben: gleich einschlafen, ohne Unterbrechungen durchschlafen und morgens ausgeruht und voller Elan aufwachen und gut gelaunt in den Tag starten. Doch vielen der Betroffenen bleibt dieser Wunsch verwehrt, mitunter jahrelang.

Die Frage, ab wann gestörter Schlaf aus medizinischer Sicht krankhaft ist und wie häufig ernste Schlafstörungen auftreten, lässt sich freilich schwer beantworten. Denn das hängt davon ab, wie man Schlafstörung definiert. Je nachdem, wie weit man die Diagnose fasst, reicht die Häufigkeit von knapp 4 bis etwa 35 Prozent der Bevölkerung.[126]

Fest steht nur, dass Schlafstörungen eine Vielzahl von Ursachen haben können. Sie reichen von psychischen Gründen wie Stress, Ärger und anderen seelischen Belastungen über körperliche Gründe wie Schmerzen oder Atemaussetzer während des Schlafs (Schlafapnoe) bis hin zu äußeren Faktoren wie Schichtarbeit und Lärm. Häufig werden Schlafstörungen aber auch allein durch Nebenwirkungen von Medikamenten hervorgerufen. »Dies wird nur leider zu oft übersehen«, so Karen Nieber, Professorin am Institut für Pharmazie der Universität Leipzig. Für viele Betroffene werde Schlaflosigkeit dadurch zum Dauerzustand.

Wie bei Susanne Metzger. Seit Jahren leidet die Münchnerin an Asthma, das sie mit oft hohen Dosen von Kortison bekämpft. Dass ihre Schlafstörungen von dem Medikament herrühren könnten, ahnt sie nicht. Ihr Arzt hat sie nie darauf hingewiesen. Dabei weiß man seit Langem, dass Kortikosteroide ebenso wie Kortison viele der Patienten, die solche Mittel einnehmen, am Schlafen hindern. Und die Zahl derjenigen, die diese Präparate zum Teil jahre- oder gar lebenslang nehmen, ist riesig. Denn Kortikosteroide kommen nicht nur bei der Behandlung von Asthma bronchiale zum Einsatz. Sie werden auch gegen zahlreiche andere Leiden verschrieben. Die Liste reicht von rheumatischen und allergischen Krankheiten über chronisch-entzündliche Darmerkrankungen wie Colitis ulcerosa und Autoimmunkrankheiten des Bindegewebes (Kollagenosen) bis hin zum Krankheitsbild chronisch obstruktive Lungenerkrankung (COPD). Hinter Letzterer verbirgt sich eine Gruppe von Krankheiten der Lunge, die durch drei Symptome gekennzeichnet sind: Auswurf, Husten und Atemnot. Die überwiegende Mehrheit der COPD-Patienten sind Menschen, die jahrelang geraucht haben oder es noch immer tun. Umgangssprachlich wird COPD daher bis heute auch als »Raucherlunge« bezeichnet. Schätzungen zufolge leiden hierzulande 3 bis 5 Millionen Menschen daran.

Kortison und andere Schlafräuber

Allein in Deutschland haben Mediziner 2012 mehr als 471 Millionen Tagesdosen Kortikosteroide in Form von Sprays verordnet, Präparate also, die eingeatmet werden wie bei Asthma oder COPD. Tendenz steigend. Hinzu kamen 414 Millionen Tagesdosen Kortikosteroide, die als Tabletten geschluckt werden, etwa Prednisolon zur Behandlung von Rheuma. Weitere 275 Millionen Tagesdosen Kortikosteroide, zum Beispiel Hydrocortison oder Dexamethason, verabreichten Ärzte hierzulande in Form von Salben.

Wie sehr die Nebenwirkungen den Betroffenen zusetzen, schildert auch eine anonyme Patientin, die gegen ihre Colitis ulcerosa das Präparat Prednisolon verordnet bekam: »Dieses Medikament war das Schlimmste, was mir je passiert ist. Es hatte mehr Nebenwirkungen als Wirkung, und ich bin eigentlich nicht besonders empfindlich, was das anbelangt. Ich hatte davon Depressionen und nicht nur ein bisschen, sondern mit Suizidgedanken, Schwindel, Herzrasen, Bluthochdruck, Schlafstörungen, Schweißausbrüchen. Ich habe sieben Kilo in ganz kurzer Zeit zugenommen, hatte Akne und dieses typische Mondgesicht. Und dann muss man dieses Zeug noch

Schrittchen für Schrittchen ausschleichen und kann es nicht absetzen. Ganz großer Shit: Die Colitis-Symptome sind dann zu den Nebenwirkungen noch zusätzlich dagewesen.«[127]

Kortikosteroide sind freilich nicht die einzigen Übeltäter in Sachen Schlafraub durch Medikamente. Zu den Arzneimitteln, die den Betroffenen die Nacht oft zur Hölle machen, gehören auch etliche andere, weitverbreitete Medikamente, darunter Mittel gegen Bluthochdruck wie der Betablocker Metoprolol, Präparate gegen Parkinson, gegen Demenz, gegen Inkontinenz wie Duloxetin *(Yentreve)* sowie Präparate gegen Migräne wie Topiramat *(Topamax Migräne),* andere Asthmamittel wie Montelukast *(Singulair)* und zahlreiche Psychopharmaka wie das vielfach verschriebene Antidepressivum Citalopram. Die Art der Nebenwirkung ist dabei unterschiedlich. Manche Substanzen machen schlichtweg wach, andere verursachen Unruhegefühle oder Albträume. Wieder andere lösen ein sogenanntes Restless-Legs-Syndrom aus, eine Gefühlsstörung in den Beinen und Füßen, bei der die Betroffenen einen großen Bewegungsdrang verspüren, der teilweise mit unwillkürlichen Bewegungen einhergeht.

Paradox daran: Zu den Medikamenten, die Schlafstörungen verursachen können, gehören auch und in besonderem Maße Schlafmittel selbst. Das gilt vor allem für Benzodiazepine. Werden diese über längere Zeit eingenommen, stellt sich ein Gewöhnungseffekt ein. Weil die Wirkung nachlässt, erhöhen viele Betroffene von sich aus die Dosis und haben schon bald mit unruhigen Nächten und Müdigkeit sowie mit Benommenheit am Tag zu kämpfen. Zudem machen Benzodiazepine innerhalb kurzer Zeit abhängig. Versuchen die Betroffenen das Mittel abzusetzen, kommt es zu Entzugserscheinungen wie Angstzuständen, Schweißausbrüchen und Schlaflosigkeit.

Eine Liste der Medikamente, die Schlafstörungen verursachen können, finden Sie im Anhang.

Nebenwirkung Inkontinenz
Peinliche Flecken

Die Deutschen, so könnte man glauben, sind ein aufgeklärtes Volk. Über Sex und Empfängnisverhütung weiß heute schon jedes Schulkind bestens Bescheid. Beim Thema Blasenschwäche aber, das erleben Mediziner immer wieder, werden selbst gestandene Familienväter und mehrfache Mütter ziemlich einsilbig.

Rund 5 Millionen Menschen in Deutschland leiden an einer Störung, durch die sie immer wieder unfreiwillig Urin verlieren oder plötzlich starken Harndrang verspüren. Doch kaum einer spricht darüber. Nur knapp drei von zehn betroffenen Frauen gehen wegen ihrer Harninkontinenz zum Arzt, schätzen Experten. Bei Männern ist der Anteil eher noch geringer. Dabei kann Blasenschwäche den Alltag zur Hölle machen. Ob beim Sport, im Theater, beim Kundengespräch im Job oder beim Geschlechtsverkehr – immer und überall droht plötzlich Urin auszulaufen und unangenehme Flecken zu hinterlassen. Schon 3 oder 4 Milliliter reichen aus, und jeder kann das Malheur auf der Hose oder auf dem Rock sehen. Und riechen. Denn schon nach kurzer Zeit beginnt Urin zu oxidieren. Aus der sterilen Flüssigkeit, sagt ein Betroffener, »wird dann eine stinkende Brühe«. Gründe genug für viele Inkontinente, Unternehmungen und Treffen mit Freunden immer mehr einzuschränken und sich bald nur noch in den eigenen vier Wänden zu verkriechen. Statt kompetenten Rat zu suchen, behilft man sich mit provisorischen Mitteln. Frauen, die die Wechseljahre längst hinter sich haben, greifen wieder zu Damenbinden, obwohl diese den Uringeruch nicht neutralisieren können. Männer schicken ihre Frauen vor oder erzählen dem Apotheker von der Schwiegermutter, für die sie spezielle Inkontinenzvorlagen besorgen müssen. Andere kaufen sich Babywindeln oder legen sich einfach ein paar Lappen in die Hose – in der Hoffnung, dass das schon reichen wird.

Was viele der Inkontinenzpatienten nicht wissen: Mit ihrem Schweigen machen sie sich das Leben nicht nur unnötig schwer, durch falsche Schonung oder ständiges Zur-Toilette-Gehen setzen sie auch einen Teufelskreis aus Leiden und Verschlimmerung in Gang. »Wenn man sich dagegen frühzeitig mit dem Problem auseinandersetzt, ist Harninkontinenz fast immer vermeidbar«, sagt der Vorsitzende der Deutschen Kontinenz Gesellschaft Klaus-Peter Jünemann.[128] Zum Beispiel dann, wenn hinter einer Inkontinenz die Nebenwirkungen eines Medikaments stecken.

Peter Steiner hat das am eigenen Leib erfahren. Er ist Ende 50, als der Arzt bei ihm Bluthochdruck diagnostiziert. Für den Mediziner ist der Fall klar: Steiners Wert von 150 zu 100 ist viel zu hoch und muss auf jeden Fall gesenkt werden. Doch das erste Mittel, das der Doktor verschreibt, verträgt Steiner nicht. Er bekommt massiven Durchfall davon. Deshalb verschreibt ihm der Arzt nun das Präparat *Votum plus*. Und siehe da: Das Medikament scheint zu wirken. Innerhalb kurzer Zeit sinkt der Blutdruck wirklich ab.

Gleichzeitig setzen diese Tabletten Steiner erheblich zu. Eines Tages fällt er fast in Ohnmacht. Sein Blutdruck ist auf 90 zu 60 gesackt und damit viel zu tief. Für Steiner ist damit klar: Die Pillen sind überdosiert. Er beschließt, die Tabletten von nun an zu dritteln, und fährt damit erst einmal gut. Der Blutdruck pendelt sich nun bei 120 zu 80 ein. Doch nach ein paar Wochen taucht ein anderes Problem auf, das seinen Alltag massiv beeinträchtigt: Zwölfmal am Tag muss er zur Toilette, um Wasser zu lassen. Und nicht nur das. Er merkt, dass er zunehmend die Kontrolle über seine Blase verliert.

Ähnlich ergeht es Michael Zeiher. Seit Längerem leidet der heute 33-Jährige unter Depressionen und Angstattacken. Vor zwei Jahren hat der Arzt ihm zwei Medikamente verschrieben: das Antidepressivum Fluoxetin und das Antipsychotikum Risperidon. Beide Wirkstoffe gehören zu den Kassen-schlagern der Pharmaindustrie. In den USA sorgte Fluoxetin unter dem Namen *Prozac* für Milliardenumsätze. Risperidon, das eigentlich zur Behandlung von Schizophrenie auf den Markt gebracht wurde, gehört auch hierzulande zu den um-satzstärksten Arzneimitteln und ist vor allem unter dem Han-delsnamen *Risperdal* bekannt.

Auch bei Zeiher lässt die Wirkung der beiden Präparate nicht lange auf sich warten. Er fühlt sich plötzlich ausge-glichener und ruhiger. Doch obwohl seine Blase intakt ist, er-lebt er morgens beim Aufwachen immer häufiger ein mitt-leres Malheur. Ohne, dass er es in der Nacht bemerkt hat, hat sich das Organ entleert – und sein Bett ist komplett nass. »Zum Glück«, berichtet er, »hatte ich in dieser Zeit keinen Bettnachbarn.« Nach Rücksprache mit dem Neurologen setzt er Risperidon ab, woraufhin das Einnässen schnell wieder verschwindet.

Alt, dement, inkontinent?

Viele Menschen, die in eine ähnliche Situation wie Steiner und Zeiher geraten, haben jedoch weder das Glück noch die Chance, dass man ihr Problem erkennt – und abstellen kann. Insbesondere ältere Menschen mit Demenz entwickeln irgendwann im Laufe ihrer Erkrankung auch eine Inkonti-nenz. Und vieles deutet darauf hin, dass die Medikamente, die sie verordnet bekommen, einen maßgeblichen Anteil an ihren Problemen mit der Blase haben. Wie man seit Längerem weiß, fördern zum Beispiel sogenannte Alzheimermedika-mente wie die millionenfach verordneten Cholinesterase-hemmer Donepezil und Galantamin durch ihre Wirkung auf das autonome Nervensystem eine Dranginkontinenz. Wird das Harnwegsproblem nicht als Arzneimittelnebenwirkung erkannt, bleibe »viel Platz für ein klinisch relevantes Missver-ständnis«, so der Mediziner Halid Bas in einem Beitrag für die Schweizer Zeitschrift *Ars Medici*: Anstatt die Dosis des Cho-

linesterasehemmers zu reduzieren oder das Mittel ganz abzusetzen, werde die Inkontinenz mit einem zusätzlichen Medikament behandelt, üblicherweise mit einem sogenannten
Anticholinergikum.[129]

Genau diese Kombination ist jedoch nicht nur deshalb
fragwürdig, weil sie an den Ursachen des Problems vorbei-
geht, unnötige Kosten verursacht und möglicherweise weitere
Nebenwirkungen und Medikamentenwechselwirkungen hervorruft, sie kann auch den therapeutischen Effekt von Cholinesterasehemmern auf die Kognition zunichtemachen. Denn
Anticholinergika unterdrücken die Wirkung von Acetylcholin. Sie blockieren also genau jenen Botenstoff, dessen Wirkung man mithilfe von Cholinesterasehemmern erhalten will.
Solche »Verschreibungskaskaden« sind in der Medizin keine
Seltenheit. Und vieles spricht dafür, dass sie in der Praxis öfter
vorkommen, als viele Patienten und ihre Angehörigen ahnen.

Fatal daran ist noch etwas anderes. Memantin und Cholinesterasehemmer rufen bei älteren Menschen als Nebenwirkungen häufig genau jene »Symptome« hervor, die als
charakteristische Merkmale der Alzheimerkrankheit gelten.
Sowohl Unruhe als auch Wahnvorstellungen, Angst, Apathie,
Reizbarkeit, Übererregung, Unruhezustände oder Schlafrhythmusstörungen können als Anzeichen für eine fortschrei-
tende Demenz missdeutet werden – obwohl sie in Wirklichkeit durch die Medikamente ausgelöst werden. Mehr noch:
Viele Arzneimittel, die diese Patienten zusätzlich verabreicht
bekommen, beeinträchtigen auch die Fähigkeit, sich überhaupt noch zu artikulieren. Neuroleptika wie Haloperidol
sind bekannt dafür, dass sie Sprachstörungen hervorrufen.

Die Frage ist dann: Wie will ein Arzt herausfinden, ob die
Blasenprobleme seines Patienten auf die Krankheit oder aber
auf die Medikamente zurückgehen, wenn dieser gar nicht
mehr in der Lage ist, seine Beschwerden zu beschreiben, geschweige denn zu berichten, ab wann die Nebenwirkungen
aufgetreten sind?

Eine Liste der Medikamente, die zu Inkontinenz führen können, finden Sie im Anhang.

Wie alle hier geschilderten Fälle zeigt auch dieser: Jeder Einzelne tut gut daran, bei der Einnahme von Medikamenten höchst wachsam zu sein. Wenn er das selbst nicht mehr leisten kann, kommt es umso mehr auf mutige Angehörige und engagierte Ärzte an. Vor allem aber ist es höchste Zeit, dass es mehr Klarheit darüber gibt, was viele Arzneimittel in Wirklichkeit leisten können – und was nicht.

Wie das folgende Kapitel zeigt, spricht nämlich vieles dafür, dass wir – was den Nutzen und die Risiken von Medikamenten angeht – nicht richtig informiert und zum Teil sogar schlichtweg belogen werden.

2. Der Schein trügt

Warum Medikamente keineswegs so sicher sind, wie wir glauben

Es ist traurig, aber wahr: Nutzen und Sicherheit vieler gängiger Medikamente sind wesentlich geringer, als die meisten Menschen annehmen. Und gleichzeitig ist das Ausmaß von Schädigungen durch Arzneimittel deutlich größer. Grund dafür sind vor allem schwerwiegende Fehler im System. Sie reichen von weitverbreiteten Anwendungsfehlern und unzureichenden Kontrollen über fragwürdige Tricks, mit denen Arzneimittelhersteller die Ergebnisse klinischer Studien manipulieren, bis hin zu gezielter Täuschung von Ärzten und Öffentlichkeit durch irreführende Werbung und gekaufte Meinungsmacher, die den Behörden, der Fachwelt und der Öffentlichkeit als hoch qualifizierte und unabhängige wissenschaftliche Experten angedient werden.

Arzneimittel werden streng geprüft – oder doch nicht?

Wer hierzulande Medikamente verordnet bekommt, kann sich darauf verlassen, dass sie hilfreich, sicher und verträglich sind. Das sollen (und wollen) wir jedenfalls glauben. »Schon seit jeher«, beteuert zum Beispiel die Berliner Lobbyorganisation der Pharmahersteller, der Verband Forschender Arzneimittelhersteller (vfa), in einem aktuellen Positionspapier, habe die Sicherheit von Arzneimitteln »oberste Priorität«.[1] Und natürlich sei »die weitere Optimierung der Arzneimittelsicherheit ein selbstverständliches Anliegen« des vfa. Das will etwas heißen. Schließlich vertritt der vfa die 45 weltweit führenden Pharmafirmen, darunter Konzerne und alteingesessene Unternehmen wie Pfizer, Lilly, GlaxoSmithKline, Boehringer Ingelheim und Roche sowie mehr als 100 Tochter- und Schwesterfirmen, einschließlich der Grünenthal GmbH in Aachen.

Für Sicherheit soll auch das deutsche Arzneimittelgesetz (AMG) sorgen. Seit 1976 schreibt es vor, dass ein Medikament nur dann auf den Markt kommen darf, wenn es nachweislich »wirksam« und »unbedenklich« ist.[2] Um zugelassen zu werden, muss daher jedes neue Mittel mehrere aufwendige Prüfungen bestehen.

Zunächst wird der Wirkstoff für ein mögliches neues Medikament im pharmakologischen Experiment oder Tierversuch getestet. Erweist er sich dort als wirksam, wird er erst an wenigen gesunden Menschen, dann an einer größeren Gruppe von Patienten in sogenannten klinischen Studien erprobt. Bewährt sich das neue Mittel in diesen Tests, leitet der Hersteller die Studiendaten an eine staatliche Behörde wie das Bundesinstitut für Arzneimittel und Medizinprodukte oder die Europäische Arzneimittel-Agentur weiter, welche die Unterlagen sichtet und prüft. Nur wenn das Medikament auch diese Hürde nimmt, wird es zugelassen. Erst dann darf es verkauft und verschrieben werden. Wer dagegen verstößt und bedenkliche Medikamente in Verkehr bringt oder Pillen einen Nutzen andichtet, den sie nicht haben, begeht nach deutschem Recht eine Straftat – und muss mit bis zu drei Jahren Gefängnis rechnen. Schließlich geht es darum, Menschen vor gefährlichen oder nutzlosen Arzneimitteln zu schützen, Ungeborene und Erwachsene, Kinder und Senioren vor bleibenden Schäden, lebenslangen Behinderungen oder tödlichen Nebenwirkungen zu bewahren und Scharlatanerie und Geschäftemacherei mit der Angst um die Gesundheit zu unterbinden.

So weit die Theorie. Die Realität sieht leider ganz anders aus. In manchen Teilen sei die Art und Weise, wie Medikamente heute erprobt, zugelassen und überwacht werden, regelrechter »Pfusch«, urteilte Wolfgang Becker-Brüser vor einiger Zeit in einem Interview mit dem *Deutschen Ärzteblatt*.[3] Der Mediziner und Apotheker gibt selbst das Fachblatt *arznei-telegramm* heraus, das unabhängig und werbefrei über Medikamente informiert. So komme es, konstatierte Becker-Brüser, dass »zwei Drittel der zugelassenen Wirkstoffe überflüssig oder schädlich sind«. Das hat nach Ansicht von Becker-Brüser und vieler anderer Experten mehrere Ursachen: unzureichende Tests in den Zulassungsverfahren, behördliche Willfährigkeit statt Kontrolle gegenüber den Pharmaherstellern, Manipulation der Studienergebnisse sowie gezielte Irreführung mithilfe bezahlter Meinungsführer.

Unzureichende Tests: Viele Probleme tauchen erst nach der Zulassung auf

Die meisten neuen Arzneistoffe werden maximal 24 Wochen lang im Rahmen klinischer Studien erprobt. Das ist der übliche von den Zulassungsbehörden vorgegebene Zeitraum, in dem neue Medikamente auf ihre Risiken und ihren Nutzen geprüft werden müssen. Längere Laufzeiten sind auch dann nicht gefordert, wenn es um ein Präparat geht, das der Patient – wie etwa im Fall von Mitteln gegen Diabetes oder Bluthochdruck – später jahrelang einnimmt. Welche Folgen eine Dauertherapie mit dem jeweiligen Wirkstoff hat, weiß bei der Zulassung daher niemand. Fest steht nur, dass sich viele, auch schwerwiegende Nebenwirkungen erst nach längerer Einnahme bemerkbar machen. Manche zeigen sich nach ein oder zwei Jahren, andere noch später.

Zudem werden die meisten neuen Arzneimittel gerade einmal an 2000 oder 3000 Probanden getestet. Und die haben oft auch noch wenig mit den späteren Patienten gemein. Am liebsten probieren Pharmaunternehmen neue Medikamente nämlich an Menschen aus, die – abgesehen von der behandelten Krankheit – relativ gesund und in der Regel deutlich jünger sind als jene, welche die Mittel später vorwiegend einnehmen werden. Damit aber sind die Probanden nicht wirklich repräsentativ für das Gros der Patienten. Krebskranke zum Beispiel sind im Schnitt zehn Jahre älter und gebrechlicher als die Probanden, an denen die Mittel getestet wurden.[4] Zudem haben viele Tumorpatienten typische Begleiterkrankungen, die die Wirkung der Krebsmittel beeinträchtigen. Wer diese aufweist, wird jedoch gar nicht erst in klinische Studien aufgenommen. Eine derartige Selektion im Vorfeld kann das Ergebnis einer Studie jedoch erheblich beeinflussen. Möglicherweise erweist sich ein Medikament, das im Rahmen einer Studie die Überlebenszeit der Betroffenen und deren Lebensqualität verbessert hat, dann später in der Praxis als nutz- oder wirkungslos.

Fraglich ist auch, wie aussagekräftig viele Studien für die weibliche Hälfte der Menschheit sind. Ein Großteil der heute zugelassenen Medikamente wurde nämlich ausschließlich an Männern jüngeren bis mittleren Alters getestet. Dabei ging man stillschweigend davon aus, dass sich die Ergebnisse auf alle Menschen übertragen lassen. Doch der weibliche Körper reagiert auf viele Arzneistoffe anders als der männliche, erst recht im höheren Alter. Medikamente aus Fingerhutextrakt (Digitalis) beispielsweise helfen Männer mit schwachem Herzen meist gut; sie leben dank des Präparats in der Regel länger. Bei Frauen dagegen führen Digitalispillen bei gleicher Dosierung zu einer erhöhten Sterblichkeit, weil sie bei diesen tödliche Herzrhythmusstörungen auslösen können.

Hinzu kommt, dass für Frauen die Standarddosis von Medikamenten häufig zu hoch ist. Unter anderem, weil die Patientinnen im Schnitt kleiner und leichter sind als ihre männlichen Leidensgenossen. Um die richtige Dosis zu finden, müsste man mit den zu testenden Arzneistoffen eigentlich Extrastudien für Frauen durchführen. Das allerdings würde die Hersteller zusätzlich mehrere Millionen Euro pro Studie kosten. Und solange kein Gesetz und keine Behörde solche Tests fordert, bleibt alles, wie es ist: Medikamente werden ohne Rücksicht auf Geschlecht und Gewicht entwickelt, zugelassen und verordnet.

Noch schwieriger ist die Lage häufig bei Kindern und Jugendlichen. Mehr als die Hälfte der Arzneimittel, die auch bei Jungen und Mädchen zum Einsatz kommen, wurde vorher nicht auf ihre Wirkung in dieser Altersgruppe geprüft. Und das, obwohl Kinder keine »kleinen Erwachsenen« sind. Medikamente wirken bei jungen Patienten oft völlig anders als bei älteren. Antidepressiva zum Beispiel (deren Verschreibung für Kinder ohnehin fragwürdig ist) sollen eigentlich die Stimmung aufhellen. Bei Heranwachsenden aber haben sie oft einen fatalen Effekt: Sie treiben manche von ihnen in den Suizid.

Selbst Ärzte sind in der Frage der Dosierung von Medikamenten bei Kindern und Jugendlichen häufig unsicher. Der sich entwickelnde Organismus weist Besonderheiten auf, die sich auf die Aufnahme, Verteilung und Ausscheidung von Arzneimitteln auswirken. Bei Kindern ist zum Beispiel die Leber – die zentrale Stoffwechselstelle – im Verhältnis zum Körpergewicht größer als bei Erwachsenen. Jungen und Mädchen bauen deshalb viele Arzneistoffe schneller ab als Männer und Frauen. Auch der Fettanteil des Körpers von Kindern ändert sich mit der Zeit. Das ist wichtig zu wissen, weil sich manche Arzneistoffe bevorzugt im Fettgewebe anreichern. Säuglinge weisen im Schnitt einen Körperfettanteil von 12 Prozent auf. Bis zum fünften Lebensjahr steigt er auf rund

20 Prozent. Produkte an Kindern zu erproben ist jedoch aufwendig – und für die profitorientierte Pharmaindustrie nicht lukrativ genug. Deshalb werden so gut wie keine Zulassungsstudien für das Kindesalter gemacht.

Kein Wunder also, dass viele Probleme und Schäden durch neue Medikamente erst viel später zutage treten – dann nämlich, wenn diese von Hunderttausenden oder Millionen von Menschen eingenommen wurden. Nach der Zulassung startet also ein unfreiwilliges Massenexperiment: Tausende von Patienten schlucken das Präparat, obwohl niemand weiß, ob es ihnen nicht vielleicht mehr schadet als nützt.

Beispiel *Lipobay*

Paradebeispiel für die voreilige Vermarktung eines unzureichend geprüften Medikaments ist der Fall *Lipobay*. 1997 hatte der Bayer-Konzern den Cholesterinsenker mit dem Wirkstoff Cerivastatin auf den Markt gebracht. Um das Produkt zum Marktschlager zu machen, erhöhte Bayer gegen den Rat seiner Wissenschaftler – sie hielten die Dosiserhöhung für gefährlich – die Wirkstoffdosis und behauptete, *Lipobay* sei wirkungsstärker als die Konkurrenzprodukte.[5] Allein in Deutschland nahmen schon bald rund 500 000 Patienten das Präparat regelmäßig ein, um die Blutfettwerte zu senken – und in der Hoffnung, damit das Herzinfarktrisiko zu verringern. Nach Angaben von Bayer wurden etwa 6 Millionen Menschen weltweit mit dem Medikament behandelt. *Lipobay* war eines der umsatzstärksten Produkte des Leverkusener Konzerns und bescherte ihm jährlich Milliardeneinnahmen.

Doch im August 2001 nahm der Höhenflug ein jähes Ende. In einer Mitteilung der amerikanischen Arzneimittelbehörde FDA wurde der Cholesterinsenker mit dem Tod von 31 Menschen in Verbindung gebracht. Wenige Tage später räumte Bayer weltweit mehr als 50 Todesfälle ein, die in engem Zusammenhang mit der Einnahme von *Lipobay* standen. Besonders häufig, so stellte sich heraus, hatte es Patienten getroffen,

134

die zusätzlich zu *Lipobay* noch einen zweiten Cholesterinsenker mit dem Wirkstoff Gemfibrozil genommen hatten. Insgesamt lagen damals sowohl der FDA als auch der deutschen Arzneimittelbehörde BfArM zahlreiche weitere Fälle vor, die zeigten, wie problematisch das Mittel war. Bei etlichen Patienten hatte das Medikament zur Auflösung von Muskelgewebe geführt. Und vieles deutete darauf hin, dass die dabei entstandenen »Abfallprodukte« in die Nieren gelangten und dort Funktionsstörungen bis hin zu tödlichem Nierenversagen hervorgerufen hatten. Kurz nach Bekanntwerden der FDA-Meldung nahm Bayer das Mittel mit sofortiger Wirkung »freiwillig« vom Markt.

Darüber, wie freiwillig dieser Rückzug tatsächlich war, darf spekuliert werden. Zum einen hatte die deutsche Arzneimittelbehörde BfArM bereits Wochen zuvor damit begonnen, die Gesundheitsrisiken durch *Lipobay* nun doch etwas genauer unter die Lupe zu nehmen. Zum anderen waren mehrere Anwaltskanzleien in den USA und in Deutschland dabei, im Auftrag von Geschädigten eine Sammelklage gegen Bayer vorzubereiten. Derlei Prozesse belasten nicht nur die Firmenkasse, sie ramponieren auch das Image. Ein Problem, das Arzneimittelhersteller oft noch mehr fürchten als Schadensersatzzahlungen an mehrere Hundert Kläger. Denn eine gesteigerte öffentliche Wahrnehmung von Arzneimittelrisiken kann zu politischem Handlungsdruck und infolgedessen zu verschärften Zulassungsverfahren führen – was das gesamte Geschäft nachhaltig erschweren würde. Unabhängige Experten fordern zum Beispiel seit Langem, dass der Nutzen von Arzneimitteln, die zur Dauerbehandlung dienen, vor der Zulassung auch in entsprechenden Langzeitstudien geprüft werden muss. Solche Daten seien zwingend erforderlich, betonte das *arznei-telegramm* schon vor Jahren.[6] Denn nur so lasse sich die Anwendungssicherheit wirklich beurteilen. Längere Studien würden die Unternehmen allerdings deutlich mehr Zeit und Geld kosten.

Schnellere Zulassung statt mehr Sicherheit

Bisher ist die Politik diesen Forderungen nicht nachge-
kommen. Im Gegenteil. Sowohl in den USA als auch in der
Europäischen Union wurden vor wenigen Jahren besondere
Verfahren eingeführt, die eine *beschleunigte* Zulassung er-
möglichen. Die sogenannte bedingte Zulassung ermöglicht es
zum Beispiel seit 2006, ein neu entwickeltes Arzneimittel
noch *vor* Abschluss der vollständigen klinischen Prüfung auf
den Markt zu bringen. Diese Möglichkeit besteht insbesondere dann, wenn es um die Behandlung einer lebensbedro-
henden Krankheit geht, wie etwa Krebs. Der Hersteller muss
sich dann verpflichten, von der Behörde festgelegte Bedingungen innerhalb eines bestimmten Zeitrahmens zu erfüllen. In der Regel geht es darum, die letzte Phase der klinischen
Studien abzuschließen und der Behörde die vollständigen
Daten nachzuliefern, sobald sie vorliegen. Die Erfahrung zeigt
allerdings, dass viele Unternehmen diesen Auflagen später
nicht nachkommen.[7]

Wie dürftig der Kenntnisstand zu den unerwünschten
Effekten neuer Wirkstoffe bei der Markteinführung ist, zeigt
unter anderem eine 2012 veröffentlichte Untersuchung aus
Kanada:[8] Bei einem Viertel der 434 Wirkstoffe, die die dortigen Behörden zwischen 1995 und 2010 zugelassen hatten,
wurden nachträglich so schwere Risiken bekannt, dass die
Hersteller speziell hervorgehobene Warnhinweise in die Pro-
duktinformationen aufnehmen oder das Mittel komplett vom
Markt nehmen mussten. Noch häufiger müssen der kanadischen Analyse zufolge Risikoinformationen nachgebessert
werden, wenn ein Wirkstoff mit einem beschleunigten Verfahren zugelassen wurde. In diesen Fällen entpuppte sich
jedes dritte Medikament im Nachhinein als deutlich giftiger
oder riskanter als ursprünglich gedacht.

Mangelnde Kontrolle: Industrieförderung statt Verbraucherschutz

Es war der größte Arzneimittelskandal der Bundesrepublik, und alle waren sich danach einig: Nie wieder darf es zu einer ähnlichen Katastrophe kommen, wie sie Ende der 1950er-Jahre das Schlaf- und Beruhigungsmittel *Contergan* verursachte. Millionen von Frauen – darunter viele Schwangere – hatten das Medikament schon bald nach der Markteinführung 1957 geschluckt. Denn die als gefahrlos gepriesene Pille mit dem Wirkstoff Thalidomid schenkte nicht nur Ruhe und Schlaf, sie half auch gegen Übelkeit in der Schwangerschaft. Zudem war sie rezeptfrei erhältlich. Das Mittel, so dachten wohl viele, kann also nicht gefährlich sein.

Kurze Zeit später kamen immer mehr Kinder mit auffälligen, zum Teil schweren Fehlbildungen der Gliedmaßen zur Welt. Doch erst Monate nach der Entdeckung des *Contergan*-Wirkstoffs Thalidomid als Ursache für die Schäden und als immer mehr Mediziner und Medien darüber berichteten, nahm die Herstellerfirma Grünenthal das Mittel Ende 1961 vom Markt. Bis dahin waren 2500 Jungen und Mädchen in Deutschland missgebildet geboren worden, mehr als 10 000 waren es weltweit. Eine unbekannte Zahl von Kindern war bereits während der Schwangerschaft gestorben.

Immerhin führte die *Contergan*-Katastrophe zu einer längst überfälligen Reform des Arzneimittelrechts. Denn als zahlreiche Betroffene Prozesse gegen den Hersteller Grünenthal anstrengten, zeigten sich große Mängel im damals geltenden Arzneimittelgesetz. Anders als beispielsweise in den USA gab es in der Bundesrepublik Deutschland keinerlei Zulassungsverfahren für neue Präparate. Pharmafirmen, die ein Medikament auf den Markt bringen wollten, mussten es lediglich registrieren lassen. Es folgte ein langjähriger Gesetzgebungsprozess. 1976 schließlich war es so weit: Seither müssen Hersteller auch hierzulande im Rahmen eines Zulassungsverfahrens für neue Präparate den Nachweis erbringen, dass diese sicher und wirksam sind. Darüber hinaus führte der Fall auch zu erhöhter Sensibilität – sowohl in der Bevölkerung als auch bei den Arzneimittelbehörden in Deutschland und den USA. Mehrere Jahre lang galten die staatlichen Prüfer bei der Zulassung neuer Medikamente als vergleichsweise kritisch und streng.

Mit der Zeit verblasste die Erinnerung an das Desaster allerdings. Zunehmend schoben sich andere Interessen in den Vordergrund. »Seit Mitte der Achtziger hat sich die FDA unter dem Druck der Industrie vollkommen geändert«, berichtet der Pharmakologe Peter Schönhöfer.[9] »Seither geht es vor allem darum, neue Medikamente schnell auf den Markt zu bringen. Dafür wurden die Zulassungsverfahren vereinfacht und verkürzt. Oft kommt dadurch erst in Nachfolge-Untersuchungen heraus, welche Schäden ein Mittel auf Dauer verursacht.«

Ähnliches gilt für den hiesigen Markt. Viele Firmen wollen für ihre Mittel gleich eine europaweite Zulassung. Seit 1993 ist dafür die Europäische Arzneimittel-Agentur in London zuständig. »Was da seit Jahren stattfindet, ist katastrophal und hat nicht mehr viel mit Kontrolle und Prüfung zu tun«, urteilt Schönhöfer. Denn die EMA war nicht etwa Teil der »Generaldirektion Verbraucherschutz« der Europäischen Kommission, sie gehörte vielmehr zur »Generaldirektion Wirtschaft« (DG Enterprise and Industry), einer Behörde der EU-Kommission, die der Wirtschaftsförderung dient. Vieles spricht aus Sicht des Pharmakologen daher dafür, dass bei der Zulassung neuer Medikamente Industrieinteressen vor Patientenschutz gehen. »Ein kritischer Prüfer hat dort keine Chance, eine Führungsposition zu erhalten.« Wolfgang Becker-Brüser weist noch auf ein anderes Problem hin: Diejenigen, die – wie in Deutschland das BfArM – ein Mittel zulassen, kontrollieren es später auch. Treten bald nach der Einführung am

Markt immer mehr Meldungen zu unerwünschten Arzneimittelrisiken auf, müssten die Prüfer quasi ihre eigene Entscheidung revidieren, ein für Beamte bekanntlich schwieriges Problem.

In der Tat fällt auf: Egal ob *Vioxx*, *Avandia*, *Reductil*, *Alimix*, *Bextra* oder *Lipobay* – immer wieder mussten in den vergangenen Jahren Medikamente vom Markt genommen werden, weil sie das Herzinfarktrisiko erhöhten, zu plötzlichem Herztod führten oder anderen Organen massiv schadeten. Jedes der Mittel war von den Herstellern zuvor eifrig als großer »Durchbruch« oder als »sehr gut verträglich« gepriesen worden. Und das, obwohl es bei jedem dieser Medikamente schon früh Hinweise darauf gab, dass sie zum Teil schwere Organschäden verursachten. Unabhängige Experten wie die Herausgeber des *arznei-telegramms* hatten in all diesen Fällen frühzeitig vor den Komplikationen gewarnt. Doch die zuständigen Behörden – das BfArM in Bonn oder die EMA in London – ließen sich Zeit. Von den ersten Warnungen bis zu einem tatsächlichen Verbot eines gefährlichen Medikaments vergingen oftmals zehn Jahre.

Trugschluss mit System: Wenn Studien einen Nutzen vorgaukeln, wo keiner ist

Viele klinische Studien, in denen ein neues Medikament getestet wird, untersuchen zudem gar nicht, ob der jeweilige Wirkstoff die Patienten wirklich gesünder macht, ob er sie vor Spätfolgen einer Erkrankung schützt oder ob die Betroffenen mithilfe des Präparats länger leben als ohne. Das zu testen wäre in vielen Fällen extrem aufwendig, langwierig und vor allem teuer. Um den Behandlungserfolg einer neuen Therapie zu messen, verwenden Forscher daher häufig Ersatzkriterien als Referenzpunkte. Sie sind meist einfacher und schneller zu bestimmen als das eigentliche Ziel der Behandlung, was enorme Kosten spart. Ein Beispiel für einen solchen »Surrogatmarker« ist der Cholesterinwert: Viele Ärzte und Forscher gehen davon aus, dass ein hoher Cholesterinspiegel das Herzinfarktrisiko erhöht. Ein Mittel, das den Cholesterinwert senkt, so könnte man glauben, verringert daher auch das Infarktrisiko.

Doch das ist ein Trugschluss, dem selbst viele Mediziner unterliegen. In Wirklichkeit liefern Studien mit Surrogatmarkern häufig Scheinerfolge. Sie gaukeln einen Nutzen vor, der bei genauerem Hinsehen nicht besteht, und können damit sowohl Ärzte als auch Patienten in die Irre führen. Beispiel Herz-Kreislauf-Erkrankungen: Um die Wirksamkeit eines Arzneimittels beurteilen zu können, reicht es nicht aus zu zeigen, dass der Wirkstoff den Cholesterinspiegel oder den Blutdruck senkt. Entscheidend ist, ob das jeweilige Mittel das eigentliche Ziel erreicht, nämlich nachweislich die Zahl der Herzinfarkte oder Schlaganfälle zu verringern oder – noch besser – die Lebenserwartung zu erhöhen. »Nur so lassen sich Fehlbeurteilungen vermeiden«, betont das *arznei-telegramm*.[10]

Die Gefahr der Irreführung durch Ersatzkriterien gilt für alle Anwendungsgebiete. Arzneimittelfirmen feiern es beispielsweise häufig als großen Erfolg, wenn ein neu von ihnen entwickeltes Krebsmedikament das Tumorwachstum länger aufhält als bisherige Mittel. Doch nicht immer verbessern sich damit auch die Lebensqualität und/oder die Überlebenszeit der Patienten. Dann aber, so die Experten des *arznei-telegramms*, ist das Ersatzkriterium »Verlängerung des Wachstumsstillstandes« ohne Wert. Mehr noch: Immer wieder hat sich gezeigt, dass Medikamente, die mithilfe von Surrogatmarkertests zugelassen wurden und auf den Markt gekommen sind, den Betroffenen oft auf lange Sicht mehr schaden als nützen.

Beispiel *Avandia*

Auf diese Weise hat auch das Diabetesmedikament Rosiglitazon (als Wirkstoff in den Präparaten *Avandia, Avandamet,
Avaglim*) traurige Berühmtheit erlangt. Noch im Jahr 2006
setzte der Hersteller GlaxoSmithKline mit seinem damaligen
Blockbuster *Avandia* weltweit 3,1 Milliarden US-Dollar um.[11]
In der Tat senkte das Mittel einen für Diabetiker wichtigen
Blutzuckerwert, das sogenannte Glykohämoglobin HbA1c,
hervorragend. Leider erhöhte es aber auch die Rate der Herzinfarkte unter den Patienten, die die Pille regelmäßig schluckten. Das zeigte eine 2007 im *New England Journal of Medicine*
veröffentlichte Studie.[12] Typ-2-Diabetiker, die das Mittel nahmen, hatten demnach ein 43-fach erhöhtes Herzinfarktrisiko.
Auch das Risiko, an einer Herz-Kreislauf-Erkrankung zu sterben, stieg mit der Einnahme des Präparats. Zudem traten
noch weitere unerwünschte Nebenwirkungen, wie Ödeme,
Herzschwäche und vermehrte Knochenbrüche bei Frauen,
auf.

Doch das Mittel blieb weiter auf dem Markt. Drei Jahre später, Anfang 2010, berichtete die *New York Times*, dass der FDA
binnen drei Monaten 304 Todesfälle unter der Behandlung
mit dem Wirkstoff Rosiglitazon gemeldet worden waren.[13]
»Rosiglitazon sollte vom Markt genommen werden«, forder-
ten daher die FDA-Gutachter David Graham und Kate Gel-
perin. Sowohl die deutsche Arzneimittelbehörde BfArM als
auch die FDA gaben sich zunächst abwartend. Bis das Fachblatt *British Medical Journal (BMJ)* im September 2010 einen
aufschlussreichen Bericht veröffentlichte:[14] Bereits während
des Zulassungsprozesses für den europäischen Markt 1999
habe es Hinweise darauf gegeben, dass die Belege für den Nutzen des Medikaments nicht ausreichend waren. Das zeigten
Dokumente der europäischen Zulassungsbehörde EMA, die
seinerzeit von Mitarbeitern der EMA erstellt worden waren
und dem *BMJ* vorlagen. Einige Mitglieder des Zulassungsaus-
schusses hätten zudem bereits damals ihre Bedenken über

mögliche Langzeitrisiken geäußert. Doch obwohl der Ausschuss die Zulassung ursprünglich ablehnen wollte, hatte man sich für eine Freigabe entschieden. So kam *Avandia* im Jahr 2000 auch auf den europäischen Markt – und avancierte innerhalb kürzester Zeit weltweit zum Verkaufsschlager. Rund ein Jahrzehnt lang bescherte das Mittel seinem Hersteller GlaxoSmithKline Einnahmen von mehreren Milliarden US-Dollar im Jahr.

Auf Nachfrage des *British Medical Journal* räumte Silvio Garattini, seinerzeit Mitglied des EMA-Ausschusses, nun jedoch ein, die Studienlage sei 1999 sehr dürftig gewesen. Die Untersuchungen, die damals zur Verfügung gestanden hätten, seien zu kurzfristig angelegt gewesen, so der Direktor des Istituto di Ricerche Farmacologiche Mario Negri in Bergamo. In derselben Ausgabe der Fachzeitschrift gehen zudem drei Mediziner in einem Editorial (Vorwort der Herausgeber) mehr oder weniger mit sich selbst ins Gericht. Jahrelang hätten sie *Avandia* verschrieben, um schwerwiegende Folgen eines Typ-2-Diabetes zu verringern, vor allem das erhöhte Herzinfarktrisiko. Genau das aber wurde durch die Therapie offenbar gesteigert. »Zehn Jahre nach der Freigabe von Rosiglitazon können wir immer noch nicht genau abschätzen, welchen Risiken wir unsere Patienten damit aussetzen«, gesteht John Yudkin, einer der drei Autoren des Beitrags, ein. Ein Teil der Schuld für das *Avandia*-Debakel, so der Mediziner vom University College in London, sei durchaus bei den Medizinern und den Beratern der Zulassungsbehörden zu suchen. Sie hätten nicht in ausreichendem Maße auf klinische Studien bestanden, die das Nutzen-Risiko-Verhältnis vollständig hätten aufklären können.

Fast gleichzeitig mit dem Erscheinen des Berichts im *British Medical Journal* forderte die britische Medikamentenaufsicht (Medicines and Healthcare Products Regulatory Agency, MHRA) einen Verkaufsstopp des umstrittenen Diabetesmittels. Kurz darauf zog auch das BfArM Konsequenzen.

Am 23. September 2010 ordnete die deutsche Arzneibehörde an, dass Medikamente mit dem Wirkstoff Rosiglitazon ab dem 1. November 2010 in Deutschland nicht mehr vertrieben werden dürften. Zudem verfügte das BfArM, dass alle noch laufenden klinischen Studien mit rosiglitazonhaltigen Arzneimitteln beendet werden müssten. Damit setzte die deutsche Arzneimittelbehörde eine Empfehlung um, die der Ausschuss für Humanarzneimittel (Committee for Medicinal Products for Human Use, CHMP) bei der Europäischen Arzneimittel-Agentur kurz zuvor verkündet hatte. Er war nach Bewertung aller vorliegenden Daten zu dem Schluss gekommen, dass das Verhältnis von Nutzen und Risiko bei diesem Wirkstoff »insgesamt ungünstig ist«.

Den Hersteller kann all das jedoch bis heute nicht beirren. Immer wieder hatte GlaxoSmithKline alle Studien von externen Forschern, in denen *Avandia* schlecht abschnitt, als fehlerhaft kritisiert. Wie all die Jahre zuvor erklärte das Unternehmen auch im Herbst 2013 erneut in einer Stellungnahme: Bei »angemessener Verwendung« betrachte man das Mittel weiterhin als sicher und effektiv. Dahinter mag die Hoffnung stehen, so das Gesicht zu wahren und den Anschein eines seriösen Arzneimittelherstellers aufrechtzuerhalten. Solche Manöver können in manchen Ländern der Abwehr von Schadensersatzforderungen vor Gericht dienen. Außerdem will man ja auch in Zukunft mit den Behörden gut stehen – sowohl um die Zulassung für die nächsten neuen Medikamente zu erhalten als auch um problematische Mittel so lange wie möglich vor einem Verkaufsstopp zu retten und sie trotz wachsender Kritik und immer deutlicher werdender Probleme im Markt zu halten.

Bei *Avandia*, so scheint es, ging die Rechnung für GlaxoSmithKline weitgehend auf. Ende 2010 hatte das massenhaft verschriebene Präparat ohnehin schon fast das Ende seiner Laufzeit erreicht. Denn nur zwei Jahre später endete der Patentschutz für das Mittel. Von da an hätte jeder Generikahersteller auf den Zug aufspringen und GlaxoSmithKline das Geschäft mit deutlich billigeren Nachahmerprodukten streitig machen können. Die Quelle für die jährlichen Milliardeneinnahmen mit *Avandia* wäre also sowieso bald versiegt.

Geschönte Studien: Firmen verheimlichen Daten und gefährden so Patienten

Der Fall *Avandia* zeigt aber noch etwas anderes. Viele Arzneimittelhersteller wissen sehr wohl und in der Regel, Jahre bevor die Öffentlichkeit davon erfährt, wenn eines ihrer Produkte Probleme macht. Doch selbst, wenn es sich dabei um tödliche Risiken handelt, halten sie ihre Erkenntnisse oft zurück. Denn je länger die Daten unter Verschluss sind, desto länger bleibt das Mittel auf dem Markt – und umso länger kann man daran verdienen. Selbst wenn es auf Kosten der Gesundheit oder gar des Lebens von Hunderten, Tausenden oder noch mehr Patienten geht.

Allein *Avandia* hat nach Schätzungen von Experten der US-Arzneimittelbehörde FDA bei Zehntausenden Diabetikern einen Herzinfarkt hervorgerufen.[15] Und viele davon hätten vermutlich verhindert werden können, denn GlaxoSmithKline (GSK) kannte die Risiken von Avandia bereits 1999. Sie wurden jedoch bewusst verheimlicht, wie Reporter der *New York Times* 2010 herausfanden.[16] Die Pharmafirma hatte im Herbst 1999 eine geheime Studie durchgeführt, die klären sollte, ob Avandia sicherer für das Herz war als ein Produkt der Konkurrenz, das Präparat *Actos* von Takeda. Für GlaxoSmithKline hing viel von *Avandia* ab, da der Arzneimittelhersteller zu dieser Zeit kein anderes neues Produkt in Vorbereitung hatte, das ähnlich hohe Umsätze versprach.

Doch die Ergebnisse der geheimen Studie waren katastrophal. *Avandia* war nicht nur kein bisschen besser als *Actos,* sondern es gab auch klare Hinweise, dass das GSK-Präparat höhere Risiken für das Herz barg als das von Takeda. Doch statt die neuen Erkenntnisse zu veröffentlichen – Pharmaunternehmen sind gesetzlich dazu verpflichtet, die Arzneimittelbehörden über neu aufgetauchte Sicherheitsrisiken zu informieren –, hielt GlaxoSmithKline die fatale Studie gezielt unter Verschluss. Das belegen interne Dokumente, aus denen die *New York Times* zitierte. In einer E-Mail vom März 2001 schreibt zum Beispiel Martin Freed, ein leitender Mitarbeiter der Pharmafirma, über die Ergebnisse der geheimen Studie, dass auf Bitten der Geschäftsführung diese Daten das Tageslicht außerhalb von GSK nicht sehen sollten. In einem anderen Dokument, das der US-Zeitung vorliegt, warnte ein Mitarbeiter des Konzerns, dass man mit Einbußen von 600 Millionen Dollar allein in den Jahren 2002 bis 2004 rechnen müsse, wenn das Herzrisiko bekannt würde. Das Unternehmen selbst bestritt die in der *New York Times* gemachten Vorwürfe. In einer Pressemitteilung teilte der Konzern mit, die wissenschaftlichen Daten würden keineswegs zeigen, dass *Avandia* das Herzinfarktrisiko erhöhe oder Herzinfarkte verursache.[17]

Der Trick, gezielt und selektiv unliebsame Ergebnisse aus klinischen Studien zu verheimlichen, ist ziemlich effektiv. Immerhin gelang es GSK damit, die Risiken des Antidiabetesbestsellers elf Jahre lang herunterzuspielen und das Mittel im Markt zu halten. Aus diesem Grund ist die Methode in der Pharmabranche auch weit verbreitet. Sie ist für Pharmamanager persönlich relativ ungefährlich, denn Wissenschaftsbetrug ist bei uns nach dem Gesetz kein Straftatbestand und wird nicht verfolgt. Deshalb wird rund die Hälfte aller Medikamentenstudien nie veröffentlicht.[18] Das belegt unter anderem eine Untersuchung des Gesundheitsexperten Joseph Ross von der Yale University in New Haven. Von 677 Studien, die in einem offiziellen Register bis Ende 2005 als abgeschlossen registriert wurden, waren bis Ende 2007 nur 311 veröffentlicht.[19] Das heißt, die Fachwelt erfuhr nur von 46 Prozent der Studien, welche Ergebnisse sie erbracht hatten.

Nur die halbe Wahrheit

Das Problem: Auf diese Weise wird das Bild von den getesteten Arzneimitteln fast immer verzerrt – und zwar so, dass das jeweilige Medikament besser erscheint, als es in Wirklichkeit ist. Studien mit positivem Ausgang werden früh in Fachjournalen publiziert. Untersuchungen mit enttäuschendem oder unerfreulichem Ergebnis dagegen verschwinden gerne (und häufig) in der Schublade. Wer sich über Arzneimittel informieren will und muss, wie zum Beispiel Krankenkassen, Ärzte und Apotheker oder Patienten, erhält so regelmäßig geschönte Bilder. Mit anderen Worten, der Nutzen der jeweiligen Präparate wird überschätzt, und die schädlichen Nebenwirkungen werden unterschätzt.

Der Effekt dieses sogenannten Publikationsbias ist sogar messbar. Im Schnitt erscheint der Therapieerfolg um rund ein Drittel besser, wenn nicht alle Daten, sondern nur die veröffentlichten berücksichtigt werden.[20] Das Ausmaß der Irreführung ist beträchtlich. Experten gehen davon aus, dass in der Vergangenheit die Resultate von Tausenden klinischen Studien nicht veröffentlicht wurden.[21] Informationen darüber, was in diesen Studien untersucht und gefunden wurde, könnten damit für Ärzte und Forschende für immer verloren sein.

Darunter leide natürlich die eine oder andere Therapieentscheidung, betont Beate Wieseler, Leiterin des Ressorts Arzneimittelbewertung am öffentlich finanzierten Institut für Qualität und Wirtschaftlichkeit im Gesundheitswesen (IQWiG) in Köln.[22] Möglicherweise bekämen Patienten deshalb nämlich mitunter das falsche Medikament. Schließlich behandeln Ärzte auf der Basis veröffentlichter Studien. Mit den unrealistisch positiven Ergebnissen werben die Hersteller direkt beim Arzt. Zudem gehen die geschönten Resultate in die Leitlinien ein, an denen sich Ärzte orientieren. Selbst neutrale Patienteninformationen von unabhängigen Institutionen stützen sich auf die publizierten Studien, die aber eben

146

nur einen Ausschnitt des eigentlich vorhandenen Wissens darstellen.

Wenn jedoch nur ein ausgesuchter Teil aller Untersuchungen verfügbar ist, können sich Mediziner kein realistisches Bild von den jeweiligen Medikamenten machen – und kommen zu falschen Schlussfolgerungen über deren Wirksamkeit und Sicherheit. »Wenn ich Ihnen die Hälfte der Daten vorenthalte, kann ich Sie sehr leicht von etwas überzeugen, das nicht stimmt«, konstatiert der britische Medizinjournalist Ben Goldacre.[23] »Immer wenn wir eine Forschungsarbeit nicht veröffentlichen, setzen wir reale, lebendige Menschen vermeidbarem Leiden aus.« Hinzu kommt, dass wegen fehlender Information über bereits abgeschlossene Untersuchungen unter Umständen Studien mehrfach durchgeführt werden. Das führt zum einen zu einer Verschwendung von Forschungsmitteln, zum anderen werden dadurch auch Patienten für Arzneimitteltests rekrutiert, deren Ergebnisse man bereits wissen und deren Risiken und Nebenwirkungen man den Testpersonen ersparen könnte.

Der Wissenschaftler und Arzt Peter Doshi von der Johns Hopkins University in den USA, der sich seit Jahren für die Offenlegung aller einschlägigen Medikamentenstudien einsetzt, formuliert es noch radikaler. Verheimlichte Daten sind für ihn ein Skandal, der Patienten schadet.[24] Zahlreiche Fälle von geschönten Arzneimittelstudien, die in den vergangenen Jahren aufgeflogen sind, geben dem amerikanischen Forscher recht:

Beispiel *Edronax*

2009 sorgte der US-Konzern Pfizer mit seinem Antidepressivum *Edronax* (Wirkstoff Reboxetin) für Schlagzeilen. Arzneimittelexperten des Instituts für Qualität und Wirtschaftlichkeit im Gesundheitswesen sollten das Mittel damals im Auftrag des Gemeinsamen Bundesausschusses der Ärzte und Krankenkassen (G-BA) objektiv bewerten. Schon bald stellte sich heraus, dass nur ein Drittel der Daten öffentlich zugänglich war. Und der Hersteller Pfizer weigerte sich, dem IQWiG die anderen Studien für die Analyse zur Verfügung zu stellen. Erst auf massiven öffentlichen Druck hin gab der Konzern die restlichen Daten heraus. Und siehe da: Aus den publizierten Studien ging hervor, dass das Medikament wirksam war. Bezog man in die Bewertung jedoch auch die bislang unter Verschluss gehaltenen Ergebnisse mit ein, zeigte sich, dass Reboxetin die Symptome einer akuten Depression nicht besser linderte als ein Scheinmedikament (Placebo). In Wirklichkeit profitieren Patienten also nicht von dem Medikament. Sie haben aber die Nebenwirkungen – und die sind bei Reboxetin keineswegs unerheblich. Das Fazit der Prüfer war unmissverständlich: »Über viele Jahre wurden Patientinnen und Patienten, aber auch Ärztinnen und Ärzte getäuscht«, so die IQWiG-Expertin Beate Wieseler.[25] Pech für Pfizer: Der G-BA strich daraufhin das Mittel aus dem Leistungskatalog der gesetzlichen Krankenkassen. Mit einer solchen Maßnahme bricht für einen Arzneimittelhersteller stets ein beträchtlicher Teil der Einnahmen weg.

Beispiel Hormonersatztherapie

Oft kommt die Wahrheit aber auch erst ans Licht, wenn bereits massenhaft Schäden entstanden sind und die Betroffenen auf die Barrikaden gehen – wie im Fall der einst eifrig propagierten Hormonersatztherapie. In den 1980er-Jahren hatte der Arzneimittelhersteller Wyeth (heute Pfizer) ein Hormonpräparat mit einem Östrogen und einem Progesteron auf den Markt gebracht. Das Mittel sollte nicht nur Wechseljahrbeschwerden lindern, sondern auch vor Erkrankungen des Alters schützen sowie die Jugend und die »sexuelle Vitalität« von Frauen erhalten. Möglichst alle Frauen, so die Botschaft, sollten die Hormonpillen nehmen. Selbst dann, wenn sie gar keine Beschwerden haben. Außerdem sollte das Mittel auch Alzheimer, Parkinson und Osteoporose vorbeugen. Dann jedoch folgte der Schock: 2002 wurde die große zuverlässige Studie der Women's Health Initiative (WHI) veröffentlicht, an der 16 000 Frauen teilgenommen hatten. Diese zeigte, dass die Hormonersatztherapie die Risiken für Herzerkrankungen, Schlaganfall, Brustkrebs, Demenz und Inkontinenz *erhöhte,* statt sie zu senken.[26] Einige Zeit später musste Wyeth seine Dokumente offenlegen, weil Tausende von Frauen, die nach der Einnahme von Hormonpräparaten an Brustkrebs erkrankt waren, die Firma verklagt hatten. Aus den Dokumenten ging hervor, dass Wyeth den Nutzen der Hormone maßlos übertrieben und Risiken bewusst heruntergespielt hatte.[27] Später, als die Verordnungen von Hormonpräparaten nach der WHI-Studie weltweit zurückgegangen waren, begann Wyeth, die unbequeme Studie mithilfe einer von Wyeth gesponserten Tagung und gekaufter Experten gezielt schlechtzureden.[28] Eine maßgebliche Rolle spielte dabei eine Agentur namens DesignWrite, die im Auftrag von Wyeth wissenschaftliche Beiträge verfasste (siehe dazu weiter unten auch den Abschnitt »Irreführende Werbung: von Ghostwritern und Meinungsmachern«).

Beispiel *Vioxx*

Für Aufregung sorgte Anfang der 2000er-Jahre das Schmerzmittel *Vioxx* (Wirkstoff Rofecoxib), das Ärzte seit der Zulassung 1999 häufig gegen Gelenkrheuma verschrieben hatten. Jahrelang zählte das Mittel des US-Pharmakonzerns Merck & Co. mit Erlösen von 2,5 Milliarden Dollar pro Jahr zu den umsatzstärksten Medikamenten des Unternehmens. Doch dann stellte sich heraus, dass das Risiko, einen Schlaganfall oder einen Herzinfarkt zu erleiden, bei Patienten, die das Schmerzmittel mindestens 18 Monate lang eingenommen hatten, deutlich erhöht war. Nach Angaben der amerikanischen Arzneimittelbehörde FDA gingen in einem Zeitraum von fünf Jahren 88 000 bis 139 000 Herzinfarkte auf die Einnahme von *Vioxx* zurück. Bis zu 40 Prozent davon seien tödlich gewesen, so die Behörde. Zu diesem Zeitpunkt schluckten rund 20 Millionen Menschen dieses Medikament. 2004 musste Merck seinen Bestseller vom Markt nehmen. Später zeigte sich, dass Merck die Risiken des Rheumamittels bereits bei der Zulassung kannte, aber verheimlicht hatte: Schon Ende 2000, so fanden Wissenschaftler heraus, sei ein erhöhtes Herz-Kreislauf-Risiko bei *Vioxx* erkennbar gewesen. Zehntausende ehemalige *Vioxx*-Patienten und Versicherungen verklagten das Unternehmen daraufhin auf Schadensersatz. Nach jahrelangen Verhandlungen vor Gericht willigte Merck 2007 in die Zahlung von 4,85 Milliarden Dollar ein, um die Klagen beizulegen, betonte jedoch: Ein Schuldeingeständnis sei damit nicht verbunden.[29] 2011 musste Merck erneut tief in die Tasche greifen. Dieses Mal bekannte sich der Konzern schuldig, *Vioxx* als Mittel gegen Gelenkrheumatismus verkauft zu haben, bevor das Medikament dafür zugelassen war. Merck akzeptierte 628,4 Millionen Dollar zu zahlen, um Forderungen aus Zivilklagen zu begleichen, sowie eine Strafzahlung von 321,6 Millionen Dollar. Zudem hielt das Justizministerium offiziell fest: Merck habe in seiner Werbung falsche Angaben zu möglichen Risiken für das Herz gemacht, um die Verkaufszahlen weiter nach oben zu treiben.[30]

Beispiel *Tamiflu*

Zuletzt büßte der Schweizer Arzneimittelhersteller Roche mit seinem Grippemittel *Tamiflu* (Wirkstoff Oseltamivir) viel Glaubwürdigkeit ein. 1999 war das Mittel in den USA zugelassen worden. Ein paar Jahre später wurde es für Roche zur Goldgrube: Nach dem Ausbruch der Schweinegrippe im Jahr 2009 begannen Regierungen auf der ganzen Welt, in großen Mengen *Tamiflu* einzukaufen – für den Fall einer durch firmennahe Virologen herbeigeredeten Grippepandemie. In Deutschland hatte man schon 2007 und 2008 (nach der Vogelgrippe 2006) mit der Einlagerung des Medikaments begonnen. Weltweit wurden Schätzungen zufolge mehr als

10 Milliarden Dollar für die Bevorratung von *Tamiflu* und *Relenza,* einem ähnlichen Grippemittel von GlaxoSmith-Kline, bezahlt. Doch bereits 2009 berichtete eine Forschergruppe der herstellerunabhängigen internationalen Cochrane Collaboration, es gebe Zweifel an der Wirksamkeit von *Tamiflu.* Es fehle zum Beispiel der klare wissenschaftliche Beleg dafür, dass das Mittel Komplikationen einer Virusgrippe wie etwa eine Lungenentzündung verhindern könne.

Einer von ihnen, der junge Epidemiologe Peter Doshi von der University of Maryland in Baltimore, wollte der Sache genauer nachgehen – und bat Roche darum, ihm und seinen Forscherkollegen die vollständigen Rohdaten aus den klinischen Studien zu *Tamiflu* für eine eigene Analyse zur Verfügung zu stellen. Zunächst versprach das Unternehmen Doshi auch, ihm die angeforderten Daten zugänglich zu machen. Tatsächlich aber überließ die Firma den Cochrane-Autoren nur Teile der Studienberichte und keine individuellen Patientendaten. Mehr noch. Im Zuge der Bemühungen um die Herausgabe der Daten stellte sich heraus, dass ein Teil der veröffentlichten Studien zur Influenzatherapie mit *Tamiflu* von Ghostwritern geschrieben worden war.[31] Außerdem zeigte sich, dass die Daten von 60 Prozent der Patienten, die an Studien der letzten Prüfungsphase (Phase III) zu *Tamiflu* teilgenommen hatten, niemals veröffentlich worden waren. Das galt auch für die größte Studie mit mehr als 1400 Teilnehmern.[32] Und Roche weigerte sich, die restlichen 60 Prozent der Patientendaten an unabhängige Wissenschaftler wie Doshi herauszugeben.

Es folgte ein jahrelanges Tauziehen, bei dem das Pharmaunternehmen immer neue fadenscheinige Ausreden vorbrachte. Den Vorwurf der mangelnden Transparenz wies Roche stets zurück. Doshi und seine Kollegen blieben hartnäckig. Der Einsatz lohnte sich. Im April 2014 endete das Hin und Her mit einem Sieg für die unabhängigen Forscher. Nun liegen die lange zurückgehaltenen Daten vor, und sie zeigen:

Das millionenfach eingelagerte Medikament nützt noch weniger als gedacht und hat mehr schädliche Nebenwirkungen als von Roche angegeben, darunter nicht nur Übelkeit und Erbrechen, sondern auch schwere und lebensbedrohliche psychiatrische Störungen und vermutlich sogar eine Schwächung des Immunsystems.

Die Liste der Medikamente, die einst hochgejubelt wurden und dann einen jähen Absturz erlitten, ließe sich problemlos um weitere Beispiele verlängern. Und das sind nur die Fälle, die Schlagzeilen machten. »Kontinuierlich und systematisch – und das über Jahrzehnte« seien Daten aus klinischen Studien geheim gehalten oder nur falsch an die Öffentlichkeit gegeben worden, kritisierte Fiona Godlee, Chefredakteurin des *British Medical Journal*, im Herbst 2012. Dieses Fehlverhalten sei durch nichts zu entschuldigen.[33]

Intransparenz als Geschäftsstrategie

Insgesamt werden Hochrechnungen zufolge in Deutschland jedes Jahr zwischen 12 000 und 58 000 Patientinnen und Patienten durch unerwünschte Arzneimittelwirkungen dauerhaft geschädigt oder sterben sogar daran.[34] Und unzählige Patienten müssen aufgrund von unerwünschten Arzneimittelwirkungen in ein Krankenhaus aufgenommen werden. Allein in der inneren Medizin führen medikamentenbedingte Komplikationen jährlich zu rund 88 000 stationären Aufnahmen und zu Kosten von mehreren Hundert Millionen Euro. Nach Ansicht von Experten ist die Zahl der Arzneimittelopfer sogar noch deutlich höher. Denn solche Komplikationen werden nicht immer vom behandelnden Arzt erkannt – und noch seltener gemeldet. Umso wichtiger wäre es, dass alle Resultate klinischer Studien veröffentlicht werden. »Die Zulassung und Verwendung von Medikamenten kann nicht länger auf fehlenden oder verzerrten Informationen beruhen«, resümieren der *Tamiflu*-Kritiker Peter Doshi und seine Kollegen. »Wir riskieren damit die Gesundheit und das wirtschaftliche Wohlergehen unserer Bevölkerung.« Unabhängige Forscher und Experten fordern daher seit Jahren, dass Arzneimittelhersteller alle Daten und Berichte zu ihren klinischen Studien auf den Tisch legen müssen.

Die meisten Pharmafirmen zeigen bislang jedoch wenig Interesse an einer Offenlegung aller Studiendaten. Im Gegenteil. Einige von ihnen setzen in ihrem Abwehrkampf gegen mehr Transparenz erstaunliche Argumente und Maßnahmen ein:

- Manche Arzneimittelhersteller argumentieren zum Beispiel, dass sie viel Geld in Arzneimittelstudien investierten und dass die Ergebnisse deshalb ihr Eigentum sowie ihr Geschäftsgeheimnis seien.

  Jedoch: Patienten, die sich für Arzneimitteltests zur Verfügung stellen, investieren viel mehr. Sie setzen ihre Gesundheit aufs Spiel, mitunter sogar ihr Leben. Sie können deshalb zu Recht erwarten, dass alle Ergebnisse der Allgemeinheit zur Verfügung stehen. Pharmafirmen, die Resultate verschwinden lassen, verstoßen im Übrigen gegen die *Deklaration von Helsinki* des Weltärztebundes. Darin haben Experten 1964 international gültige ethische Standards für klinische Studien, also Versuche mit Menschen, festgelegt. Das Papier schreibt vor, dass Forscher alle Ergebnisse aus solchen Tests öffentlich verfügbar machen – und zwar auch Ergebnisse, die negativ oder (scheinbar) nicht schlüssig sind. Mehr noch: In den Veröffentlichungen sollen auch alle Finanzierungsquellen, institutionellen Verbindungen und Interessenkonflikte der beteiligten Forscher und Institutionen dargelegt werden.

- Immer wieder behaupten Arzneimittelhersteller zudem, es könne zu »Fehlinterpretationen« führen, wenn sie alle Daten offenlegten.

  Jedoch: Mit einer ähnlichen Begründung könnte man Kindern auch den Besuch von Schulen oder Erwachsenen das Lesen bestimmter Texte oder Bücher verbieten – schließlich könnten die Betroffenen aus dem gewonnenen Wissen ja »falsche« Schlüsse ziehen und sich eine »falsche« Meinung bilden. Interessant ist vor diesem Hintergrund: Wo immer Vorkämpfer für mehr Transparenz in der Forschung wie Peter Doshi später Zugang zu ehemals verheimlichten Daten erhielten und diese vollständig und neutral analysieren konnten, zeigte sich, dass häufig verwendete Arzneimittel vorher zu positiv dargestellt worden waren.

● Zwei US-Pharmafirmen haben vor einiger Zeit beim Europäischen Gerichtshof sogar eine Klage gegen die europäische Zulassungsbehörde EMA eingereicht. Zum einen das Unternehmen AbbVie, Hersteller des monoklonalen Antikörpers *Humira* (Wirkstoff: Adalimumab), der derzeit als eines der teuersten Medikamente gilt. Zum anderen die Firma InterMune, deren Produkt *Esbriet* (Pirfenidon) vor Kurzem die Zulassung in Europa erhalten hat und jährliche Behandlungskosten von mehr als 40 000 US-Dollar pro Patient verursacht. Ziel war es, der Behörde zu verbieten, die von ihr in London verwahrten Studiendaten zugelassener Medikamente an Dritte weiterzugeben. Erst kurz zuvor hatte die EMA überhaupt damit begonnen, Ergebnisse aus klinischen Studien auf Anfrage für eine unabhängige Bewertung herauszugeben, um mehr Transparenz zu schaffen.

Jedoch: Mindestens eines der beiden Unternehmen, die Firma AbbVie, scheint bei der Klage die eigenen moralischen Prinzipien aus den Augen verloren zu haben. Auf der Firmenwebsite nämlich ist zu lesen: »AbbVie setzt sich weltweit dafür ein, Forschung mit einem tiefen Verständnis für die Bedürfnisse von Patienten zu verbinden.« Bei der Zusammenarbeit mit Patientenorganisationen zum Beispiel lege AbbVie »hohe ethische Standards« an. Dazu zähle auch »vollständige Transparenz«.

Ziel: eine Veröffentlichungspflicht für alle Studien

Immerhin zeichnet sich neuerdings eine Wende ab – auch und vor allem dank einer einzigartigen weltweiten Kampagne, die Anfang 2013 gestartet wurde. Unter dem Motto »All Trials Registered/All Results Reported« haben sich zahlreiche Mediziner, Forscher und Organisationen zusammengeschlossen, um ein gemeinsames Ziel zu erreichen: Sie fordern, dass künftig alle klinischen Studien registriert werden – seien es vergangene oder aktuelle. Zudem sollten die verwendeten Methoden und die erhaltenen Resultate vollständig veröffentlicht werden. Die Initiatoren riefen Regierungen, Behörden und Forschungseinrichtungen dazu auf, die dafür notwendigen Maßnahmen zu ergreifen. 77 800 Personen haben die Petition der AllTrials-Kampagne inzwischen unterzeichnet. Zudem haben sich der Initiative mehr als 460 Organisationen und Institutionen angeschlossen, darunter auch das Institut für Qualität und Wirtschaftlichkeit im Gesundheitswesen und das *British Medical Journal*.

Und siehe da: Das Engagement zeigt Wirkung. Als erste internationale medizinische Fachzeitschrift veröffentlicht das *BMJ* seit 2013 klinische Studien zu Arzneimitteln nur noch, wenn der jeweilige Hersteller anderen Forschern auf Verlangen alle zugehörigen Rohdaten zur Verfügung stellt. Nur so haben alle Wissenschaftler die Möglichkeit, den Nutzen von Arzneimitteln für Kranke zuverlässig zu bewerten. Und nur dann können Ärztinnen und Ärzte gemeinsam mit ihren Patienten gute Therapieentscheidungen treffen.

Auch das Europäische Parlament hat die Bedeutung des Themas erkannt. 2013 begannen die Abgeordneten, über neue Regeln für klinische Studien zu diskutieren. Dabei ging es auch um den Umgang mit Ergebnissen aus solchen Studien. Zur Debatte stand, ob die Resultate künftig immer veröffentlicht werden müssen – zumindest in einer Zusammenfassung und spätestens ein Jahr nach Abschluss der Versuche. Im April 2014 folgte eine sensationelle Entscheidung. Mit überwältigender Mehrheit stimmte das Europäische Parlament einer neuen Gesetzgebung zu, die unter anderem vorsieht, dass ab 2016 alle klinischen Studien in Europa registriert und ihre Ergebnisse veröffentlicht werden müssen. »Das ist ein großer Erfolg der AllTrials-Kampagne«, betonte die Ärzteorganisation MEZIS e. V., die sich an der Initiative beteiligt, doch es gebe noch viel zu tun.[35]

Das neue Gesetz bezieht sich nämlich nur auf Medikamente, die ab 2016 getestet und dann auf den Markt gebracht werden. Die Gesetzgebung gehe jedoch nicht das viel größere Problem an: die volle Offenlegung aller Studien, also auch der Studien, wo die getesteten Medikamente längst auf dem Markt sind und massenhaft verschrieben werden, betonte Ben Goldacre, einer der Mitbegründer der Kampagne. Auch diese Daten müssten zugänglich gemacht werden.[36] Und zwar dringend. »Es gibt keine Ausrede für die Industrie, permanent PatientInnen sowie ihrem Ansehen Schaden zuzufügen, indem sie weiter gegen diesen Standpunkt agitieren.«

Doch selbst die EU-Verwaltung und die Politik lassen Verbraucher und Patienten im Stich. So versucht die EMA derzeit, ihre jüngsten Bestrebungen zur Offenlegung zu revidieren. Auch im Rahmen der Verhandlungen zur TTIP (Transatlantisches Freihandels- und Investorenschutzabkommen) übt sie über die Pharmaindustrie Druck aus, um die Offenlegungspflichten zu entschärfen und zu verwässern.

Irreführende Werbung: von Ghostwritern und Meinungsmachern

Moralische Appelle wie von Ben Goldacre machen jedoch auf viele Arzneimittelhersteller wenig Eindruck. Immer wieder hat sich in den vergangenen Jahren gezeigt, dass die Branche keineswegs zimperlich ist, wenn es darum geht, die eigenen Produkte in der Öffentlichkeit besser aussehen zu lassen, als sie sind – und ihren Unternehmen damit zu noch größerem wirtschaftlichen Erfolg zu verhelfen. In der Tat setzen viele Pharmakonzerne auch gezielt illegale Methoden ein, um den Absatz der eigenen Medikamente anzukurbeln. Regelmäßig werden multinationale Pharmakonzerne in den USA vom US-Justizministerium (Department of Justice) zu Strafzahlungen verurteilt, weil sie nachweislich falsche, unvollständige oder irreführende Angaben beim Marketing ihrer Produkte eingesetzt hatten. In Deutschland bleiben solche Betrügereien der Firmen ungestraft, obwohl die Hersteller hier die gleichen Strategien anwenden. Einer Analyse von Sidney Wolfe, Mitbegründer und Leiter der Health Research Group der US-Verbraucherschutzorganisation Public Citizen, zufolge zahlten die von ihm erfassten Unternehmen allein zwischen 2009 und 2012 mehr als 5,1 Milliarden Dollar Strafe.[37] Insgesamt waren es von 2006 bis 2012 sogar mehr als 20 Milliarden Dollar. Allein die Firma GlaxoSmithKline musste 2011 wegen Irreführung und Datenunterdrückung bei *Avandia* mehr als 3 Milliarden Dollar zahlen.[38]

Doch die Bußgelder erzielen keine Wirkung, so Wolfe. »Die Konzerne haben die drohenden Geldstrafen längst in ihr Geschäftsmodell integriert.« Allein die 2012 erzielten Gewinne wogen die gesamten Strafkosten der vergangenen 21 Jahre auf. Zur Abschreckung jedenfalls taugen die Bußgelder nicht. Auch das zeigt das Beispiel *Avandia*. Nachdem GlaxoSmithKline die 2011 verhängte Strafe gezahlt hatte, stieg der Aktienkurs der Firma.[39] Ein New Yorker Broker erklärte den Effekt folgendermaßen: »Ich weiß, 3 Milliarden US-Dollar klingt wie eine astronomische Summe, aber wenn man, wie die Investoren, in einer Welt der Worst-Case-Szenarien lebt, sind 3 Milliarden Dollar eine willkommene Erleichterung.«[40] Wer so plant und handelt, offenbart nach Ansicht von Sidney Wolfe vor allem eines: einen »pathologischen Mangel an Unternehmensintegrität«. In der Tat sind einige Firmen Wiederholungstäter. Beispiel Pfizer: bereits 2004 musste sich der US-Konzern aufgrund illegaler Vermarktungspraktiken einer Straftat schuldig bekennen. 2009 stand er wegen ähnlicher Vergehen erneut vor Gericht. Die für Pfizer tätige Anwältin Amy Schulman räumte ein: »Wir bedauern bestimmte Handlungen in der Vergangenheit.«[41]

Tatsächlich steuern – um nicht zu sagen »manipulieren« – Pharmafirmen das medizinische Geschehen auf praktisch allen denkbaren Ebenen:

- Arzneimittelhersteller finanzieren fast alle relevanten ärztlichen Fortbildungskongresse – und sorgen dort für die »richtigen« Themen und dafür, dass bestimmte Therapien im »richtigen« Licht erscheinen.

- Pharmafirmen nutzen Selbsthilfegruppen und scheinbar gemeinnützige Vereine als trojanische Pferde, über die sie vermeintliche Missstände bei der Versorgung kranker Menschen öffentlich anprangern. In Wirklichkeit aber fördern die Unternehmen dadurch ihr eigenes Fortkommen. Die Erfahrung zeigt nämlich, dass Patienten eine hocheffiziente »Pressure Group« sein können. Sie gelten als unabhängig und glaubwürdig. Und wem es gelingt, Betroffene (etwa durch geschickt formulierte Informationen im Internet oder durch Sponsoring und Beeinflussung von Selbsthilfegruppen) davon zu überzeugen, dass ein bestimmtes Medikament angeblich ihr Leiden spürbar lindert oder gar heilt, kann dadurch indirekt Druck ausüben – auf die Politik und auf die behandelnden Ärzte.

- Niedergelassene Ärzte werden häufig von Arzneimittelherstellern dafür entlohnt, wenn sie deren Produkte und nicht etwa die eines Konkurrenten verordnen, von dem es möglicherweise ein günstigeres oder sogar besseres Medikament gibt. Offiziell werden solche Deals als »Anwendungsbeobachtungen« bezeichnet. Dabei handelt es sich um Studien mit Patienten über Arzneimittel, die längst zugelassen sind. Wenn der Arzt mitmacht, kann er für jeden Patienten, dem er das Präparat verschreibt, ein Honorar erhalten. Meist sind das 50 Euro pro Patient. Gelegentlich, wie im Fall des teuren Krebsmedikaments *Glivec* des Herstellers Novartis, können es für den Arzt auch 1000 oder bis zu 5000 Euro pro Patient sein.[42] Allein 2008 haben Pharmafirmen in Deutschland schätzungsweise 200 000 bis 250 000 solcher Anwendungsbeobachtungen finanziert.[43] Die gut honorierten Studien seien nichts anderes als eine »legale Form der Korruption«, kritisierte der SPD-Experte Karl Lauterbach vor einigen Jahren gegenüber dem Berliner *Tagesspiegel*.[44] Anwendungsbeobachtungen stehen schon lange in dem Verdacht, vor allem ein Ziel zu haben, nämlich teure neue Medikamente unter die Patienten zu bringen. Und zwar am besten solche Mittel, die über Jahre verabreicht werden können – also Präparate für chronische Leiden wie Diabetes, Bluthochdruck oder Krebs.

Eine andere, maßgebliche Strategie, die Pharmafirmen entwickelt haben, um ihre Marketingbotschaften hocheffektiv unters Volk zu bringen, ist das sogenannte Ghostmanagement. Dahinter verbirgt sich ein meist streng geheimer, sorgfältig geplanter und gesteuerter »Schlachtplan«, mit dem Arzneimittelhersteller die Meinung von Ärzten und Öffentlichkeit besonders vor und unmittelbar nach der Zulassung eines neuen Arzneimittels gezielt manipulieren. Und das funktioniert so: Schon viele Monate vor der Markteinführung beginnt das Unternehmen damit, die Aufmerksamkeit des Fachpublikums mit Artikeln in Fachzeitschriften und Vorträgen auf medizinischen Kongressen auf einen neuen, angeblich »innovativen« Wirkstoff zu lenken. Angesehene Wissenschaftler mit engen Kontakten zum jeweiligen Hersteller berichten über ein bestimmtes Problem und deklarieren dringenden Handlungsbedarf. Das Präparat wird typischerweise in den höchsten Tönen gelobt, die Nebenwirkungen werden kleingeredet. Um die Fachwelt vom Nutzen des neuen Medikaments zu überzeugen, beauftragt die Marketingabteilung des Herstellers dann professionelle Ghostwriting-Agenturen. Die haben den Auftrag, Artikel zu verfassen, in denen die Ergebnisse mit dem neuen Präparat in wissenschaftlichem Stil und in möglichst gutem Licht erscheinen. Das Marketing bringt in den Texten die gewünschten Schlüsselbotschaften unter. Zuletzt, und das ist das Entscheidende, bekommt der Artikel noch den Anstrich einer glaubwürdigen, weil scheinbar unabhängigen Analyse: Als Autor steht nämlich nicht der Hersteller oder die Ghostwriting-Agentur über dem Text. Veröffentlicht wird der Artikel vielmehr unter dem Namen eines scheinbar firmenunabhängigen Forschers, der in Wahrheit jedoch in engem Kontakt mit dem Hersteller steht.

Oft handelt es sich dabei um akademische Meinungsführer, also renommierte Professoren von Universitäten, Kliniken oder öffentlich finanzierten Forschungsinstituten, für die der Job als »Autor« ein leichtes, höchst einträgliches Zubrot ist. Pharmafirmen ziehen sich solche »Key Opinion Leader« oft über Jahre hinweg heran. Der Prozess beginnt mit kleinen Geschenken und endet bei manchem in einer engen, alles dominierenden Zusammenarbeit.[45] Key Opinion Leader sorgen dafür, dass die Marketingbotschaften des Unternehmens auf Kongressen, in den Medien und auf Patientenveranstaltungen gezielt verbreitet werden. Die Botschaften dieser Meinungsmacher sind in der Regel sehr subtil, so Adriane Fugh-Berman von der Georgetown University in Washington, D.C.[46] Ihre Aufgabe sei es nicht, eine Arznei anzupreisen. »Sie verkaufen vielmehr eine Erkrankung, indem sie Ärzte davon überzeugen, dass eine Krankheit bislang viel zu selten diagnostiziert wird oder weiter verbreitet ist als bisher angenommen oder schlimmer als gedacht ist.« Einige Erkrankungen, folgert die Professorin, »sind direkte Erfindungen der Pharmaanbieter«.

Das wahre Ausmaß des Ghostmanagements und der damit einhergehenden wissenschaftlichen Irreführung kennt niemand, denn Ghostwriting ist schwer nachzuweisen. Immerhin gab es in der Vergangenheit einige Gerichtsprozesse, die eindeutige Beweise geliefert haben. Als gegen die Firma Wyeth verhandelt wurde – wegen Brustkrebs nach Einnahme von Hormonpräparaten in den Wechseljahren –, kam beispielsweise heraus, dass die Ghostwriting-Agentur DesignWrite aus Princeton (New Jersey) im Auftrag von Wyeth zwischen 1997 und 2005 über 50 als hochwertig geltende wissenschaftliche Artikel, sogenannte Peer-reviewed-Publikationen, verfasst hatte. Ziel dabei war es, die Arzneimittel *Prempro* und *Premarin* von Wyeth zu vermarkten. Alle diese Artikel wurden unter dem Namen eines Experten veröffentlicht, der sie weder geschrieben noch inhaltlich konzipiert hatte. Und alle diese Artikel bewerteten den Nutzen der Produkte zu positiv und verharmlosten die Risiken der Hormonersatztherapie.

Für die Herausgeber der Fachzeitschrift *Arzneimittelbrief* sind solche Deals kein Kavaliersdelikt.[47] Sowohl Wyeth als auch die als Autoren aufgeführten Experten hätten die Leser der Artikel nicht nur in die Irre geführt, sie »verstießen gleichzeitig gegen ein Grundprinzip der ärztlichen Berufsethik: Patienten nicht zu schaden *(primum non nocere)*«. Mittlerweile wurde Ghostwriting auch für andere Wirkstoffe nachgewiesen, unter anderem für Gabapentin, Rofecoxib sowie für die Antidepressiva Paroxetin und Sertralin. Zu Sertralin finden sich 85 solcher Artikel in begutachteten Fachzeitschriften, zu Rofecoxib 96 Artikel. »Es besteht der Verdacht«, so die Herausgeber des *Arzneimittelbriefs*, »dass viele dieser Artikel nicht von den auf der Publikation angegebenen Autoren ursprünglich verfasst wurden und dass Ghostwriting in der medizinischen Literatur, vor allem bei den von der Industrie initiierten Studien, weit verbreitet ist.« Alles in allem entstehe der Eindruck, dass viele medizinische Fachartikel heute »mehr den Gesetzen der Werbung als denen der Wissenschaft gehorchen und deshalb auch ärztliche Entscheidungen über die medikamentöse Therapie häufiger auf Marketing- als auf Evidenz-basierter Medizin beruhen«.

Off-label: Behandeln ohne Zulassung – ein lohnendes Geschäft

Mediziner behandeln ihre Patienten nicht nur allzu oft auf der Basis geschönter Studien, häufiger, als man denkt, werden Medikamente sogar ganz ohne wissenschaftlich gesicherte Grundlage verordnet – obwohl der Gesetzgeber das anders vorgesehen hat. Eigentlich wird für jedes Medikament, das auf den Markt kommt, bei der Zulassung genau festgelegt, bei welcher Krankheit oder bei welchen Beschwerden es in welcher Dosierung verwendet werden darf. Das sind – verständlicherweise – ausschließlich jene Leiden, zu denen der Hersteller entsprechende klinische Studien mit dem jeweiligen Mittel durchgeführt, die Ergebnisse der Arzneimittelbehörde vorgelegt und erfolgreich einen Antrag auf Zulassung gestellt hat.

Offiziell dürfen Ärzte das jeweilige Präparat nur für diese Zwecke verschreiben. Und nur diese sind auch im Beipackzettel und in der Fachinformation für Ärzte als Anwendungsgebiete (Indikationen) genannt. Aus gutem Grund. Wer kann schon wissen, ob das jeweilige Mittel auch gegen ein anderes Leiden hilft? Wer kann schon wissen, in welcher Dosierung es für andere Patienten verträglich ist? Und wer kann schon wissen, ob es bei anderer Verwendung nicht sogar mehr schadet als nützt? Unabhängig überprüfte Belege für Wirksamkeit oder Risiken bei anderer Verwendung gibt es mangels Zulassung durch die Behörden ja nicht.

Der Einsatz von Medikamenten außerhalb der zugelassenen Anwendungsgebiete (auch Off-Label-Gebrauch oder Off-Label-Use genannt) ist daher nur in Ausnahmefällen erlaubt. Etwa dann, wenn die Standardtherapie versagt oder der Patient die gängigen Mittel nicht verträgt. Oder aber, wenn es für die jeweilige Krankheit schlichtweg kein zugelassenes Medikament gibt. Doch von »Ausnahmen« kann längst keine

Rede mehr sein. Viele Arzneimittelhersteller haben nämlich erkannt, dass sie mit einem breiten Einsatz *außerhalb* der Zulassung vergleichsweise einfach und billig ein Vielfaches dessen erwirtschaften können, was bei einer Anwendung *innerhalb* der Zulassung eines Produkts möglich wäre.

Allein in der Krebstherapie werden heute mehr als 60 Prozent aller Patienten mit einem Medikament behandelt, das für die jeweilige Krebsart nicht zugelassen ist.[48] Die Gründe dafür sind vielfältig. Zum einen gibt es eine Vielzahl unterschiedlicher Tumoren. Nicht für jede Form existiert eine spezifische Therapie. Oft sehen Ärzte daher in neuen oder für andere Krebsformen zugelassenen Medikamenten die einzige Behandlungschance für Patienten, die sonst nicht zu therapieren wären. Zum anderen spricht nicht jeder Tumor auf die gängigen oder zugelassenen Medikamente an. Hat das eine Mittel versagt, versuchen es die behandelnden Mediziner oft noch einmal mit einer anderen, nicht für diese Krebsart zugelassenen Substanz – in der Hoffnung, dass diese anschlägt.

Hinzu kommt aber noch etwas anderes. Zulassungsstudien sind für Arzneimittelhersteller aufwendig und teuer. Aus ihrer Sicht lohnt es sich daher nicht, Zeit und Geld in mehrere ähnliche Studien zu verschiedenen Krebsformen und die entsprechenden Zulassungsanträge zu stecken. Wenn Firmen ein neues Tumormedikament auf den Markt bringen wollen, beantragen sie die Zulassung daher meist nur für eine Krebsart, an der sich die Wirkung des Mittels möglichst gut nachweisen lässt. Ist das Präparat erst einmal auf dem Markt, so das Kalkül, kann man es ja problemlos off-label bei andersartigen Tumoren einsetzen.

Auch in anderen Bereichen der Medizin ist der Einsatz von Medikamenten außerhalb der Zulassung daher gang und gäbe. »Ich denke, dass bei strenger Auslegung des Begriffs mehr als jeder zweite Patient in der Rheumatologie off-label behandelt wird«, sagte der Mediziner Hanns-Martin Lorenz vom Universitätsklinikum Heidelberg im Herbst 2013 vor

Journalisten.[49] Aber alle Betroffenen gehen damit unkalkulierbare Risiken ein. Keiner der Patienten kann wissen, ob ihm die Behandlung hilft und welche Nebenwirkungen sie mit sich bringt. Unzählige Patienten nehmen so an einem unkontrollierten Experiment teil, dessen Ausgang in den Sternen steht.

Off-Label-Therapien bergen für Ärzte erhebliche juristische Risiken

Ein Off-Label-Gebrauch von Arzneimitteln birgt nicht nur unkalkulierbare gesundheitliche Gefahren für den Patienten, sondern auch juristische Risiken für den behandelnden Arzt.[50] Kommt es durch die Therapie nämlich aufgrund unerwünschter Nebenwirkungen zu einem Schaden, drohen ihm schwerwiegende Konsequenzen. Im Ernstfall haftet der Mediziner dafür persönlich und ganz allein. Unter Umständen bekommt er es sogar mit dem Strafrecht zu tun, und zwar schneller, als er denkt. Denn viele Mediziner sind nicht hinreichend über die rechtlichen Regeln für den Off-Label-Gebrauch von Medikamenten informiert:

Ärzte dürfen nicht ins Blaue hinein behandeln

Theoretisch kann jeder Arzt frei entscheiden, welches Arzneimittel er für welche Indikation einsetzt – also auch Präparate, die für die jeweilige Krankheit gar nicht zugelassen sind. Doch die ärztliche Therapiefreiheit hat Grenzen. Mediziner dürfen nämlich nicht nach Gutdünken irgendwelche Präparate verschreiben. Sie müssen sich an die aktuell geltenden medizinischen Standards ihres Fachgebiets halten. Als Standard gilt dabei, was belegbar dem gesicherten Stand der medizinischen Wissenschaft entspricht und in den einschlägigen Fachkreisen als Therapie anerkannt ist. Das heißt, es müssen entsprechende Forschungsergebnisse vorliegen, die belegen, dass das Präparat bei der jeweiligen Krankheit wirksam und nützlich ist. Bei Off-Label-Therapien ist das nur selten der Fall. Sie sind jedoch zulässig, wenn die Standardtherapie versagt hat oder der Patient diese nicht vertragen hat. Der Arzt muss zudem prüfen, ob Nutzen und Risiko in einem vertretbaren Verhältnis stehen.

Jenseits der geltenden medizinischen Standards haftet oft allein der Arzt

Wer Schäden durch eine falsche Therapie erleidet und seinen Arzt dafür verklagen will, hat vor Gericht in der Regel schlechte Karten. Normalerweise muss nämlich der Patient selbst nachweisen, dass sein Arzt einen groben Behandlungsfehler begangen hat. Anders dagegen bei Off-Label-Therapien. Für diese liegen nur in Ausnahmefällen ausreichende wissenschaftliche Belege dafür vor, dass sie für andere als die zugelassenen Indikationen einen klinisch relevanten Nutzen bei vertretbaren Risiken haben. Nur in Ausnahmefällen entspricht der Off-Label-Gebrauch von Medikamenten daher dem geltenden medizinischen Standard. Das hat Folgen. »Unterschreitet der Arzt diesen Standard, liegt ein Behandlungsfehler mit schwerwiegenden Konsequenzen für seine Haftungssituation vor«, so Heike Jablonsky, Fachanwältin für Medizinrecht in Celle.[51]

Bei Schäden tritt die Haftpflichtversicherung nicht ein

Verläuft eine Off-Label-Therapie erfolgreich oder gehen die Geschädigten nicht vor Gericht, wirkt sich der Behandlungsfehler durch den Verstoß gegen die geltenden medizinischen Standards nicht aus. Ergibt sich daraus jedoch ein Schaden, aufgrund dessen der Patient gegen den behandelnden Arzt klagt, muss dieser damit rechnen, dass er mit den Kosten allein dasteht. Denn die

Berufshaftpflichtversicherung greift bei Behandlungsfehlern im Off-Label-Gebrauch nicht.

Ärzte müssen vor einer Off-Label-Therapie umfassend aufklären und beraten

Jeder ärztliche Eingriff erfüllt – rein juristisch betrachtet – den Tatbestand einer Körperverletzung und ist damit zunächst einmal eine potenzielle Straftat. Die straf-
rechtliche Verantwortung entfällt jedoch, wenn der
Patient in die jeweilige Behandlung einwilligt. Das gilt
auch für eine Off-Label-Therapie. Anders als bei einer
Behandlung mit Medikamenten, die für die jeweilige
Indikation zugelassen sind, muss der Arzt seinen Patienten in diesem Fall jedoch viel umfassender vor Beginn
der Therapie aufklären, und zwar über die Vor- und
Nachteile dieser Behandlung, über die Dosis, die Nebenwirkungen und Wechselwirkungen gemäß dem Inhalt
des Beipackzettels sowie über andere Therapiealternati-
ven. Je risikoreicher die Behandlung mit dem jeweiligen
Präparat ist, desto ausführlicher muss der behandelnde
Arzt seinen Patienten informieren und beraten. Tut er
das nicht, ist die Einwilligung unwirksam. Denn erst
durch eine ordnungsgemäße Aufklärung werden der Patient oder – im Fall von Kindern – die Eltern überhaupt
in die Lage versetzt, in den Eingriff einzuwilligen oder
sich dagegen zu entscheiden. Der Arzt muss den Betroffenen zudem explizit mitteilen, dass das jeweilige Medikament nicht für diesen Zweck zugelassen ist, dass es
sich also um einen Off-Label-Gebrauch handelt – und
dass damit erhöhte gesundheitliche Risiken verbunden
sind.

Der Arzt ist beweispflichtig

Ärzte sind bei Off-Label-Behandlungen dazu verpflichtet, zahlreiche Details aufzuzeichnen. Das gilt sowohl für

die Anamnese, die Diagnose und die Therapie als auch für die Art und Dosierung der Medikamente, die Nebenwirkungen und Wechselwirkungen, die während der Anwendung auftreten, sowie das Aufklärungsgespräch. Juristen raten Ärzten, dieses Gespräch so exakt wie möglich zu dokumentieren. Kommt es nämlich später zu einem Zivilprozess, muss der Arzt genau nachweisen können, dass er seinen Patienten umfassend und ausreichend über die Off-Label-Therapie aufgeklärt hat. Fehlt eine entsprechende Aufklärung und Einwilligung des Patienten, muss der Mediziner damit rechnen, dass er strafrechtlich zur Verantwortung gezogen wird.

Die Off-Label-Behandlung ist in der Psychiatrie »normal«

Schlimm genug, wenn sich mündige Erwachsene für oder gegen eine Therapie mit unklarem Nutzen und ungewissen Folgen entscheiden müssen. Doch ein Großteil der Patienten, die heute mit Medikamenten außerhalb der Zulassung und damit quasi ins Blaue hinein behandelt werden, ist dazu gar nicht in der Lage. Sei es, dass die Betroffenen nicht im Vollbesitz ihrer geistigen und seelischen Kräfte sind und sich daher auch nicht angemessen informieren beziehungsweise für ihre eigenen Interessen eintreten und diese artikulieren können. Oder aber, dass sie sich aufgrund ihrer Krankheit oder ihres jugendlichen Alters gegen bestimmte Therapien nicht wehren können – und zwar selbst dann nicht, wenn die verabreichten Pillen für sie nachweislich nutzlos und schädlich sind.

Patienten der Psychiatrie sind davon besonders häufig betroffen. In kaum einem anderen Gebiet der Medizin ist der Einsatz von Medikamenten jenseits der Zulassungsbeschränkungen so verbreitet wie in der Behandlung seelischer und geistiger Leiden. Und nirgendwo sonst hat er sich seit einigen Jahren so stark ausgebreitet wie dort. Führende Vertreter des Fachs machen daraus intern auch keinen Hehl. In der Psychiatrie sei der Off-Label-Gebrauch von Medikamenten »eher die Regel als die Ausnahme«, konstatierte Jürgen Fritze, ehemals gesundheitspolitischer Sprecher der Deutschen Gesellschaft für Psychiatrie, Psychotherapie und Nervenheilkunde vor einiger Zeit in einer offiziellen Stellungnahme der Fachgesellschaft.[52] Ob Antidepressiva, Präparate gegen Schizophrenie oder Psychostimulanzien gegen ADHS – kaum ein einzelner Wirkstoff, der in der Psychopharmakotherapie eingesetzt werde, so Fritze, sei »für alle Indikationen, die grundsätzlich möglich wären, tatsächlich formal zugelassen«.

»Psychiatrische Diagnosen«, gibt die Fachgesellschaft in der oben genannten Stellungnahme in erstaunlicher Offenheit zu, seien ohnehin »Konstrukte, für die äußere Validierungskriterien weitgehend fehlen«. Sprich: Die von Psychiatern gestellten Diagnosen sind mit »deutlicher Unsicherheit behaftet«, wie es in dem Papier heißt. Das, was sie Kindern, Jugendlichen, Erwachsenen oder Senioren jeweils an psychiatrischen Leiden zuschreiben, ist – selbst aus Sicht der eigenen Vertreter des Fachs – mehr oder weniger willkürlich und nebulös. Denn klare, zuverlässige Merkmale, an denen sich die unterschiedlichen Krankheitsbilder festmachen oder überprüfen ließen, gibt es schlichtweg nicht.

Wie die Stellungnahme zeigt, setzen sich Jürgen Fritze und seine Kollegen zudem unverblümt über wissenschaftliche Prinzipien und gängige Regeln der Medizin hinweg. Ob ein Psychiater einem Patienten ein bestimmtes Medikament verschreibe oder nicht, verraten die Experten in dem Papier, sei »unabhängig von Krankheitsdiagnose«. Die Indikation, die von den Behörden geprüft und zugelassen worden ist, sei nur von »relativer Bedeutung«. Die Verschreibung bestimmter Präparate »ergebe« sich vielmehr aus den Symptomen. Würde man diese Sichtweise auf andere Leiden übertragen, hieße das zum Beispiel: Wenn ein Patient über andauernde Kopfschmerzen klagt, würde es keine Rolle spielen, ob die Ursache dafür Stress, Migräne, Hirnhautentzündung oder ein Hirntumor ist.

Entscheidend für die Auswahl des Medikaments wäre nur, ob der Schmerz stechend, brennend oder pulsierend ist. Je nachdem verabreicht der Arzt dann einfach ein anderes Präparat.

Die Folgen der laxen Einstellung gegenüber den fachlichen und gesetzlichen Vorgaben für Zulassungen sowie deren Einschränkungen und wissenschaftlichen Kriterien für Diagnostik und Therapie bekommen heute zahlreiche Patienten zu spüren. Besonders deutlich zeigt sich das beim Einsatz einer Gruppe von Psychopharmaka, die als Antipsychotika oder Neuroleptika bezeichnet werden. Viele der Mittel (zu denen Präparate wie *Haldol*, *Dipiperon*, *Eunerpan*, *Dominal* oder *Ciatyl-Z*, *Risperdal*, *Zyprexa*, *Seroquel*, *Solian* oder *Abilify* gehören) wurden ursprünglich zur Behandlung schizophrener und manischer Psychosen entwickelt und auf den Markt gebracht. Doch Pharmafirmen und Ärzten ist es mithilfe von Off-Label-Anwendungen längst gelungen, das ursprüngliche Anwendungsgebiet beträchtlich zu erweitern: Heute werden mit den Mitteln nicht nur Hunderttausende »anstrengende« und verwirrte Senioren, sondern auch Tausende von »verhaltensauffälligen« Kindern ruhiggestellt (siehe auch Kapitel 2).

Das zeigt unter anderem eine aktuelle Studie von Forschern um den Psychiater Christian Bachmann von der Universität Marburg.[53] Wie die Mediziner im *Deutschen Ärzteblatt* berichten, hat die Verordnung von Antipsychotika in vielen westlichen Ländern in den vergangenen Jahren massiv zugenommen. Zwischen 1993–1998 und 2005–2009 stieg sie zum Teil um 750 Prozent. Hauptursache dafür sei, so Bachmann, dass die Mittel zunehmend für Störungsbilder verschrieben werden, für die Antipsychotika nicht zugelassen sind und für die es auch keine fachlich fundierten Wirksamkeitsbelege und Empfehlungen, wie etwa die Leitlinien, gibt.

Gute Geschäfte: wenn Tabletten Erziehung und Fürsorge ersetzen sollen

Besorgniserregend an dieser Entwicklung ist nach Ansicht des Versorgungsforschers Gerd Glaeske von der Universität Bremen vor allem eines: Nicht nur Erwachsene, auch und vor allem immer mehr Kinder und Jugendliche erhalten Antipsychotika. Das fanden Bachmann und sein Team anhand von Daten der Barmer GEK heraus. Allein von 2005 bis 2012 haben die Verschreibungen für Kinder und Jugendliche unter 20 Jahren um 41 Prozent zugenommen.[54] Am deutlichsten stiegen die Verschreibungen bei den zehn- bis 14-Jährigen und bei den 15- bis 19-Jährigen: um 80 Prozent in der jüngeren und um 60 Prozent in der älteren Altersgruppe.

Dabei gibt es keinerlei Hinweise darauf, dass psychiatrische Auffälligkeiten bei Kindern und Jugendlichen zugenommen hätten. Im Gegenteil: Psychische Störungen sind genauso häufig oder selten wie vor 50 Jahren. Das belegt unter anderem eine Metaanalyse von 33 Studien aus den Jahren 1953 bis 2007, die Forscher des Universitätsklinikums Hamburg-Eppendorf 2012 in der Fachzeitschrift *Journal of Epidemiology and Community Health* veröffentlicht haben.[55] Ebenso wenig gibt es bislang verlässliche wissenschaftliche Belege dafür, dass Antipsychotika gegen »hyperkinetische Störungen« oder »Störungen des Sozialverhaltens« helfen würden, gegen die sie hauptsächlich bei den betroffenen Kindern und Jugendlichen eingesetzt werden.[56]

Doch die Verschreibung von Medikamenten verspricht aus Sicht vieler uninformierter Eltern, Lehrer und Ärzte eine einfache und schnelle Entlastung von Sorgen und Nöten: Medikamente zu schlucken erfordert von allen Beteiligten nur einen Bruchteil der Zeit und der Motivation, die für andere, möglicherweise sinnvollere und effektivere Strategien wie etwa Psycho- oder Familientherapie nötig wären. Zudem scheint der Glaube an die Macht der Medizin, Probleme mit Heranwachsenden lösen zu können, immer größer zu werden. Möglicherweise auch dann, wenn die Ursachen eher im Elternhaus, in mangelnder Zuwendung und Erziehung oder in anderen Problemen im Umfeld zu suchen sind. Kein Wunder. Denn dieser Glaube wird von einer Industrie genährt, die sich seit Jahrzehnten über die offiziellen Regeln der Zulassung und die Vorgaben der Arzneimittelbehörden hinwegsetzt: durch gezielte Werbung für den Off-Label-Gebrauch und durch geschickte Beeinflussung all jener Ärzte, welche die Präparate verschreiben sollen.

Die am häufigsten verordneten Substanzen waren Risperidon *(Risperdal)*, Pipamperon *(Dipiperon)*, Quetiapin *(Seroquel)*, Tiaprid AL und Aripiprazol *(Abilify)*. Dabei sind die meisten dieser stark wirksamen Medikamente entweder gar nicht für den Einsatz im Kinder- und Jugendalter zugelassen, oder sie haben keine Zulassung für jene Befindlichkeitsstörungen oder Krankheitsbilder, gegen die Kinderärzte, Hausärzte und Psychiater die Mittel verschreiben. In der Regel fehlt sogar beides.

Antipsychotika für »zu wilde« Kinder und Jugendliche

Ein Beispiel dafür ist der Kassenschlager Risperidon. 2012 entfielen rund 50 Prozent aller Antipsychotikaverschreibungen bei Kindern und Jugendlichen allein auf diesen Wirkstoff. Offiziell zugelassen ist Risperidon nur für eine »symptomatische Kurzzeitbehandlung von anhaltenden Aggressionen bei Verhaltensstörungen bei unterdurchschnittlichen intellektuellen Fähigkeiten oder mentaler Retardierung« (sprich: geistiger Behinderung). Verschrieben wird es jedoch zum allergrößten Teil geistig gesunden, wenn auch anstrengenden Jungen im besten Pubertätsalter, also zwischen zehn und 19 Jahren. In rund zwei Drittel der Fälle, so zeigt Bachmanns Studie, lautet die Diagnose des behandelnden Arztes »hyperkinetische Störung«. Das restliche Drittel der jugendlichen Patienten bekommt die Pillen als Therapie gegen »Störungen des Sozialverhaltens«.

Die Nummer zwei der am häufigsten Kindern und Jugendlichen verordneten Antipsychotika, der Wirkstoff Pipamperon, darf laut Beipackzettel nur gegen »Schlafstörungen und
psychomotorische Erregungszustände« verschrieben werden.
Quetiapin wiederum ist überhaupt nicht für Kinder und
Jugendliche zugelassen. Das erst 2004 eingeführte Aripiprazol
hat nur eine Zulassung für die Behandlung heranwachsender
Patienten ab 15 beziehungsweise 13 Jahren mit Schizophrenie
oder »Bipolar-I-Störung«, auch bekannt als manische Depression. Dennoch werden all diese Wirkstoffe auch bei ganz

**Psychiatrische Diagnosen bei Kindern und Jugendlichen
mit einer Verordnung von Risperidon im Jahr 2011**

Diagnose	Anteil der Patienten [in %]	Diagnose	Anteil der Patienten [in %]
hyperkinetische Störungen	61,5	Ausscheidungsstörungen	6,0
Störungen des Sozialverhaltens	36,5	somatoforme Störungen	5,7
Intelligenzminderung	23,0	Persönlichkeitsstörungen	4,6
Autismus-Spektrum-Störungen	17,6	Störungen durch psychotrope Substanzen	3,8
Angst- und emotionale Störungen	17,4	Schizophrenie-Spektrum-Störungen	3,6
Depression	16,4	Zwangsstörungen	2,4
Teilleistungsstörungen	12,6	Essstörungen	1,3
Tic-Störungen	7,4	Schlafstörungen	0,9
Anpassungsstörungen	6,0	dissoziative Störungen	0,9

Quelle: Deutsches Ärzteblatt 17. 01. 2014*

*Risperidon gehört zu den am häufigsten bei Kindern und Jugendlichen
verordneten Antipsychotika. Allein zwischen 2005 und 2012 haben sich
die Verordnungen mehr als verdoppelt.*

* Bachmann C. J., Lempp T., Glaeske G., Hoffmann F.: »Antipsychotic
prescription in children and adolescents – an analysis of data from
a German statutory health insurance company from 2005–2012« In:
Deutsches Ärzteblatt 111(3) 17.01.2014, S. 25–34.

anderen Befunden eingesetzt: ADHS (Aufmerksamkeitsdefizit- und Hyperaktivitätssyndrom), Autismus, Intelligenzminderung, Angst- und emotionalen Störungen und depressiver Störung.

Das Antipsychotikum Tiaprid wird ebenfalls häufig bei Kindern und Jugendlichen mit der Diagnose »ADHS« oder »Angststörungen« eingesetzt. Im Beipackzettel ist aber weder das eine noch das andere als Indikation genannt. Zugelassen ist das Mittel nur »zur Behandlung von Bewegungsstörungen«. Und zwar in genau zwei Fällen: Zum einen für Bewegungsstörungen, »welche durch bestimmte zentral wirksame Arzneimittel ausgelöst wurden (Neuroleptika-induzierte Spätdyskinesien) und vorwiegend im Bereich der Mund- und Gesichtsmuskulatur auftreten«. Anders ausgedrückt: Tiaprid dient vornehmlich dazu, die Nebenwirkungen anderer Medikamente zu dämpfen, und zwar – ausgerechnet – die Spätfolgen des Konsums von Antipsychotika. Zum anderen, heißt es in der Gebrauchsinformation weiter, gäben »klinische Beobachtungen und begrenzte Studiendaten Hinweise«, dass Tiaprid auch Bewegungsstörungen bei Chorea Huntington verringern könne. Chorea Huntington ist eine unheilbare Erkrankung des Gehirns, bei der es zu einer fortschreitenden Zerstörung eines bestimmten Teils des Gehirns kommt. Die Folge sind Bewegungsstörungen und psychische Symptome. Die ersten Anzeichen des Leidens treten allerdings typischerweise um das 40. Lebensjahr herum auf – also lange *nach* dem Kindes- und Jugendalter.

Ob Risperidon, Pipamperon, Quetiapin, Tiaprid oder Aripiprazol – Kinderärzte, Hausärzte und Psychiater, die Heranwachsenden solche Mittel verschreiben, therapieren demnach also fast immer ins Blaue hinein. Die Studienlage zur Wirksamkeit von Antipsychotika bei Kindern und Jugendlichen sei »sehr limitiert«, formulieren es Bachmann und seine Kollegen dezent im *Deutschen Ärzteblatt*.[57]

Auch neue Antipsychotika sind nicht sicherer

Gleichzeitig aber steht fest, dass durch die massenhafte Verschreibung von Antipsychotika eine ganze Reihe neuer, anderer Probleme entsteht. Denn diese Mittel haben zum Teil
gravierende Nebenwirkungen. Und vieles deute darauf hin, so
Bachmann, dass diese bei Kindern und Jugendlichen noch
häufiger aufträten als im Erwachsenenalter.

Antipsychotikakonsumenten entwickeln zum Beispiel häufig schon kurz nach Beginn der Behandlung Bewegungsstörungen oder krampfartige Anspannungen von Muskeln
und Muskelgruppen (sogenannte Frühdyskinesien). Ohne
es zu wollen, führen die Patienten Bewegungen mit Armen,
Beinen oder Gesichtsmuskeln aus. Sie machen sinnlose Kaubewegungen, die an ein mümmelndes Kaninchen erinnern,
oder bekommen Zungen- und Schlundkrämpfe, die sie am
Sprechen hindern. Andere Patienten wiederum werden von
den Mitteln so unruhig, dass sie ständig herumzappeln, ziel-
los umherlaufen wollen, auf der Stelle treten oder mit den
Knien wippen. Ein Phänomen, das Mediziner als Akathisie
bezeichnen.

Manchmal setzen die Bewegungsstörungen auch erst nach
längerem Gebrauch von Neuroleptika ein. Patienten, die solche Spätdyskinesien entwickeln, leiden unter Zuckungen im
Gesicht und machen ebenfalls ständig Kaubewegungen. Teilweise ziehen die Betroffenen auch unkontrolliert Grimassen
oder entwickeln unwillkürliche Bewegungsabläufe mit den
Armen und Beinen. Häufig sind diese Schäden irreversibel,
das heißt, sie bleiben ein Leben lang bestehen.

Alle Antipsychotika können die Bildung von Sexualhor-
monen beeinträchtigen, sodass es bei Frauen zu Störung der
Periode und zu Unfruchtbarkeit, bei Männern zu Impotenz
und zu Brustwachstum mit und ohne Milchabscheidung
kommen kann. Bei Kindern und Jugendlichen kann die sexuelle Reifung irreversibel gestört werden.

In seltenen Fällen können Antipsychotika sogar tödlich

wirken. Bei einigen Menschen kommt es durch die Einnahme dieser Medikamente zum sogenannten malignen Neuroleptika-Syndrom. Dabei handelt es sich um einen lebensbedrohlichen, schnell verlaufenden Notfall, der unbehandelt bei jedem fünften Betroffenen zum Tod führt. Typische Symptome sind Muskelstarre, Fieber, psychische Störungen sowie eine Entgleisung des vegetativen Nervensystems, die innerhalb kurzer Zeit ein Multiorganversagen hervorrufen kann.

Seit einigen Jahren sind zwar neuere, sogenannte atypische Antipsychotika auf dem Markt, von denen die Hersteller behaupten, dass sie besser wirken und weniger Nebenwirkungen haben. Dank solcher Versprechen nahm der Einsatz atypischer Antipsychotika innerhalb kurzer Zeit massiv zu. Allein in Deutschland werden davon heute mehr als 160 Milliarden Tagesdosen verkauft. Doch beide Versprechen haben sich mittlerweile als falsch erwiesen. Wie die älteren Substanzen rufen auch die jüngeren, atypischen Antipsychotika häufig Bewegungsstörungen hervor. Zudem haben Studien gezeigt, dass die neuen Substanzen keineswegs besser wirken oder verträglicher sind als die alten.[58] Auch sie können bei Kindern und Jugendlichen eine bedenkliche Hemmung der intellektuellen Reifung verursachen und das Lern- und Sozialverhalten massiv beeinträchtigen.

Mehr noch: Atypische Antipsychotika bringen sogar neue, zusätzliche Nebenwirkungen mit sich. Sowohl Erwachsene als auch Kinder und Jugendliche nehmen durch die Einnahme dieser Mittel nicht nur stark zu. Antipsychotika rufen mitunter auch eine krankhafte Überzuckerung hervor, die eine Zuckerkrankheit (Diabetes) auslösen und sogar tödlich verlaufen kann. Manche der Konsumenten entwickeln zudem Fettstoffwechselstörungen, die zu krankhaft erhöhten Cholesterin- und Triglyzeridwerten führen. Und niemand weiß, was die Mittel langfristig im Körper, im Denken und in der Psyche Heranwachsender bewirken. Denn wieder einmal fehlen Langzeitstudien zu Wirkungen und Nebenwirkungen.

Falsche Medikamente, bunt gemixt: Anwendungsfehler sind an der Tagesordnung

Für viele Menschen gehören Medikamente zum Alltag wie das tägliche Brot. Das spiegelt sich in gewisser Weise im Vergleich mit dem wichtigsten Grundnahrungsmittel der Deutschen wider. 2013 gab es hierzulande mehr als 21 000 Apotheken – und gerade einmal 13 171 Bäckereien mit 30 000 Filialen.[59] Und während der durchschnittliche Bundesbürger pro Jahr Brot und Brötchen für weniger als 200 Euro verzehrt, werden für Arzneimittel pro Kopf im Schnitt 571 Euro ausgegeben.[60] Rund 640 Millionen Arzneimittelpackungen haben niedergelassene Ärzte 2013 allein den Versicherten der gesetzlichen Krankenkassen verschrieben.[61] Die Pillen, die in Krankenhäusern oder an privat versicherte Patienten verabreicht wurden, sind da noch gar nicht eingerechnet. Jeder Deutsche – vom Säugling bis zum Greis – schluckt damit mehr als 546 Tabletten, Kapseln, Tropfen pro Jahr. Und stets verbindet sich damit die Hoffnung auf Hilfe und Heilung durch die Segnungen der Pharmazie.

Doch Experten warnen: »Viele Patienten schätzen Nutzen wie potenzielles Risiko von Medikamenten nicht adäquat ein«, so Daniel Grandt, Leiter des Instituts für Arzneitherapiesicherheit am Klinikum Saarbrücken.[62] Patienten würden häufig »überoptimistisch sorglos« Medikamente einnehmen. Dabei sei »Arzneimitteltherapie ein Hochrisikoprozess«, der schnell zum unkalkulierbaren, mitunter lebensgefährlichen Risiko werden könne. Studien zufolge sind rund 3 bis 6 Prozent aller Krankenhausaufnahmen auf Komplikationen mit Medikamenten zurückzuführen. Das heißt: Allein in Deutschland müssen jährlich mehrere Hunderttausend Patienten wegen unerwünschter Arzneimittelwirkungen ins Krankenhaus.[63] Senioren sind dabei überdurchschnittlich oft von Neben- und Wechselwirkungen betroffen. Von ihnen wird jeder Zehnte bis Siebte aufgrund von Arzneimittelnebenwirkungen in eine Klinik eingeliefert. Für viel zu viele Menschen haben die als Heilmittel eingenommenen Substanzen sogar einen tödlichen Effekt: Jährlich sterben hierzulande drei- bis zehnmal so viele Menschen an unerwünschten Arzneimittelwirkungen wie im Straßenverkehr.[64]

Das Tragische daran: Ein Großteil all dieser Schäden und Todesfälle wäre vermeidbar.[65] Denn häufig kommt es bei der Verabreichung von Medikamenten zu schwerwiegenden Fehlern. Nicht immer sind sie dem behandelnden Arzt anzulasten – aber sehr oft: Fast drei Viertel aller schweren, vermeidbaren Arzneimittelnebenwirkungen, nämlich rund 70 Prozent, gehen auf inadäquate Verordnungen zurück, so Daniel Grandt.[66] Die häufigsten davon seien falsche Dosierung, Missachtung von Gegenanzeigen und unberücksichtigte Wechselwirkungen zwischen zwei oder mehr Medikamenten, die der Patient parallel einnimmt.

Vergiftung auf Rezept: Viele Medikamente sind zu hoch dosiert

Rund die Hälfte der Verordnungsfehler sind Daniel Grandt zufolge Dosierungsfehler.[67] Fast immer ist das jeweilige Mittel dabei überdosiert. Denn viele kranke sowie auch ältere Menschen generell bauen Fremdstoffe wie Medikamente schlechter ab und scheiden sie zudem häufig langsamer aus, als dies in einem jungen, gesunden Organismus geschieht. Die Arzneimittel bleiben dadurch in der Regel deutlich länger im Körper als beabsichtigt und als es therapeutisch sinnvoll und verträglich ist. Wird die Dosis nicht reduziert und das Medikament dauerhaft in zu großer Menge weiter verabreicht, steigt die Konzentration der Wirkstoffe im Körper des Patienten kontinuierlich an. Im schlimmsten Fall kommt es so zu einer unfreiwilligen Vergiftung durch Überdosierung.

In vielen Fällen ließe sich das vergleichsweise einfach verhindern, indem der Arzt bei älteren Menschen die Dosis von Anfang an erheblich reduziert. Als Faustregel dabei gilt, so Petra Thürmann, Pharmakologieprofessorin an der Universität Witten/Herdecke: »Oft reicht für Senioren die halbe Erwachsenendosis.«[68] Bei bestimmten Medikamenten, darunter zum Beispiel Schlaf- und Beruhigungsmittel aus der Gruppe der Benzodiazepine, genügt sogar ein Drittel oder Viertel der üblichen Portion. Und eine weitere Faustregel für Ärzte, die Senioren Medikamente verschreiben, lautet: »Start low, go slow« – »Beginne mit einer niedrigen Dosis und erhöhe sie, wenn notwendig, langsam.«[69] Ebenso wichtig ist aus Sicht von Experten, dass der Arzt den Effekt der Behandlung in regelmäßigen Kontrollterminen überprüft, um zu sehen, ob das Mittel tatsächlich anschlägt und hilft – oder mehr schadet als nützt.

Oft arbeiten die Nieren nicht richtig

Ursache für den verlangsamten oder veränderten Abbau von Arzneimitteln im Körper ist häufig eine eingeschränkte Nierenfunktion. Davon betroffen sind vor allem Menschen mit Diabetes und Bluthochdruck – knapp die Hälfte der chronisch Nierenkranken in Deutschland sind zuckerkrank.[70] Doch auch Medikamente, zum Beispiel Schmerzmittel, können die Niere schädigen, insbesondere dann, wenn sie regelmäßig über längere Zeit eingenommen werden und die Patienten zu wenig, also weniger als zwei Liter pro Tag trinken. Eine beeinträchtigte Nierenfunktion aber hat gravierende Konsequenzen für andere Therapien: Viele Medikamente dürfen dann nämlich nur noch in geringer Dosierung oder gar nicht mehr verabreicht werden.

Das Problem ist seit Langem bekannt. Und doch wird es von den Ärzten viel zu selten berücksichtigt: Nur in einem Drittel der Fälle, in denen Mediziner die Dosis der Medikamente aufgrund von Nierenproblemen herunterschrauben müssten, nehmen sie diesen Schritt tatsächlich vor. Das belegen unter anderem Untersuchungen am Universitätsspital Basel. Forscher haben darin die Medikation von mehr als 1600 Patienten genauer unter die Lupe genommen.[71] Dabei zeigte sich: Den behandelnden Ärzten dieser Patienten war weder bewusst, dass die Nierenfunktion der betroffenen Patienten eingeschränkt war, noch, dass sie ein Medikament verschrieben hatten, dessen Dosis je nach Nierenfunktion angepasst werden muss.

Auf den ersten Blick, so Daniel Grandt, sei dies schwer verständlich.[72] Schließlich gibt es einschlägige Tests, mit denen sich die Nierenfunktion einfach und schnell überprüfen lässt. Doch die Tücke liegt im Detail. Normalerweise kann man die Nierenfunktion zum Beispiel gut anhand der Konzentration von Kreatinin im Blut bestimmen. Dieser sogenannte Serumkreatininwert hängt aber nicht allein von der Nierenfunktion ab. Eine maßgebliche Rolle spielen auch das Körpergewicht, die Muskelmasse und das Geschlecht. Frauen haben zum Beispiel niedrigere Werte als Männer. Auch bei einer Schwangerschaft, bei starkem Muskelabbau oder bei Typ-1-Diabetes ist die Konzentration von Kreatinin im Blut deutlich verringert. Umgekehrt ist der Wert in vielen anderen Situationen erhöht, zum Beispiel bei Nierenschäden, bei Herzschwäche (Herzinsuffizienz), bei exzessivem Fleischkonsum, bei der Einnahme bestimmter Medikamente (etwa Opioide) oder wenn der Patient vor der Blutabnahme lange körperlich hart gearbeitet hat.

Ausschlaggebend ist vor allem das Alter des Patienten, denn im Laufe des Lebens nimmt die Filterfunktion der Niere kontinuierlich ab. Bei einem 20-jährigen, 75 Kilogramm schweren Mann zum Beispiel könne der Arzt eine eingeschränkte Nierenfunktion sehr leicht am erhöhten Serumkreatininwert erkennen. Anders dagegen bei einem 77-jährigen Patienten: Der weist auch dann noch einen scheinbar normalen Wert auf, wenn seine Nierenfunktion schon zu 50 Prozent eingeschränkt ist. Um ein realistisches Bild von der Leistungsfähigkeit der Niere älterer Menschen zu erhalten, muss man die Nierenfunktion berechnen.

»Das ist natürlich nicht mehr ohne Hilfsmittel zu gewährleisten«, räumt Grandt ein. Wie wichtig eine genaue Analyse der Nierenfunktion jedoch im medizinischen Alltag ist, verrät ein Blick in die Statistik: Von rund 300 der mehr als 2000 zugelassenen Wirkstoffe, die hierzulande auf dem Markt sind, weiß man, dass man die Dosis bei eingeschränkter Nierenfunktion anpassen muss, um Schäden durch gefährliche Nebenwirkungen zu verhindern oder zumindest zu begrenzen.

Fest steht auch: Das Problem betrifft Hunderttausende von Menschen. Etwa jeder dritte Patient im Krankenhaus weist eine eingeschränkte Nierenfunktion auf. Und mehr als 90 Prozent dieser Patienten erhalten Medikamente, deren Dosis an diese Veränderung angepasst werden muss – was häufig nicht geschieht.[73] Noch gar nicht eingerechnet sind dabei die unzähligen ambulant behandelten Patienten, die zum Teil dieselben problematischen Medikamente schlucken und deren Nierenfunktion häufig ebenfalls stark eingeschränkt ist.[74]

Erdrückende Informationsflut:
Kein Arzt kann noch alle Regeln überblicken

Wer es als Arzt besser machen will, stößt jedoch schnell an seine Grenzen. Optimale Verordnungen würden nämlich voraussetzen, dass alle dafür nötigen Informationen vorhanden sind – und dass man als normaler Mensch auch noch in der Lage ist, diese in einem vertretbaren Zeitrahmen zu finden und zu verarbeiten. Der behandelnde Arzt müsste dazu nicht nur alle relevanten Gesundheitswerte seines Patienten vorliegen haben. Er müsste auch dessen sämtliche körperliche Gebrechen kennen und wissen, welche Medikamente er in welcher Dosierung einnimmt. Darüber hinaus sollte der Mediziner die relevanten Wechselwirkungen all jener Medikamente kennen, die er verschreibt.

Eine Aufgabe, die nahezu übermenschliche Fähigkeiten verlangt. Denn allein in Deutschland stehen Ärzten mehr als 19 000 verschreibungspflichtige Arzneimittel mit rund 2000 verschiedenen Wirkstoffen zur Verfügung. Daneben gibt es mehr als 54 000 apothekenpflichtige Arzneimittel, die der Kunde auch ohne Rezept und ohne Rücksprache mit irgendeinem Arzt erhält und oft in Kombination mit anderen Mitteln einnimmt.[75] Und jedes Jahr kommen im Schnitt 20 bis 35 neue Wirkstoffe dazu.[76] Sie alle sollen dem behandelnden Arzt – theoretisch – mit ihren Wirkungen, Nebenwirkungen und Dosierungen bekannt sein. Ebenso wie die rund 6700 möglichen Wechselwirkungen, auf welche die Fachinformationen zu all den vielen Medikamenten hinweisen, wobei sie noch gar nicht alle relevanten Informationen enthalten. »Das ist deutlich mehr als ein einzelner Arzt auswendig lernen kann«, konstatiert Grandt.[77] Die unüberschaubare Menge der zu berücksichtigenden Verordnungsregeln mache verständlich, so der Arzneimittelexperte, dass selbst erfahrene Krankenhausärzte im Schnitt nur jede zweite unerlaubte Medikamentenkombination und nur jede zweite relevante Wechselwirkung erkennen.[78]

Trotz der Flut von Warnhinweisen und Daten sind die medizinischen Informationen für Ärzte selbst bei vielen gängigen Präparaten wenig praxistauglich. So fehlen sogar in den Fachinformationen häufig konkrete Anwendungsregeln dafür, wie Ärzte die Mittel bei Niereninsuffizienz oder bei älteren Patienten dosieren sollen. Zwar werden mögliche Nebenwirkungen aufgelistet. Detaillierte Angaben zu Häufigkeit, Dosisabhängigkeit, Ausprägung der Symptome oder Faktoren, die das Risiko für die jeweiligen Nebenwirkungen erhöhen, oder Hinweise dazu, wie der Behandler damit umgehen soll, sind jedoch meist nicht zu finden.

Selbst die Hersteller scheinen häufig nicht über genauere Informationen zu verfügen: Nur eine von 120 angeschriebenen Pharmafirmen konnte eine entsprechende Anfrage beantworten.[79] Kein Wunder also, dass manch ein Arzt bei der Verordnung von Medikamenten vor einem Buch mit sieben Siegeln steht. Das geben viele Mediziner auf Nachfrage auch offen zu, wie die sogenannte MedicDAT-Studie des Bundesforschungsministeriums vor einiger Zeit zeigte.[80] 80 Prozent der fast 16 000 befragten Ärzte gaben darin an, dass die von ihnen benötigten Informationen für die Verordnung von Arzneimitteln nicht dort verfügbar sind, wo sie gebraucht werden – und dass die Zeit, die sie für die Beschaffung dieser Informationen aufwenden müssten, viel zu lang ist.

Alt, krank, falsch behandelt: Zu viele Pillen für Senioren

So erstaunt es kaum, dass viele Verordnungen nicht den anerkannten Verordnungsregeln entsprechen. Oft werden Gegenanzeigen oder Warnhinweise nicht beachtet. Oder aber der Arzt übersieht, dass der Patient eine Kombination von Arzneimitteln mit potenziell gefährlichen Wechselwirkungen nimmt. Besonders gefährdet für die daraus entstehenden Komplikationen sind wiederum Senioren. Ältere Menschen weisen häufig nicht nur eines oder mehrere Leiden wie Diabetes, Bluthochdruck und chronische Schmerzen auf, sie schlucken im Schnitt auch viel mehr Pillen als jüngere – und vertragen sie deutlich schlechter. »Beides hängt mit biologischen Alterungsprozessen zusammen, die den Körper einerseits anfälliger für Krankheiten und andererseits empfindlicher gegenüber Medikamenten machen«, sagt Petra Thürmann[81] (siehe Kasten).

Wie eine Studie des Wissenschaftlichen Instituts der AOK (WIdO) ergab, bekommen 27,4 Prozent der gesetzlich Krankenversicherten über 65 Jahre fünf oder mehr verschiedene Arzneimittel parallel verordnet.[82] Mehr als ein Viertel dieser Patienten erhält dabei Arzneimittel aus der sogenannten Priscus-Liste.[83] Sie nennt 83 Medikamente, die für Senioren potenziell gefährlich und damit generell für diese problematisch oder ungeeignet sind. Ein Team um Petra Thürmann hat diese Liste vor einigen Jahren anhand ähnlicher Kataloge aus anderen Ländern, wie etwa den USA, erstellt und 2010 veröffentlicht. Anders als die auf den amerikanischen Markt bezogene sogenannte Beers-Liste berücksichtigt die Priscus-Liste, welche Medikamente in Deutschland erhältlich sind und hier oft verordnet werden.

Doch das Wissen um diese Liste, so scheint es, ist noch nicht zu allen betroffenen Ärzten und Patienten vorgedrungen. Das bestätigt unter anderem eine Onlineumfrage der

So viele Pillen schlucken ältere Menschen
Multimedikation bei über 65-Jährigen (BARMER GEK Versicherte, 2. Quartal 2012)

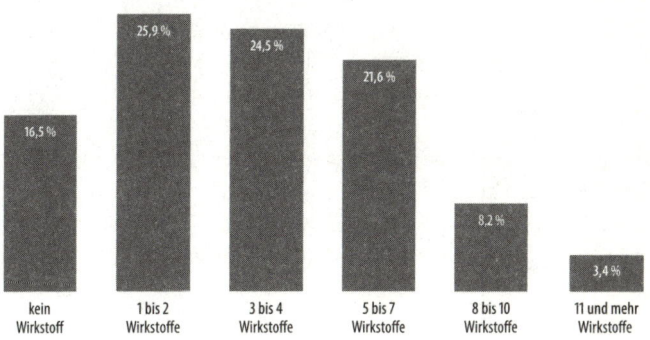

Quelle: BARMER GEK Arzneimittelreport 2013

Ein Drittel der über 65-Jährigen nimmt mehr als fünf Arzneimittelwirkstoffe täglich. So entsteht ein unberechenbarer Mix von Substanzen, der lebensbedrohlich werden kann.

Stiftung Warentest. Darin wurden Menschen über 65 gebeten, anonym ihre aktuellen Medikamente zu nennen und auch, wie oft und seit wann sie diese einnehmen. 996 Teilnehmer beantworteten alle Fragen. Meist, berichtet das Magazin *test*, habe es sich dabei um junge und fitte Senioren gehandelt: Alter 65 bis 75 Jahre, noch ohne Pflegestufe.[84] Dennoch hätten sich bei ihnen bereits typische Probleme gezeigt: von zu vielen Pillen bis zur Tablettensucht.

Jeder zehnte Teilnehmer, so zeigte sich, schluckte problematische Arzneimittel aus der Priscus-Liste. Und das spiegelt nur einen Teil des Gesamtbildes wider. Denn die wirklich Hochbetagten und Pflegebedürftigen werden in einer Umfrage wie der von der Stiftung Warentest gar nicht erfasst. Diese nehmen im Schnitt noch deutlich mehr Medikamente als die rüstigen Frauen und Männern unter den deutschen

Polypharmazie: Bei Hochaltrigen jede(r) Zweite
Anteil der Versicherten, die täglich mehr als fünf Arzneimittelwirkstoffe nehmen in Prozent (BARMER GEK Versicherte, 2. Quartal 2012)

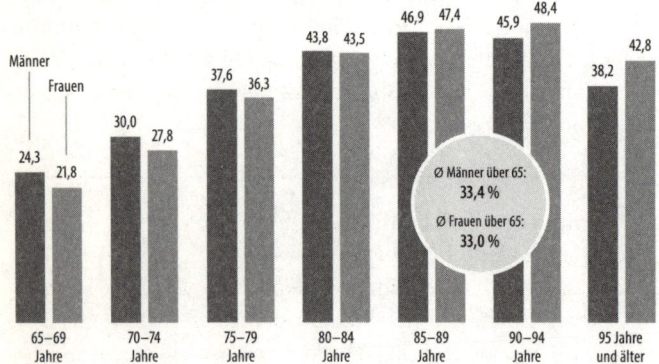

Quelle: BARMER GEK Arzneimittelreport 2013

Senioren im Alter zwischen 80 und 94 Jahren schlucken besonders viele Medikamente. Im Schnitt sind es acht, in einigen Fällen sogar mehr als ein Dutzend Präparate pro Patient.

Rentnern. Wie Studien zeigen, die sich gezielt auf Altenheime beziehen, erhalten dort 40 Prozent aller Bewohner Arzneimittel, die auf der Priscus-Liste stehen.[85] Dabei fällt auf, dass es sich oft um Medikamente handelt, die dann zum Einsatz kommen, wenn Betroffene, Angehörige oder Pfleger nicht mehr weiterwissen: Schlaf- und Beruhigungsmittel, Antidepressiva, Präparate gegen Psychosen, gegen Bewegungsdrang oder ausgeprägte Emotionalität.

Dass solche »Helfer in Pillenform« nicht nur kurzzeitig bei schweren seelischen Störungen und in Kombination mit einer Psychotherapie verschrieben werden, ist nichts Neues. Oft dienen die Mittel auch als dauerhafter Ersatz für menschliche Zuwendung, Trost, Sozialkontakte und Geselligkeit. »Je weniger Personal im Altersheim, desto mehr Psychopharmaka«, lautet der knappe Kommentar von Petra Thürmann.

Einmal verordnet erhalten viele Senioren ihre »kleinen Helfer« zudem gleichsam im Abonnement: Sobald die Schachtel mit dem Antidepressivum oder dem Beruhigungsmittel zur Neige geht, ruft der Pfleger oder die Pflegerin beim zuständigen Doktor an. Der schickt ein Rezept, und eine neue Runde der »Therapie« beginnt. Oft hinterfragt niemand mehr, ob die Mittel überhaupt noch nötig oder sinnvoll sind – und das über Jahre hinweg.

Warum vor allem Senioren Opfer von Nebenwirkungen und Fehldiagnosen werden

Die meisten Arzneimittel werden an jungen Gesunden getestet. Eingenommen werden sie jedoch überwiegend von Menschen über 60 Jahren. Die aber vertragen Medikamente in der Regel viel schlechter – und brauchen meist auch eine geringere Dosierung. Denn Arzneimittel wirken im Alter oft stärker – oder sind für Senioren sogar generell ungeeignet. Das hat mehrere Gründe:

Verändertes Gewebe: Der Körper eines jungen Mannes besteht zu etwa einem Fünftel aus Fett und zu 50 bis 60 Prozent aus Wasser. Bei Frauen ist der Fettanteil etwas höher. Im Alter nimmt der Fettanteil bei beiden Geschlechtern zu und der des Gesamtkörperwassers ab. Die Folge: Medikamente, die sich im Fettgewebe anreichern, wirken bei älteren Menschen länger als bei jungen. Umgekehrt steigt der Wirkstoffspiegel bei Arzneimitteln, die sich vor allem im Körperwasser verteilen, nach der Einnahme schneller an.

Flüssigkeitsmangel: Oft werden verwirrte, hoch erregte oder auch apathische alte Menschen in ein Krankenhaus eingewiesen, denen nur eines fehlt: Flüssigkeit und Elektrolyte. Etliche Senioren trinken nämlich viel zu wenig, weil sie kein Durstgefühl mehr haben. Oder aber sie leiden unter einer krankhaft erhöhten Urinausscheidung infolge von Diabetes. Zudem können bestimmte Medikamente eine Austrocknung verstärken (zum Beispiel sogenannte Schleifendiuretika gegen Bluthochdruck oder Benzodiazepine).

Empfindlichere Nervenzellen: Viele Medikamente beeinflussen – gewollt oder ungewollt – das Nervensystem und damit auch das Gehirn. Beide reagieren im Alter empfindlicher, vor allem auf Schmerzmittel und Psychopharmaka, aber auch auf Medikamente gegen Lungenbeschwerden oder Harninkontinenz.

Verringerte Anpassungsfähigkeit: Im Alter kann der Körper bestimmte Belastungen wie etwa Blutdruckschwankungen nicht mehr ausgleichen. Deshalb führen beispielsweise Medikamente, die sich auf den Kreislauf auswirken, bei älteren Menschen häufiger zu Schwindel und Stürzen.

Geschwächte Leber: Als wichtiges Entgiftungsorgan ist die Leber auch für den Abbau von Medikamenten im Körper zuständig. Ist sie jedoch geschädigt, sei es durch bestimmte Erkrankungen (etwa Hepatitis), Alkohol oder andere Arzneimittel (zum Beispiel Paracetamol), arbeitet sie viel langsamer und schlechter als früher. Die Dosis mancher Medikamente muss deshalb auf ein Drittel oder Viertel der üblichen Menge herabgesetzt werden.

Nachlassende Nierenfunktion: Mit steigendem Lebensalter nimmt die Leistungsfähigkeit der Nieren ab, vom 40. Lebensjahr an um etwa ein Prozent pro Jahr.[86] Die Nieren scheiden dadurch viele Arzneimittel nicht mehr so schnell aus wie früher. Wird die Dosis nicht reduziert, bleiben die Substanzen zum Teil doppelt so lange im Körper, sammeln sich dort an und vergiften den Betroffenen schleichend.

Chronische Leiden: Rund zwei Drittel aller Menschen über 65, schätzen Experten, haben eine oder mehrere chronische Krankheiten. Auch diese haben oft Einfluss auf den Stoffwechsel. Bei Diabetes und Bluthochdruck etwa ist die Nierenfunktion stark eingeschränkt, das heißt, die Dosis vieler Medikamente muss deutlich reduziert werden.

Unkoordinierte Therapie: Oft behandeln verschiedene (Fach-)Ärzte die unterschiedlichen Krankheiten eines Patienten parallel – ohne voneinander zu wissen und ohne zu klären, welche Medikamente der Patient noch einnimmt.

Unberechenbarer Pillenmix: Zahlreiche Senioren nehmen regelmäßig Medikamente ein – oft sogar mehrere verschiedene Präparate parallel. Bei den über 60-Jährigen sind es im Schnitt täglich drei rezeptpflichtige Arzneimittel. Bei den Hochbetagten mehr als acht, in einigen Fällen sogar mehr als ein Dutzend.[87]

Klischees: Bei Senioren werden Nebenwirkungen schneller einer Krankheit oder dem Alter zugeschrieben. Eine Überdosierung von Medikamenten zum Beispiel, die sich auf die Konzentrations- und Merkfähigkeit aus-

wirkt, wird häufig als Symptom einer Demenz angesehen. Nach dem Motto: Was soll's denn schon anderes
sein? Schließlich ist der Patient alt – und im Alter werden die Leute eben dement.

Blindes Vertrauen und mangelnde Aufklärung

Erstaunlich dabei ist, wie gering das Bewusstsein für die Risiken von Arzneimitteln gerade bei denjenigen ausgeprägt ist,
die es am meisten betrifft – bei den Senioren. Auch das geht
aus der WIdO-Studie hervor, in der Experten der AOK insgesamt 1000 gesetzlich Krankenversicherte ab 65 Jahren befragt
hatten.[88] Die Teilnehmer der Umfrage mussten darin ange-
ben, welche Medikamente sie einnehmen, wie sie die damit
verbundenen Gefahren einschätzen und wie zuverlässig sie
sich an das halten, was ihnen der Arzt hinsichtlich Medikamenteneinnahme vorgegeben hat.

Nur einem Viertel der befragten Senioren war demnach
bekannt, dass ältere Menschen generell anfälliger für unerwünschte Arzneimittelwirkungen sind als jüngere. Die meisten der Befragten wussten auch nicht, dass Senioren bestimmte
Arzneimittel besonders schlecht vertragen. Ein Großteil der
Krankenversicherten in dieser Altersgruppe verlässt sich zudem völlig auf das, was der Doktor sagt. 71,2 Prozent der
Umfrageteilnehmer gaben an: »Egal was und wie viel ich ein-
nehme, der Arzt weiß, was am besten für mich ist.« Zugleich
sagte mehr als die Hälfte der Befragten, ihr Hausarzt habe
noch nie mit ihnen darüber gesprochen, dass die gleichzeitige
Einnahme verschiedener Arzneimittel riskant sein kann.

Auch die Beratung in der Apotheke lässt der WIdO-Um-
frage zufolge zu wünschen übrig. Nur 29 Prozent der Senioren, die Medikamente nahmen, erklärten, dass man sie dort
über die möglichen Risiken einer gleichzeitigen Einnahme
verschiedener Arzneimittel informiert habe. Und gerade einmal rund 15 Prozent der Befragten konnten sich daran erin-

nern, in der Apotheke schon einmal gefragt worden zu sein, ob sie noch andere Arzneimittel als die aktuell verordneten einnehmen.

Riskante Therapie in Eigenregie

Die Unbekümmertheit vieler Bürger im Umgang mit Medikamenten macht es für die behandelnden Ärzte zusätzlich schwer, gefährliche Nebenwirkungen zu verhindern. So entwickelt manch ein Patient im Laufe der Therapie ein beachtliches Maß an Eigenregie. Sei es, dass er seine Rezepte von mehreren Ärzten bezieht, wobei der eine nichts von dem anderen weiß. Geschweige denn von den Mitteln, die der Kollege verschreibt. Oder aber, dass der Patient zusätzlich zu den verordneten Präparaten noch rezeptfreie Mittel aus der Apotheke nimmt. Und das passiert sehr häufig: 40 Prozent der in Deutschlands Apotheken verkauften Arzneien wurden nicht vom Arzt verordnet.[89] Manch ein Patient greift sogar auf den Fundus der eigenen Familie zurück – und schluckt rezeptpflichtige Medikamente, die für den Ehepartner, die Mutter oder den Sohn verschrieben worden sind.

Vor derlei Selbsttherapie kann der Saarbrücker Arzneimittelexperte Daniel Grandt nur warnen. »Schon ein einziges rezeptpflichtiges, aber auch ein frei verkäufliches Medikament, das zusätzlich zu anderen, vom Arzt verordneten Arzneimitteln genommen wird, kann aus einer sinnvollen und sicheren eine lebensgefährliche Therapie machen.« Ein Beispiel: Mit lebensgefährlichen Blutungen wird ein Patient als Notfall im Krankenhaus aufgenommen. Dort stellt sich – zum Glück – schnell heraus, was die Ursache ist. Seit längerer Zeit nimmt der Mann ein Medikament, das die Blutgerinnung hemmt, um ihn vor einem erneuten Schlaganfall zu schützen.[90] Alles geht gut, bis er an einer Hautpilzinfektion in der Leiste erkrankt. Denn der Hautarzt verschreibt ihm ein Medikament, das die blutgerinnungshemmende Wirkung des anderen erheblich verstärkt. »Beide Arzneimittel sind für sich gesehen sinnvoll«, erläutert Daniel Grandt, die Kombination jedoch hätte tödlich werden können.

Pflanzlich, aber nicht harmlos: gefährliche Effekte von Johanniskraut & Co.

Manchmal führt die Kombination verschiedener Arzneimittelwirkstoffe aber auch – ungeplant – zu neuem Leben. Zum Beispiel dann, wenn der vermeintlich sanfte, weil natürliche, Stimmungsaufheller Johanniskraut ins Spiel kommt. Tausende von Menschen schlucken Präparate mit Extrakten aus der Pflanze, in der Hoffnung, damit aus einem seelischen Tief herauszukommen. Die meisten von ihnen nehmen die Mittel auf eigene Faust. Schließlich sind diese problemlos in Apotheken und Drogerien erhältlich – ohne aufwendigen Besuch beim Arzt und ohne Rezept. Darunter auch viele jüngere Frauen, die sexuell aktiv sind und zum Schutz vor einer Schwangerschaft die Antibabypille nehmen.

Einige von ihnen haben in den vergangenen Jahren ihr blaues Wunder erlebt. Denn die Einnahme von Johanniskraut wirkt sich massiv auf zahlreiche Medikamente aus – und setzt unter anderem die hormonelle Empfängnisverhütung außer Gefecht. Immer wieder sind deshalb in den vergangenen Jahren Frauen schwanger geworden, obwohl sie die »Pille« zuverlässig und regelmäßig genommen hatten.

Grund dafür ist, dass Johanniskraut die Wirkung wichtiger Abbauenzyme im Körper verstärkt. Diese sogenannten P450-Cytochrome, von denen es mehrere Untertypen (Isoformen) gibt, sind maßgeblich am Abbau einer Vielzahl von Medikamenten beteiligt.[91] Wie schnell oder wie langsam die Enzyme das tun, hängt von mehreren Faktoren ab, unter anderem davon, welche Arzneimittel der Patient sonst noch schluckt. Manche Präparate wirken auf die Enzyme hemmend, andere verstärken deren Aktivität. Die Stärke des Effekts unterscheidet sich von Arzneimittel zu Arzneimittel – und von Patient zu Patient. Die Auswirkungen der individuellen Konstitution sind zum Teil erheblich.

P450-Cytochrome: körpereigene Enzyme, die Arzneimittel abbauen[92]

Das wichtigste dieser Enzyme ist CYP 3A4. Dieser Biokatalysator baut etwa die Hälfte der gängigen Arzneimittel ab, darunter Cholesterinsenker (Statine), AIDS-Medikamente (Proteasehemmer), Immunsuppressiva und bestimmte Blutdrucksenker (Kalziumantagonisten). Substanzen, die CYP 3A4 hemmen oder aktivieren, haben daher einen starken Einfluss darauf, wie schnell oder langsam ein bestimmter Cholesterinsenker oder ein bestimmtes AIDS-Medikament im Körper des Patienten abgebaut wird, wie lange es in ausreichender Konzentration im Blut bleibt – und ob es überhaupt ausreichend Wirkung entfalten kann.

Ein weiteres wichtiges Enzym ist CYP 2D6. Es baut ein Viertel der gebräuchlichen Medikamente ab, darunter viele Psychopharmaka. Allerdings geschieht das nicht bei allen Menschen gleich schnell und gleich gut. Im Gegenteil. Genetische Studien haben gezeigt, dass dieses Enzym bei 5 bis 10 Prozent der weißen Bevölkerung kaum oder gar nicht vorhanden ist. Der Körper der Betroffenen baut daher zum Beispiel Psychopharmaka deutlich langsamer ab als andere Menschen. Dieselbe Dosis eines Antidepressivums oder eines Beruhigungsmittels kann deshalb für den einen Patienten passend, für den anderen aber viel zu hoch sein.

Ähnliches gilt für den dritten wichtigen Vertreter dieser Gruppe. Das Enzym CYP 2C19 baut unter anderem Medikamente ab, die gegen Magen- oder Zwölffingerdarmgeschwüre verabreicht werden (Protonenpumpenhemmer). Bei 3 bis 5 Prozent der Deutschen ist es allerdings defekt. Sprich: Auch hier wird das jeweilige Medikament viel langsamer abgebaut als bei den meisten anderen Menschen. Die Betroffenen benötigen daher eine ganz andere Dosis oder ganz andere Medikamente als die restliche Bevölkerung, um denselben therapeutischen Effekt zu erleben.

Johanniskraut ist unter den Arzneimitteln eine Art Mehrfachtäter. Es aktiviert gleich drei maßgebliche Enzyme des Arzneistoffwechsels im Körper, nämlich CYP 3A4, aber auch CYP 1A2 und CYP 2C9. Die in der »Pille« enthaltenen empfängnisverhütenden Hormone werden dadurch so schnell abgebaut, dass sie nicht mehr ausreichend wirken und vor einer Schwangerschaft schützen können.

Vor demselben Problem stehen aber auch die Frauen, die sich in der trügerischen Gewissheit wiegen, besonders sicher zu verhüten – zum Beispiel mit dem Hormonstäbchen *Implanon*. Das 4 Zentimeter lange und 2 Millimeter dünne Stäbchen, das seit etlichen Jahren auf dem Markt ist, gilt als besonders zuverlässig. Der Arzt pflanzt es im Arm direkt unter der Haut ein, und anders als bei der Pille muss die Frau dann nicht mehr täglich »daran« denken. Geht alles gut, braucht sie sich drei Jahre lang nicht mehr um Empfängnisverhütung zu kümmern. So lange gibt das Implantat normalerweise genug Hormone ab, um vor einer Schwangerschaft zu schützen. Erst dann muss es ausgetauscht werden.

Gerade im »Nicht-daran-denken-Müssen« liegt aber die Gefahr: Manch eine Frau könnte nämlich vergessen, ihrem Internisten, Hautarzt oder HNO von dem Hormonstäbchen zu berichten, wenn dieser ihr wegen eines akuten Problems ein Medikament verschreibt. Dann aber hat der Doktor keine Chance, die Gefahr von Wechselwirkungen abzuklären – und die Frau ist, ohne es zu ahnen, nicht mehr geschützt.

Gleich mehrere Verdachtsfälle, die bei der britischen Arzneimittelbehörde MHRA (Medicines and Healthcare Products Regulatory Agency) eingegangen sind, sprechen dafür, dass ein solches Szenario durchaus realistisch ist.[93] Dort sind in jüngerer Zeit einige Frauen, die Johanniskrautpräparate eingenommen hatten, trotz *Implanon* schwanger geworden. Und vieles spricht dafür, dass es hierzulande ähnliche Fälle gab oder gibt. Doch welcher Frauenarzt und welche Patientin wollen schon gerne darüber berichten? Zumal, wenn es vielleicht zu einer Abtreibung kommt oder gekommen ist. Um solche Fälle künftig zu verhindern, hat die MHRA im März 2014 explizit vor der Kombination von Johanniskrautpräparaten mit *Implanon* gewarnt.[94] Das gleiche Risiko, ungewollt schwanger zu werden, besteht aber auch für die Frauen, die mit Hormonen in Form von Pflastern (zum Beispiel *EVRA*), Vaginalringen (zum Beispiel *Circlet* oder *NuvaRing*) oder ganz klassisch mit der »Pille« verhüten.

Die Experten des Ärzte-Infodienstes *arznei-telegramm* gehen mit ihren Empfehlungen noch deutlich weiter. Sie raten generell von Johanniskrautpräparaten ab.[95] Denn bisher gebe es keine ausreichenden Belege dafür, dass diese etwas nützten. Fest stehe aber seit Langem, dass Johanniskraut bei einer Vielzahl von Arzneimitteln Probleme mache. Nicht nur die Antibabypille, auch lebenswichtige Medikamente wie Immunsuppressiva, Gerinnungshemmer und Medikamente gegen AIDS (sogenannte Proteasehemmer) werden unter dem Einfluss des pflanzlichen Mittels zu schnell abgebaut und verlieren so einen beträchtlichen Teil ihrer Wirkung. Bei organtransplantierten Patienten, die Johanniskraut genommen hatten, kam es so beispielsweise zu akuten Abstoßungsreaktionen. Eine Komplikation, die nicht nur zum Verlust des gespendeten Organs, sondern auch zum Tod des Patienten führen kann.

Mittel, die das Herz aus dem Takt bringen

Cytochrom-P450-Enzyme spielen auch bei anderen schwerwiegenden Nebenwirkungen eine maßgebliche Rolle. Berüchtigt sind zum Beispiel Medikamente, die lebensbedrohliche Herzrhythmusstörungen auslösen können, sogenannte QT-verlängernde Arzneimittel. Sie werden so bezeichnet, weil sich bei Einnahme der Mittel das Elektrokardiogramm (EKG) des Patienten verändert. In den sich wiederholenden Kurven des Herzschlags, die das Gerät aufzeichnet, ist ein charakteristischer Abschnitt, das QT-Intervall, verlängert.

Zu den Mitteln, die solche Herzrhythmusstörungen verursachen können, gehören zum Beispiel das Antibiotikum Erythromycin und all seine Abkömmlinge, einige Allergiemittel (Antihistaminika wie Terfenadin und Astemizol), Narkosemittel und Stimulanzien wie das ADHS-Medikament Methylphenidat *(Ritalin)*. Mengenmäßig fallen aber vor allem zwei weitere Gruppen von Medikamenten ins Gewicht: eine ganze Reihe von häufig verordneten Antidepressiva wie Citalopram, Fluoxetin *(Fluctin)*, Paroxetin *(Seroxat)* und Amitriptylin *(Saroten)* sowie diverse Antipsychotika. All diese Mittel werden sowohl häufig als auch oft parallel verschrieben – was innerhalb kürzester Zeit tödlich enden kann; denn eine kombinierte Einnahme von QT-verlängernden trizyklischen Antidepressiva und Neuroleptika kann die Wirkspiegel deutlich erhöhen.[96] Das weiß man spätestens seit Ende der 1990er-Jahre, als Forscher über mehrere Todesfälle nach der Einnahme von Fluoxetin in Kombination mit Amitriptylin berichtet haben.[97]

Ältere Frauen sind hierbei besonders gefährdet. Sie schlucken laut WIdO-Bericht von 2012 besonders häufig den problematischen Bestseller Amitriptylin.[98] Von den knapp 20 Millionen Tagesdosen, die allein im Jahr 2011 an AOK-Patienten über 65 Jahre verschrieben wurden, gingen drei Viertel an Frauen und nur ein Viertel an Männer.

Auch Nahrungsmittel beeinflussen die Wirkung von Medikamenten

Zu Wechselwirkungen kann es allerdings auch ohne das Zutun eines weiteren Medikaments kommen. Sogar bestimmte Nahrungsmittel, Alkohol und Rauchen wirken sich auf diverse Arzneimittel aus. Inhaltsstoffe von Grapefruitsaft zum Beispiel, sogenannte Flavonoide, hemmen die Aktivität von CYP 3A4 und können so die Konzentration vieler gängiger Medikamente im Blut beträchtlich erhöhen. Damit wird die Wirkung der jeweiligen Substanz auf den Organismus sowohl verlängert als auch verstärkt. Ebenso hemmt Alkohol die Wirkung verschiedener Untertypen von Cytochrom P450. Jedenfalls dann, wenn der Patient nur ab und zu ein Glas Wein oder Bier konsumiert. Bei Menschen, die regelmäßig und viel Alkohol trinken, kehrt sich der Effekt um. Bei ihnen kurbelt das Rauschmittel und Nervengift die Aktivität der jeweiligen Enzyme sogar an.

Allein diese kleine Auswahl von Beispielen macht deutlich: Bei der riesigen Anzahl von verschreibungspflichtigen, apothekenpflichtigen und frei verkäuflichen Arzneimitteln, die heute im Umlauf sind, geht die Anzahl der möglichen Kombinationen und der damit verbundenen möglichen Wechselwirkungen in die Milliarden. Kein Mensch kann diese überschauen, geschweige denn alle kennen. Nach Ansicht von Arzneimittelexperten würden hier schon ein paar einfache Regeln helfen: Ärzte sollten so wenige Medikamente wie nötig verschreiben, sie so niedrig wie möglich dosieren – und sich bei der Verordnung auf wenige, gut geprüfte und bewährte Mittel beschränken.

Aus demselben Grund fordern Fachleute seit vielen Jahren auch die Einführung einer sogenannten Positivliste von Arzneimitteln, einer verbindlichen Liste von Medikamenten also, die nachweislich sowohl wirksam als auch preiswert sind. In den meisten europäischen Ländern gibt es solche Positivlisten, darunter Belgien, Dänemark, Finnland, Frankreich, Griechenland, Italien, Luxemburg, den Niederlanden, Österreich, Portugal und Schweden. Auch in Deutschland war die Einführung einer solchen Liste schon vor langer Zeit geplant – erstmals im Gesundheitsstrukturgesetz von 1992. Seither gab es mehrere Anläufe, sie umzusetzen. Ohne Erfolg.

Der Grund liegt für Bernd Hontschik, Chirurg und Kolumnist der *Frankfurter Rundschau*, auf der Hand: der massive Einfluss von Lobbyisten der Pharmaindustrie.[99] Hontschik machte das vor wenigen Jahren an einer eindrucksvollen Rechnung deutlich. Von den mehr als 40 000 in Deutschland zugelassenen Präparaten brauche er als Chirurg regelmäßig kaum 20, ein Hausarzt werde etwa 100 davon verschreiben, ein Internist vielleicht 150, die Apotheke eines Krankenhauses brauche rund 1500 Präparate. Das heiße, so Hontschik: »Eine Positivliste wäre das Ende von 25 Millionen Besuchen von Arzneimittelvertretern bei den 130 000 niedergelassenen Ärzten, das Ende von versteckter Werbung in medizinischen Fachzeitschriften, das Ende von gekauften Referenten auf medizinischen Kongressen, das Ende des Sponsorings von Selbsthilfegruppen und das Ende von pseudoobjektiven Internetportalen.«

Die Lobbyisten der Pharmaindustrie hätten dies jedoch zu verhindern gewusst. An ihnen sei schon Horst Seehofer (damals Bundesgesundheitsminister) gescheitert, der sich erstmals 1995 an einer Positivliste die Finger verbrannt habe. Auch »drei SPD-Ministerpräsidenten wurden so lange von den Pharmakonzernen erfolgreich bearbeitet, bis die Liste im Bundesrat gescheitert war«. Einer davon, so Hontschik, war Gerhard Schröder. »Der wischte dann später als Bundeskanzler die Positivliste erneut vom Tisch, nachdem die Herren von der Pharmaindustrie des Nachmittags zum Kaffee im Kanzleramt waren.« Zuletzt wurde die Verabschiedung eines Arzneimittel-Positivlistengesetzes (AMPoLG) 2003 zurückgestellt.

Ebenso wichtig wäre aber noch etwas anderes: eine laufende systematische Medikamentenüberwachung, um Arzneimittelrisiken früher und schneller zu erkennen. Tatsächlich hat es hierzulande ein solches Erfassungssystem gegeben, allerdings regional begrenzt. Von 1985 bis 1999 haben der Pharmakologe Peter Schönhöfer und seine Kollegen an vier Bremer Kliniken gezielt schwerwiegende, lebensbedrohliche oder tödliche arzneimittelbedingte Störwirkungen erfasst. Mehr als 90 Prozent all solcher Wirkungen, so zeigte sich, waren durch pharmakologische Schadwirkung einzelner Substanzen hervorgerufen worden. Allein 40 Prozent der Nebenwirkungen, auch das ein wichtiges Ergebnis der Untersuchung, gingen auf eine Beeinflussung des Immunsystems zurück.

Längst ist das Projekt eingestellt. Dabei steht für Experten wie Schönhöfer fest: Schon mit zehn solcher Erfassungszentren, in denen etwa 5 Prozent der Krankenhausaufnahmen in Deutschland kontinuierlich überwacht würden, ließen sich zahlreiche schwere arzneibedingte Erkrankungen und Todesfälle verhindern. Dadurch entstünden zwar jährliche Kosten von schätzungsweise 5 Millionen Euro. Doch dieser Betrag würde mehr als wettgemacht. Denn auf diese Weise könnten schätzungsweise 30 bis 50 Prozent aller medikamentenbedingten Erkrankungen vermieden werden. Was das in Zahlen heißt, rechnete das *arznei-telegramm* vor einigen Jahren vor: 210 000 schwerwiegende arzneibedingte Erkrankungen verursachen nach internationalen Daten Kosten von etwa 2 Milliarden Euro. Bis zu einer Milliarde Euro, schätzen Experten, ließe sich durch verbesserte Risikoerkennung vermeiden.[100]

Bis heute hat es die Politik jedoch nicht geschafft, ein solches System in Deutschland zu etablieren. So bleibt dem Verbraucher nur, sich selbst um die Sicherheit seiner Therapien zu kümmern. Hilfreiche Tipps, wie das am besten gelingen kann, erhalten Sie in dem nun folgenden Kapitel.

3. Mein Körper, meine Medizin, meine Entscheidung

Zwölf Regeln für den sicheren Umgang mit Medikamenten

Wer kennt das nicht: Man hat ein Problem mit der Gesundheit und plagt sich tage- oder gar wochenlang mit der Frage, ob man deswegen zum Arzt gehen soll oder nicht. Dann hat man sich endlich aufgerafft und einen Termin gemacht, sitzt im Wartezimmer, und die Arzthelferin ruft einen auf. Man betritt das Sprechzimmer, begrüßt den Arzt oder die Ärztin, und … Was wollte ich noch genau fragen? … wenige Minuten später ist das Gespräch oder die Untersuchung oft schon wieder beendet. Man verlässt die Praxis und versucht sich daran zu erinnern, was der Doktor gesagt hat und was man jetzt genau tun soll, um seine Beschwerden loszuwerden.

Laut *Arztreport* der Barmer GEK 2010 hat jeder deutsche Arzt im Laufe eines Jahres im Schnitt 10 735 Patientenkontakte.[1] Das heißt, er sieht pro Tag rund 45 Patienten mit einer Vielzahl unterschiedlicher gesundheitlicher Probleme. Diese soll er alle innerhalb kurzer Zeit richtig erkennen und möglichst auch lösen. Im Schnitt stehen ihm dafür pro Patient acht Minuten zur Verfügung. Kein Wunder, dass viele Menschen den Besuch beim Doktor wie die Abfertigung an einem Ticketschalter erleben. Wenn sie ihrem Arzt nach langem Warten endlich gegenübersitzen, schaut er sie kaum an. Stattdessen hat er den Computerbildschirm im Blick und tippt auf der Tastatur. Wenig später drückt er dem Ratsuchenden ein Rezept in die Hand und geht ein Behandlungszimmer weiter, wo schon der Nächste wartet.

In der ohnehin kurzen Zeit kommt manch ein Kranker in der Sprechstunde kaum noch wirklich zu Wort. Zwar sollte für den Arzt theoretisch der Patient im Mittelpunkt stehen – mit all seinen Ängsten, Sorgen, Hoffnungen und Wünschen. Doch die Realität sieht oft anders aus. Statt eines offenen Ohrs erwartet den Kranken häufig ein Monolog über seine Erkrankung – zu allem Überfluss meist auch noch in der medizinischen Fachsprache, was ihn zusätzlich verwirrt. Linus Geisler, ehemaliger Chefarzt der Medizinischen Klinik des St. Barbara-Hospitals in Gladbeck und später Mitglied der Enquetekommission »Ethik und Recht in der modernen Medizin« des Deutschen Bundestages, hat diese Unart vor einigen Jahren im Rückblick selbstkritisch auf den Punkt gebracht: »Statt zuzuhören, habe ich gesprochen. Statt Empathie entgegenzubringen, habe ich mich ›professionell‹ verhalten. Ich habe angeordnet, statt zu motivieren. Kurzum: Ich habe mich verhalten wie viele meiner Kollegen.« Es blieb nicht das einzige Bekenntnis des Mediziners. Geisler hat den typischen Fehlern im Gespräch zwischen Arzt und Patient ein ganzes Buch gewidmet – mit dem Ziel, Wege zu einer besseren Kommunikation aufzuzeigen.[2]

Bedarf dafür gibt es genug. So haben Studien auch offenbart, dass Ärzte ihre Patienten häufig unterbrechen.[3] Nur wenigen gelingt es, ihr Anliegen tatsächlich vorzutragen. Im Schnitt fallen Hausärzte ihren Patienten schon nach elf bis 24 Sekunden ins Wort. Dabei weiß man schon lange, dass eine mangelhafte Kommunikation zwischen Arzt und Patient das Risiko von Fehldiagnosen und Falschbehandlungen erhöht. Im Krankenhaus sieht es nicht besser aus. Die Hälfte der Beschwerden des Patienten, so Geisler, komme nicht zur Sprache. Zudem stimmten Arzt und Patient in mehr als der

Hälfte der Fälle nicht über das hauptsächliche Gesundheits-problem des Patienten überein.

Umgekehrt, auch das haben Studien gezeigt, lassen sich durch eine gelungene Kommunikation, vor allem durch eine genaue Befragung des Patienten, bis zu 70 Prozent und durch die anschließende Untersuchung bis zu 90 Prozent der Diagnosen richtigstellen.[4] Nur bei den übrigen 10 Prozent der Patienten sind weiterführende apparative Untersuchungen oder ein abwartendes Beobachten des Krankheitsverlaufes notwendig, um das jeweilige Leiden besser bestimmen und zuordnen zu können. Immer wieder bestätigt sich dabei eine Erfahrung: Die wichtigsten Hinweise für eine gute Diagnose und die richtige Therapie kommen vom Patienten selbst.

Wer sich oder seine Angehörigen vor Fehldiagnosen und falschen Therapien schützen will, kann also selbst viel dazu beitragen, dass der Arzt die Weichen richtig stellt, Nebenwirkungen verhindert und – falls es doch dazu kommt – so schnell wie möglich erkennt und behebt.[5]

Vor dem Arztbesuch: Gut vorbereitet sein hilft
Regel 1: Fragen vorher notieren

Bereiten Sie gut vor, was Sie sagen wollen. Überlegen Sie sich vorher, was Sie wissen möchten oder erklärt haben wollen. Sonst fallen Ihnen wichtige Fragen vielleicht erst dann ein, wenn Sie längst wieder zu Hause sind. Am besten machen Sie sich vor dem Arztbesuch Notizen. Bringen Sie diesen »Spickzettel« und einen Stift mit ins Behandlungszimmer. Je nachdem, ob Sie mit Ihrer Erkrankung das erste Mal zum Arzt gehen, sich bereits in Behandlung befinden oder unter einer chronischen Erkrankung wie Diabetes oder Asthma leiden, sind unterschiedliche Fragen von Bedeutung.

Regel 2: Symptome genau beschreiben

Wenn die Beschwerden neu aufgetreten sind, notieren Sie sich, was Sie aktuell veranlasst, zum Arzt zu gehen. Geben Sie die Beschwerden genau an: Wann treten welche Symptome auf? Werden die Probleme durch Bewegung, Ruhe, Wärme oder Kälte stärker oder schwächer? Haben Sie Fieber, Erbrechen, Durchfall oder Ausschlag? Hatten Sie einen Unfall, Stress in Familie oder Beruf, oder sind Sie von einer Fernreise zurückgekommen, bevor die Beschwerden einsetzten? Haben Sie zuvor ein neues Medikament genommen? Denken Sie hierbei auch an rezeptfreie Mittel oder Nahrungsergänzungen (zum Beispiel Mineralstoffe, Pflanzenextrakte oder Enzyme), denn alle diese Mittel können die Wirkung anderer Medikamente beeinflussen.

Faustregel: Gehen Sie bei jedem neuen Symptom, das Sie nach Beginn der Einnahme eines neuen Medikaments bemerken, davon aus, dass es möglicherweise durch dieses Mittel verursacht wird.

Regel 3: Frühere Arztberichte und Befunde mitnehmen

Sollten Sie bereits Befunde von einem anderen Arzt haben, nehmen Sie diese zum aktuellen Arztbesuch mit. Das gilt auch für andere medizinische Unterlagen wie zum Beispiel einen Impfpass, einen Diabetikerpass, einen Tumornachsorgepass, einen Röntgenpass, ein Schmerztagebuch oder Ähnliches. Verheimlichen Sie Ihrem Arzt nicht, wenn Sie noch bei anderen Medizinern in Behandlung waren oder sind. Ein guter Arzt weiß, dass es wichtig ist, von den Untersuchungen und Verordnungen eines Kollegen oder einer Kollegin zu erfahren und sich mit diesen möglicherweise auszutauschen. Es geht um Ihre Gesundheit – und nicht um die persönliche Eitelkeit oder das empfindliche Ego Ihres Doktors. Sollte er damit ein Problem haben, ist es eventuell an der Zeit, den Arzt zu wechseln.

Regel 4: Unterstützung holen – oder leisten

Überlegen Sie sich, ob Sie zum Arztbesuch einen Angehörigen, einen Freund oder eine andere vertraute Person mitnehmen möchten. Denn vier Ohren hören mehr als zwei. Zudem ist man als Betroffener gerade in schwierigen Fällen oft aufgeregt und weniger konzentriert, weil einem beim Gespräch mit dem Arzt etliche Ängste und viele andere Gedanken durch den Kopf schießen. Da kann es helfen, wenn der Freund, die Tochter oder der Partner weiß, welche Fragen Sie eigentlich stellen wollten – und bei Bedarf einspringt, wenn Sie selbst einen wichtigen Punkt vergessen haben.

Besonders wichtig ist derlei Unterstützung bei Patienten, die – zum Beispiel aufgrund von Medikamentennebenwirkungen, Durchblutungsstörungen, unbemerkten kleinen Schlaganfällen oder anderen Erkrankungen – verwirrt, vergesslich oder stark unter psychischem Stress sind. Als Angehöriger, Freund oder Pflegender sind Sie möglicherweise der Einzige, der dem Arzt wichtige Informationen zu den Lebensumständen und den Vorerkrankungen liefern kann. Sie sind möglicherweise auch die einzige Person, die – stellvertretend für den Betroffenen – die richtigen und entscheidenden Fragen stellen kann. Ähnliches gilt für die Medikamente und Therapien, die der oder die Betroffene erhält. Machen Sie sich kundig, welche Arzneimittel er/sie nimmt und seit wann. Nur, wenn der Arzt diese Hintergründe erfährt, kann er sich ein realistisches Bild von der Situation machen – und die richtigen Maßnahmen treffen. Andernfalls kann selbst der beste Experte nur im Nebel stochern.

Bei Senioren im Pflegeheim kann es für die Angehörigen allerdings manchmal schwierig sein, die entsprechenden Informationen zu erhalten. Denn mitunter kommt es vor, dass sich der Arzt oder das Pflegepersonal weigern, den Lebensgefährten oder Kindern der Betroffenen mitzuteilen, welche Therapien diese erhalten. In diesem Fall sollten Sie sich Rat von Dritten holen. Hilfe bieten zum Beispiel die Unabhängige Patientenberatung Bremen (www.patienten beratung-bremen.de) sowie das unabhängige Internetprojekt Heim-Mitwirkung (www.heim-mitwirkung.de).

Regel 5: Medikamentenliste erstellen

Legen Sie eine Liste aller Arzneimittel an, die Sie einnehmen oder anwenden. Das ist der wohl wichtigste Punkt in der Vorbereitung Ihres Arztbesuchs. »Man kann gar nicht genug betonen, wie entscheidend dieser erste Schritt ist, um schädliche Nebenwirkungen von Arzneimitteln zu verhindern«, betonen die Arzneimittelexperten von Public Citizen. Eine solche Liste dient nicht nur dem Arzt als Hilfe, mindestens ebenso wichtig ist sie für Sie selbst. Denn wenn es darum geht, unerwünschte Arzneimittelnebenwirkungen zu erkennen, sind Sie zuallererst gefragt. Niemand anders als der Betroffene kann so schnell spüren, wenn mit dem eigenen Herzen, dem Gedächtnis, der Psyche oder der Verdauung auf einmal etwas nicht in Ordnung ist.

Je besser Sie über Ihre Medikamente und deren mögliche Schadwirkungen Bescheid wissen, desto gezielter können Sie zudem Ihren Arzt darauf aufmerksam machen und nach einem möglichen Zusammenhang mit Ihren Beschwerden fragen. Und desto größer sind die Chancen, Fehldiagnosen und falsche Therapien zu verhindern. Dafür lohnt es sich, ein wenig Zeit zu investieren. Im Internet gibt es vorgefertigte Vorlagen zum Herunterladen und Ausdrucken. Der Verein Aktionsbündnis Patientensicherheit in Berlin zum Beispiel bietet ein solches Dokument auf seiner Website an (www.aps-ev.de, Rubrik: Patienten, Stichwort: Medikationsplan).

Wenn Sie zum Ausfüllen der Liste Hilfe brauchen, können Sie sich an entweder an Ihren Arzt oder aber an Ihre Apotheke wenden. Apotheker und Ärzte haben Zugriff auf spezielle Datenbanken, in denen alle verfügbaren Arzneimittel sowie alle bekannten Neben- und Wechselwirkungen erfasst sind. Zudem bieten einige Apotheken ihren Stammkunden an, eine sogenannte Medikationsdatei zu führen und darauf aufbauend zusammen mit dem Arzt ein fundiertes Medikationsmanagement zu gewährleisten.[6]

Notieren Sie sich neben dem Handelsnamen auch den in dem Medikament enthaltenen Wirkstoff (zum Beispiel Handelsname *Aspirin*, Wirkstoff Acetylsalicylsäure). Beide stehen sowohl außen auf der Packung als auch auf dem Beipackzettel. Wer den Beipackzettel auffaltet, der sieht ganz oben, meist in fetter Schrift, den Handelsnamen des Medikaments. Unmittelbar darunter steht bei allen Beipackzetteln der Wirkstoff, der in dem jeweiligen Medikament enthalten ist. Dabei ist zu beachten: Es gibt Präparate, die zwei, selten auch drei oder gar vier Wirkstoffe auf einmal enthalten. Ist das der Fall, werden alle Wirkstoffe an der entsprechenden Stelle des Beipackzettels genannt. Die Wirkstoffe der Medikamente zu kennen, die Sie einnehmen, ist gleich aus mehreren Gründen wichtig.

Wenn Sie heute in eine Apotheke gehen und ein Rezept einlösen wollen, bekommen Sie nämlich nicht unbedingt exakt das Präparat, das Ihnen Ihr Arzt verschrieben hat. Vielmehr ist der Apotheker im Regelfall dazu verpflichtet, Ihnen ein sogenanntes Rabattarzneimittel zu geben (im Fachjargon Aut-idem-Regelung). Das heißt, Sie erhalten nicht unbedingt das Medikament von dem Hersteller, der auf dem Rezept genannt ist, sondern ein Mittel mit dem gleichen Wirkstoff und dem gleichen Anwendungsbereich, in gleicher Dosierung, gleicher Packungsgröße und vergleichbarer Arzneiform von einem der Hersteller, die einen Rabattvertrag mit Ihrer Krankenkasse geschlossen haben. Ob der Apotheker Ihnen das richtige Mittel gegeben hat, können Sie anhand des Wirkstoffnamens erkennen.

Viele medizinische Informationen über bestimmte Arzneistoffe sind nur unter dem Wirkstoffnamen zu finden, nicht unter dem Handelsnamen. Das gilt sowohl für die Suche im Internet als auch zum Beispiel für die sogenannte Priscus-Liste. Letztere enthält Medikamente, die bei älteren Menschen problematisch sind (siehe Kasten unter Regel 9). Die Liste benennt die Arzneimittel nur nach ihren Wirkstoffen, nicht nach den Handelsnamen. Das ist insofern sinnvoll, als es ein und dasselbe Medikament häufig von unterschiedlichen Herstellern und mit ganz unterschiedlichen Handelsnamen gibt.

Tragen Sie in die Liste alle Medikamente ein, die Sie nehmen, und schreiben Sie dazu, welcher Arzt Ihnen das betreffende Arzneimittel verordnet hat. Notieren Sie auch, seit wann Sie das Medikament nehmen, in welcher Dosierung und für welchen Zweck. Denken Sie dabei auch an Arzneimittel, die Sie bereits abgesetzt haben und schon seit ein paar Tagen oder Wochen nicht mehr nehmen. Manche Nebenwirkungen machen sich erst mit einer gewissen Zeitverzögerung bemerkbar und können – wenn sie übersehen werden – tödliche Folgen haben (siehe die erste Fallgeschichte in Kapitel 1). Wichtig ist, dass Sie beim Stichwort »Medikamente« nicht nur an Tabletten denken. Tropfen, Salben, Spritzen und Infusionen mit pharmazeutischen Wirkstoffen sind ebenfalls Arzneimittel, die mitunter massive Auswirkungen auf Ihren Organismus haben – und mit anderen Medikamenten wechselwirken. Wer also zum Beispiel Diabetiker ist, darf nicht vergessen, seinen

Ärzten oder dem Pflegepersonal mitzuteilen, dass er Insulin spritzt. Diese Information ist für alle medizinischen Fragen wichtig, also auch für den Augenarzt, den Hautarzt oder den Neurologen. Das Gleiche gilt für Allergiker oder Asthmatiker. Wer über Jahre dasselbe Medikament nimmt, denkt womöglich beim Thema »Arzneimittel« gar nicht mehr an das Kortisonspray, das er bei bestimmten Gelegenheiten inhaliert. Die Wirkstoffe sind aber trotzdem im Körper.

Vergessen Sie nicht, auch scheinbar »sanfte« und damit vermeintlich nebenwirkungsfreie Präparate in die Liste einzutragen. Pflanzliche Präparate (zum Beispiel Heilpflanzentees) oder Nahrungsergänzungsmittel, die man rezeptfrei in der Apotheke oder Drogerie erhält, enthalten ebenfalls pharmazeutisch wirksame Substanzen. Einige davon können unter Umständen zu erheblichen Wechselwirkungen mit anderen Medikamenten führen – sowohl mit rezeptpflichtigen als auch mit rezeptfreien.

Geben Sie in der Liste auch an, ob Sie ab und zu ein Glas Wein oder Bier, einen Cocktail oder Likör zu sich nehmen, und wenn ja, in welcher Menge. Alkohol wirkt sich nicht nur auf die Stimmung und das Gehirn aus, sondern auch auf die Funktion der Leber. Deshalb kann er die Wirkung vieler Arzneimittel erheblich beeinflussen. Darüber hinaus kann es zwischen vielen Arzneimitteln und Alkohol zu schwerwiegenden Wechselwirkungen kommen.

Bringen Sie in Erfahrung, welches die häufigsten Nebenwirkungen der Mittel sind, die Sie einnehmen, und tragen Sie auch diese in die Liste ein. Besonders wichtig ist dies für Senioren. Gerade bei älteren Patienten werden nämlich häufig selbst schwerwiegende und deutlich wahrnehmbare Schadwirkungen von Medikamenten wie Stürze, Gedächtnisstörungen oder depressive Verstimmungen als »normale Begleiterscheinungen des Alterns« verkannt. Viele der Betroffenen, aber auch ihre Angehörigen oder Pfleger kommen daher gar nicht auf die Idee, dass hinter diesen Symptomen womöglich eines der Medikamente steckt, die der Patient nimmt – und teilen sie daher auch dem Doktor nicht mit. In einer Studie fanden Forscher vor einiger Zeit heraus, dass 37 Prozent der nachgewiesenen Arzneimittelnebenwirkungen von den betroffenen Patienten nicht erkannt worden waren und dass ihre Ärzte demzufolge auch nichts davon erfahren hatten.[7] Der Großteil dieser Patienten war auch nicht vorher über die möglichen Nebenwirkungen informiert worden.

Während des Arztbesuchs: Bringen Sie sich ein

Regel 6: Ohne Umschweife zum Problem kommen

Kommen Sie gleich zum Punkt und beschreiben Sie Ihr gesundheitliches Problem ohne Umschweife. Schildern Sie Ihre Symptome und beschreiben Sie diese. Sind die Beschwerden ständig in derselben Form da, oder verändern sie sich? Wann sind sie zum ersten Mal aufgetaucht? Wenn Letzteres der Fall ist: Wann oder wodurch verstärken sich die Beschwerden, und wann lassen sie eher nach? Fragen Sie Ihren Arzt, ob die Probleme möglicherweise Folge der Medikamente sind, die Sie einnehmen. Berichten Sie ihm, wenn Sie in jüngerer Zeit ein neues Arzneimittel genommen haben. Vielleicht haben Sie auch die Dosis gesteigert oder sind auf ein anderes Präparat umgestiegen? Dann teilen Sie das Ihrem Arzt mit.

Regel 7: Medikamentenliste gemeinsam durchgehen

Es ist wichtig für Ihren Arzt zu wissen, welche Arzneimittel Sie bereits einnehmen oder anwenden, damit er Ihre Symptome richtig einordnen und die für Sie richtige Therapie vorschlagen kann. Nehmen Sie deshalb unbedingt eine aktuelle, vollständige Liste Ihrer Medikamente zu Ihrem Arztbesuch mit. Geht es nach den Experten von Public Citizen, sollten Mediziner kein einziges neues Medikament verschreiben dürfen, solange sie keinen vollständigen Überblick über die Präparate haben, die der Patient aktuell nimmt.[8] Das gilt auch umgekehrt: Als Patient sollten Sie kein einziges Rezept entgegennehmen, solange Ihr Arzt nicht über Ihre bisherige Medikation voll im Bilde ist.

Regel 8: Fragen – und nachhaken

Was hat meine Beschwerden verursacht? Muss ich jetzt behandelt werden, oder reicht es, den weiteren Verlauf zu beobachten? Welche Behandlungsmöglichkeiten gibt es, und welche kommen in meiner persönlichen Situation infrage? Welches Ziel und welchen Nutzen haben die unterschiedlichen Behandlungen? Was kann ich selbst tun, damit ich wieder gesund werde oder damit es mir wieder besser geht?

Sagen Sie Ihrem Arzt oder Ihrer Ärztin sofort, wenn Sie etwas nicht verstanden haben. Es ist seine oder ihre Aufgabe, es Ihnen so zu erklären, dass Sie es auch als Laie verstehen können. Als Richtschnur gelte, so der Chirurg Bertil Bouillon von den Kliniken der Stadt Köln: »Du musst als Patient verstehen, was der Arzt dir erklärt, und zwar so, dass du es selbst erklären kannst. Wenn nicht: Weiterfragen!«[9]

Regel 9: Ein neues Medikament?
Warum und weshalb?

Wenn Ihnen der Arzt ein neues Medikament verordnet, fragen Sie nach, wofür genau der Arzt es verschreibt, was dieses Mittel konkret bewirkt und ob es wirklich nötig und nützlich ist. »Häufig schreiben Mediziner Rezepte, ohne dass es dafür einen triftigen medizinischen Grund gibt«, warnt Public Citizen.[10] Den Verbraucherschützern zufolge tun Ärzte dies zum Beispiel, weil sie frustriert darüber sind, dass sie für den Patienten nichts anderes tun können. Oder aber, weil sie glauben, dass der Patient nicht mit ihnen zufrieden ist, wenn er kein Rezept in die Hand gedrückt bekommt.

Die Vermutung, dass Ärzte häufig unnötige Medikamente verschreiben, wird gestützt durch eine kleine Studie mit 169 Patienten aus 22 allgemeinmedizinischen Praxen, über die Forscher der Universität Witten/Herdecke im November 2013 berichten.[11] Sie zeigte, dass ein Drittel aller Medikamente verschrieben wurde, ohne dass es eine wissenschaftliche Begründung für einen möglichen Nutzen gab. Einer anderen, älteren Untersuchung zufolge teilen Ärzte einem Viertel der Patienten auch gar nicht mit, wofür oder wogegen sie das Mittel auf dem Rezept eigentlich einnehmen sollen.[12]

Fragen Sie daher Ihren Arzt, ob Sie nicht auf das eine oder andere Medikament verzichten können, wenn Sie sich zum Beispiel gesünder ernähren, mehr bewegen oder weniger Alkohol trinken. Viele Patienten, die an erhöhtem Blutdruck oder Altersdiabetes leiden, können oft genug allein dadurch ganz oder teilweise auf bestimmte Arzneimittel verzichten, dass sie abnehmen oder jeden Tag eine halbe oder ganze Stunde Fahrrad fahren oder spazieren gehen.

Bei »Erkältungen«, normalen Infekten der oberen Atemwege, schlucken viele Menschen immer noch Antibiotika. Dabei weiß man seit Langem, dass die meisten dieser grippeähnlichen Erkrankungen von Viren hervorgerufen werden, klassische Antibiotika aber nur gegen Bakterien helfen. Sinnvoller sind in diesen Fällen alte Hausrezepte wie Bettruhe, viel trinken, schlafen und sich schlichtweg in Ruhe auskurieren.

Immer häufiger verschreiben Mediziner seit einigen Jahren zudem Medikamente bei Problemen, die keine Krankheiten sind, sondern die Folgen seelischer und sozialer Nöte, darunter Einsamkeit, Isolation oder Trauer durch den Verlust eines geliebten Menschen. »Wann immer es möglich ist, sollten Sie in diesen Fällen versuchen, andere Lösungen zu finden«, raten die Verbraucherschützer von Public Citizen.[13] Sei es, indem die Betroffenen Hobbys nachgehen und stärker soziale Kontakte pflegen, sei es, dass sie Trost, Unterstützung und Rat bei Freunden, Verwandten oder Psychotherapeuten suchen. All diese Maßnahmen sind nicht nur nachhaltiger und effektiver als Medikamente, sie kommen auch ohne schädliche Effekte für den Organismus aus.

Ausdrücklich warnen die Experten vor Medikamenten, die gegen Ängste und Probleme mit dem Ein- oder Durchschlafen verschrieben werden. Meist handelt es sich dabei um sogenannte Tranquilizer oder Benzodiazepine. Diese Mittel sind gerade für ältere Menschen hochproblematisch, weil sie zu Verwirrtheit, Abhängigkeit und beim Absetzen zu schweren Entzugserscheinungen führen können. Doch gerade von Senioren werden sie millionenfach geschluckt. Dabei gibt es andere, gesündere und erfolgreichere Strategien, um gegen Ängste vorzugehen und erholsamen Schlaf zu finden (siehe dazu auch den Kasten »Gut schlafen – ohne Medikamente« in Kapitel 1: »Verwirrt durch Schlaf- und Beruhigungsmittel«).

Für Senioren ungeeignet – die Priscus-Liste und die STOPP-Liste

Einige Medikamente können im Alter spezielle Probleme bereiten, Senioren sollten diese daher möglichst nicht einnehmen oder verabreicht bekommen. Inzwischen liegt ein Katalog mit 83 Arzneistoffen vor, die ältere Menschen sehr schlecht vertragen: die sogenannte Priscus-Liste. Sie enthält auch Vorschläge zur Vermeidung von Komplikationen und Vorschläge für therapeutische Alternativen. Die Liste zum Herunterladen finden Sie unter www.priscus.net (Stichwort: Priscus_Liste) oder in der Zeitschrift *test* Ausgabe 9/2013, S. 92 f.

Ein ähnliches Ziel hat die sogenannte STOPP-Liste (**S**creening **T**ool of **O**lder **P**ersons' potentially inappropriate **P**rescriptions), die ein Team um den Geriater Paul Gallagher vom Cork University Hospital in Wilton, Irland, vor wenigen Jahren erstellt hat.[14] Mitarbeiter der Kassenärztlichen Vereinigung Hessen haben die Liste übersetzt.[15] Sie ist nach Anwendungsgebieten geordnet und führt auf, welche Verordnungen in Bereichen wie Herz-Kreislauf-Krankheiten, Magen und Darm oder Gehirn und Psyche bei Patienten ab 65 Jahren möglichst vermieden werden sollten (siehe www.kvsa.de).

Regel 10: Ein neues Medikament: Start low, go slow!

Manchmal lässt sich die Einnahme eines Medikaments nicht vermeiden. Klären Sie in diesem Fall, wie oft und wie lange Sie das oder die Mittel nehmen müssen. Welche Nebenwirkungen sind zu erwarten? Worauf sollten Sie diesbezüglich achten? Vertragen sich die neu verschriebenen Medikamente mit denen, die Sie bereits einnehmen? Besprechen Sie mit Ihrem Arzt auch, welche Dosis für Sie geeignet ist. Viele Medikamente werden an Personen getestet, die deutlich jünger und gesünder sind als die eigentliche Zielgruppe; ihr Organismus baut Arzneimittel vergleichsweise schnell ab und verträgt sie auch noch ganz gut. Leider orientieren sich die Mengenvorgaben für den täglichen Bedarf zur Behandlung eines bestimmten Leidens an den Ergebnissen mit den nicht sehr realitätsnahen Testpersonen.

Zahlreiche Patienten, darunter vor allem Senioren, Frauen, Kinder oder Menschen mit einem geringen Körpergewicht, benötigen für denselben Effekt jedoch nur einen Bruchteil der Dosis wie ein kräftiger junger Mann. Für ältere Menschen beispielsweise reicht oft die Hälfte oder ein Drittel der Menge aus, die im Beipackzettel für Erwachsene angegeben ist. Und: Je niedriger die Dosis, desto geringer ist die Gefahr von Nebenwirkungen und desto sicherer ist die Therapie. Arzneimittelexperten raten daher: »Start low, go slow.«[16] Das heißt, beginnen Sie nach Möglichkeit mit einer niedrigen Dosis und erhöhen Sie diese, falls notwendig, langsam. Am besten vereinbaren Sie außerdem Kontrolltermine, um die Wirkung und den Nutzen der Therapie zu überprüfen.

Regel 11: Ein neues Medikament: Auf Kombinationen achten!

Wann immer Ihnen ein Arzt ein neues Medikament verschreibt, ist das eine gute Gelegenheit, zu überprüfen, ob Sie die Arzneimittel, die Sie bisher nehmen, wirklich noch alle brauchen. Ziel dabei sollte es sein, jedes Präparat, das Sie nicht (mehr) unbedingt benötigen, so bald wie möglich abzusetzen. »Eine medikamentöse Therapie zu beginnen, ist genauso wichtig wie sie wieder zu beenden«, betonen die Arzneimittelexperten von Public Citizen. Denn je weniger Präparate Sie nehmen, desto geringer ist das Risiko von Neben- und Wechselwirkungen. Und umso leichter kann der Arzt diese auch erkennen.

Das geht am besten, wenn Sie Ihren Hausarzt bitten, zentrale Anlaufstelle zu sein und Ihre gesamte medizinische Betreuung zu koordinieren. Üblicherweise wird das ein Internist oder Allgemeinmediziner sein. Bei ihm sollten alle Fäden zusammenlaufen. Er sollte wissen, welche Erkrankungen Sie bisher hatten oder haben. Er sollte auch eine komplette Übersicht über Ihre Medikation haben – also das, was Sie in Ihrer Medikamentenliste an Informationen zusammengetragen haben.

Verbraucherschützer empfehlen jedem Patienten, regelmäßig – und zwar mindestens alle drei bis sechs Monate – mit dem Hausarzt die aktuelle Medikamentenliste durchzugehen und für jedes einzelne Präparat zu überprüfen, ob es noch nötig ist, ob Sie es absetzen können oder zumindest die Dosis reduzieren. Das gilt insbesondere für Medikamente, die das Gehirn beeinflussen, wie Antidepressiva, Schlafmittel und Beruhigungsmittel. Viele dieser Mittel werden wegen akuter Probleme verschrieben. Eine Dauerlösung sind sie nicht. Deshalb sollten Sie schon in kürzeren Zeitabständen prüfen, ob Sie die Präparate wieder absetzen oder – falls erforderlich – langsam ausschleichen können.

Sobald Sie wegen einer besonderen Frage oder mit einem speziellen Problem zu einem Facharzt gehen und dieser Ihnen ein neues Arzneimittel geben will, sollten Sie zuerst mit Ihrem Hausarzt abklären, ob möglicherweise Wechselwirkungen mit anderen Medikamenten dagegen sprechen – und gegebenenfalls nach Alternativen suchen.

Experten raten zudem zur Vorsicht bei pflanzlichen und anderen rezeptfreien Arzneimitteln, die viele Menschen in Eigenregie nehmen. Nicht nur Johanniskrautpräparate, die gegen depressive Verstimmungen eingenommen werden, beeinflussen die Wirkung anderer Medikamente (siehe Kapitel 2:

»Selbstmedikation: riskante Therapie in Eigenregie«). Auch etliche andere, vermeintlich sanfte, natürliche Arzneimittel können Wechselwirkungen hervorrufen. Bekannt sind solche Effekte unter anderem von Präparaten mit Ginseng, Flohsamen, Guarbohne, Knoblauch, Lakritze und Teufelskralle. Dasselbe gilt für rezeptfreie Präparate, in denen das Schmerzmittel Acetylsalicylsäure (ASS) enthalten ist, wie etwa *Aspirin* oder *Thomapyrin*. Wer Blutgerinnungshemmer wie Heparin oder *Marcumar* verwendet und gleichzeitig ASS nimmt, hat ein erhöhtes Risiko für Blutungen – unter anderem solche im Gehirn, die zu einem Schlaganfall führen können. Auch Ginkgoextrakte wie *Tebonin* und Knoblauchpräparate können die Blutungsneigung verstärken.

Die Kombination mit Speisen und Getränken Voraussetzung für eine sichere und wirksame Therapie ist nicht zuletzt, dass die notwendigen Arzneimittel richtig angewendet werden. Für manche Medikamente ist es zum Beispiel entscheidend, dass sie vor oder nach dem Essen eingenommen werden, mit viel oder wenig Flüssigkeit, oder dass sie nicht in direkter Kombination mit anderen Präparaten oder bestimmten Nahrungsmitteln geschluckt werden. Allgemein sollten Medikamente am besten mit Wasser eingenommen werden, nicht mit Kaffee, Tee, Milch oder Fruchtsäften.

Vor etlichen Jahren fiel kanadischen Forschern zum Beispiel zufällig auf, dass in Tests ein Mittel gegen hohen Blutdruck viel stärker wirkte, wenn es mit Grapefruitsaft eingenommen wurde.[17] Inzwischen weiß man auch, warum: Grapefruit hemmt ein Stoffwechselenzym (Cytochrom P450 3A4) in der Darmwand, das Medikamente so umbaut, dass sie ausgeschieden werden. Viele Arzneimittel dürfen deshalb nicht mit Grapefruitsaft eingenommen werden. In Kombination mit Grapefruitsaft kann sich zum Beispiel die Konzentration des Cholesterinsenkers Simvastatin auf des Siebenfache erhöhen, was unter Umständen schwere Muskel- oder

Nierenschäden hervorruft. Auch die unerwünschten Wirkungen der Potenzpille *Viagra* werden durch Grapefruitsaft verstärkt.[18] Auf Arzneimittel, die gespritzt werden und damit direkt ins Blut gehen, hat die Frucht dagegen keinen Einfluss.

Milch und Milchprodukte wie Joghurt, Käse oder auch Eiweißshakes auf Milch- und Molkebasis, die viele Hobbysportler zu sich nehmen, können ebenfalls zu Wechselwirkungen mit Arzneimitteln führen. Das gilt zum Beispiel für bestimmte Antibiotika. Im Einzelfall wird deren Wirkung durch das darin enthaltene Kalzium deutlich ausgebremst oder gar aufgehoben. Fachleute empfehlen daher, Eiweißshakes und andere Milchprodukte frühestens zwei Stunden nach Einnahme von Antibiotika zu trinken oder zu essen.

Die Liste ließe sich noch erweitern – etwa um Eisenpräparate, Asthmamittel und viele andere Medikamente auf der einen und Nahrungsmittel wie Kaffee, Tee und Rhabarbersaft auf der anderen Seite. Worauf im Einzelfall zu achten ist, erfahren Sie in den Packungsbeilagen der jeweiligen Präparate oder auf Nachfrage beim Apotheker.

Nach dem Arztbesuch: Nachdenken und dann erst entscheiden
Regel 12: In schwierigen Fällen: Rat holen bei anderen Betroffenen

Nicht immer lässt sich ein gesundheitliches Problem sofort und eindeutig lösen. Manchmal gibt es mehrere Alternativen, die unterschiedliche Vor- und Nachteile haben. Um eine gute Entscheidung treffen zu können, sollten Sie sich – sofern das medizinisch möglich ist – ein paar Tage Bedenkzeit nehmen. Diese Zeit können Sie nicht nur nutzen, um sich im Internet oder mithilfe von Büchern zum Thema über die jeweilige

Krankheit zu informieren. Hilfreich ist häufig auch, sich mit anderen Betroffenen auszutauschen. Lassen Sie sich deren Erfahrungen schildern – und wägen Sie dann in Ruhe selbst ab, was für Sie persönlich das Beste ist.

Ihr gutes Recht …

Ärzte sind dazu verpflichtet, Sie über Ihre Erkrankung und über alle für Ihren speziellen Fall infrage kommenden Behandlungsmöglichkeiten zu informieren. Zudem haben Sie Anspruch auf

- **eine zweite Meinung.** Patienten haben das Recht, ihren Arzt frei zu wählen und gegebenenfalls auch zu wechseln. Sie können zum Beispiel bei schwerwiegenden Erkrankungen und schwierigen Entscheidungen eine zusätzliche Meinung bei einem anderen Arzt einholen. Das kann auch dann erforderlich sein, wenn Sie das Gefühl haben, dass Ihr Arzt Sie nicht versteht, Ihnen nicht zuhört, wenn seine Diagnose nicht nachvollziehbar ist oder wenn Ihnen die Therapie auch nach gründlichem Nachfragen nicht sinnvoll oder plausibel erscheint.[19]

- **freie Entscheidung.** Jeder Patient hat nach ausführlicher Aufklärung das Recht, über Art und Umfang einer medizinischen Behandlung selbst zu bestimmen. Das heißt, auch wenn der Arzt Ihnen zu einer bestimmten Therapie oder Maßnahme rät, sind Sie in Ihrer Entscheidung frei. Sie müssen seiner Empfehlung nicht folgen, sondern können sich jederzeit dagegen aussprechen – auch wenn die Behandlung bereits begonnen hat. Zu Ihrer eigenen Sicherheit sollten Sie jedoch im letzteren Fall entweder den behandelnden Arzt oder einen anderen Mediziner Ihres Vertrauens darüber informieren und das weitere Vorgehen entsprechend abstimmen.

- **die eigenen Befunde.** Patienten – oder die Angehörigen, die sie rechtlich vertreten – dürfen und sollen über ihre Erkrankung und deren Behandlung Bescheid wissen. Sie haben nicht nur das Recht, in alle objektiv erhobenen Befunde Einsicht zu nehmen. Sie haben auch Anspruch darauf, sich Kopien von den objektiven Befunden und Arztbriefen anfertigen zu lassen, damit sie diese mit nach Hause nehmen oder mit einem anderen Mediziner besprechen können. Nur die Kosten für die Kopien müssen sie gegebenenfalls selbst tragen.

Anhang

Listen der Medikamente, die die geschilderten Krankheitsbilder hervorrufen können

Die Fallgeschichten in Kapitel 1 zeigen exemplarisch, wie die Nebenwirkungen durchaus gängiger Medikamente selbst in Zeiten von Hightechmedizin und modernen Laboranalysen als eigenständige Erkrankungen verkannt und mit weiterer Arzneimittel behandelt werden – mit teilweise fatalen Folgen. Die geschilderten Krankheitsbilder können jedoch nicht nur durch die dort genannten Wirkstoffe ausgelöst werden. In den folgenden Tabellen finden Sie jeweils eine Liste mit Arzneimitteln, welche die beschriebenen körperlichen und seelischen Störungen hervorrrufen können. Die Listen sollen Ihnen dabei helfen, wichtige Nebenwirkungen der Medikamente, die Sie oder Ihre Angehörigen einnehmen, frühzeitig zu erkennen und sich so vor folgenschweren Fehldiagnosen und falschen Therapien zu schützen.

Der erste Teil der Tabellen bezieht sich auf in Kapitel 1 geschilderte Fälle. Zu jedem der dort erwähnten Krankheitsbilder (zum Beispiel Demenz oder Psychosen) finden Sie eine Liste der Wirkstoffe und Präparate, die das entsprechende Leiden verursachen können.

Der zweite Teil der Tabellen führt einzelne Medikamentenklassen (zum Beispiel Neuroleptika oder Gyrasehemmer) auf, deren Nebenwirkungen ebenfalls in Kapitel 1 beschrieben werden und von denen man weiß, dass alle Wirkstoffe aus dieser Gruppe charakteristische Probleme (wie zum Beispiel Sprachstörungen oder Sehnenschäden) hervorrufen können.

Anhand der Tabellen können Sie also selbst überprüfen, ob Sie ein Arzneimittel mit einem der unten genannten problematischen Wirkstoffe einnehmen. Sollten Sie nach Beginn der Einnahme eines Medikaments tatsächlich eins odere mehrere der genannten Symptome feststellen, ist es nicht nur für Ihren Arzt, sondern auch für Sie selbst leichter, diese als Nebenwirkungen zu erkennen. Wichtig dabei ist: Setzen Sie rezeptpflichtige Arzneimittel nicht auf eigene Faust ab, sondern nur in Absprache mit einem Mediziner. Gehen die Symptome nach Beendigung der Einnahme zurück, ist das ein starker Hinweis darauf, dass sie durch das neue Mittel ausgelöst wurden. Je nach Medikament kann es allerdings ein paar Tage oder aber mehrere Wochen dauern, bis die Nebenwirkungen komplett verschwinden.

Die folgenden Listen erheben keinen Anspruch auf Vollständigkeit. Von vielen Wirkstoffen – vor allem jenen, die noch nicht lange auf dem Markt sind – sind noch gar nicht alle Nebenwirkungen bekannt. Selbst schwerwiegende Schadeffekte von Medikamenten kommen häufig erst Jahre nach Einführung der Mittel ans Licht.

Alle hier genannten Nebenwirkungen sind durch einschlägige Quellen belegt. Bei den meisten aufgelisteten Wirkstoffen handelt es sich um Mittel, die bereits seit etlichen Jahren eingesetzt werden. Viele der Schadwirkungen sind daher bekannt, und etliche davon, wenn auch nicht alle, werden in den Beipackzetteln der jeweiligen Medikamente genannt. Oft sind die Nebenwirkungen jedoch so verklausuliert formuliert, dass der Laie sie kaum auf Anhieb versteht. Neuere Präparate sind in den Listen – naturgemäß – weniger vertreten. Die aufgeführten Handelsnamen sind nur Beispiele, und oft gibt es noch weitere Präparate mit anderen Namen, die den jeweiligen Wirkstoff enthalten. Sie alle vollständig aufzulisten hätte den Rahmen dieses Buches gesprengt.

Übersicht Tabellen:

Krankheitsbilder und Medikamente, die sie hervorrufen können

- Agranulozytose (eine heftige Immunreaktion) → S. 222
- Chemo-Brain → S. 226
- Demenz (Verwirrtheit, Gedächtnisstörungen, Orientierungsprobleme) → S. 226
- Depression → S. 234
- Impotenz → S. 242
- Inkontinenz → S. 248
- Kontrollverlust (Spiel-, Sex-, Esssucht, Kaufzwang) → S. 251
- Parkinsonsymptome → S. 251
- Psychose → S. 254
- Schlafstörungen → S. 259
- Sehnenschädigung → S. 261
- Selbstmordgedanken → S. 262

Medikamentenklassen, die einige der oben genannten Krankheitsbilder auslösen

- Antiepileptika → S. 263
- Neuroleptika (Antipsychotika) → S. 265
- Schlaf- und Beruhigungsmittel → S. 266

Medikamente, die eine Agranulozytose (eine heftige Immunreaktion) hervorrufen können

Wirkstoff(e)	Handelsname(n)
Acitretin	*Acicutan, Neotigason, Soriatane*
Allopurinol	*Bleminol, Cellidrin, Epidropal, Foligan, Gewapurol, Gichtex, Mephanol, Purinol, Remid, Uribenz, Uriconorm, Urosin, Zyloric* sowie in Kombipräparaten wie *Allobenz und Allo.comp.*
Ampicillin	*Standacillin, Unacid* sowie in Kombipräparaten wie *Sulbactam, Unasyn*
Bezafibrat	*Bezafibrat, Cedur, Lipox*
Captopril	*ACE-Hemmer-ratiopharm, Adocor, Captoflux, Captogamma, Captosol, Cortensobon, Debax, Jucapt, Lopirin aH, Lopirin Cor, Tensiomin, Tensobon, Tensostad*
Carbimazol	*Carbistad, Néo-Mercazole*
Cefotaxim	*Claforan*, diverse Generika
Cefuroxim	*Curocef, Elobact, Zinacef, Zinnat*, diverse Generika
Chinidin	in Kombination mit Verapamil in *Cordichin*
Chinin	*Limptar N*
Cilastatin	nur in Kombipräparaten mit Imipenem, z. B. *Tienam, Zienam*
Cimetidin	*Cimetag, CimLich, H-2-Blocker-ratiopharm, Neutromed, Ulcostad*, weitere Generika
Clomipramin	*Anafranil*, diverse Generika

Wirkstoff(e)	Handelsname(n)
Clopidogrel	*Iscover, Clogombix, Plavix,* diverse Generika, außerdem in Kombipräparaten wie *DuoCover, DuoPlavin*
Clozapin	*Clopin, Elcrit, Lanolept, Leponex*
Dapson	*Dapson-Fatol*
Desipramin	*Pertofran*
Diclofenac	*Agilomed, Algefit, Allvoran, Arthrex, Dedolor, Deflamat, Deflamm, Diclac, Diclo, Difene, Difen-Stulln, Ecofenac, Effekton, Effigel, Fenisole, Flam-X, Flector, Jutafenac, Monoflam, Rewodina, Solaraze, Voltaren, Voltfast*
Doxepin	*Aponal, Doneurin, Mareen, Sinequan,* diverse Generika
Famotidin	*Famotidin,* diverse Generika
Flucytosin	*Ancotil*
Fluoxetin	*Fluoxetin,* diverse Generika, *Prozac*
Flutamid	*Flucinorm, Flumid, Fugerel, Prostakonyl, Prostica,* diverse Generika
Fusidinsäure	*Fucidine, Fucithalmic, Fusicutan* sowie in Kombipräparaten wie *Fucicort, Fucidin*
Ibuprofen	*Aktren, Anco, Brufen, Dismenol, Dolgit, Dolormin compact, Esprenit, Eudorlin Extra, Gyno-Neuralgin, Ibubeta, Ibuflam, Ibumetin, Ibutop, Kontagripp, Migränin Ibuprofen, Neuralgin extra, Nurofen, Opturem, Pedea, RatioDolor akut, Spalt Flüssigkapseln, Spidifen, Tispol, Urem*
Imatinib	*Gleevec, Glivec*

Wirkstoff(e)	Handelsname(n)
Imipenem	in Kombipräparaten mit Cilastatin, z. B. *Primaxin, Tienam, Zienam*
Imipramin	*Tofranil*
Infliximab	*Remicade*
Levomepromazin	*Neurocil*
Maprotilin	*Ludiomil, Maprolu*, diverse Generika
Mesalazin	*Asacol, Asazine, Claversal, Mesagran, Mesazin, Mezavant, Pentasa, Salofalk*
Metamizol	*Analgin, Berlosin, Minalgin, Nopain, Novalgin, Novaminsulfon*
Methyldopa	*Dopegyt, Presinol*
Metoclopramid (MCP)	*Cerucal, Gastronerton, Gastrosil, Paspertin*
Mianserin	*Mianserin, Tolvin, Tolvon*
Olanzapin	*Zyprexa*
Omeprazol	*Antra MUPS, Ecomep, Gastracid, Gastrobene, Gastroplex, Losec, Medoprazol, Novec, Omec, Omeprax, Omezol, Oprazol, Prilosec, Progastim, Ulcozol, Ulnor*
Oxacillin	*InfectoStaph*
Penicillamin	*Artamin, Metalcaptase*
Penicillin G	*InfectoCillin parenteral, Penicillin G-Natrium* sowie in Kombipräparaten wie *Fortepen, Ophcillin, Pendysin, Retacillin, Retarpen compositum, Tardocillin*
Phenytoin	*Epanutin, Epilan, Phenhydan, Zentropil*

Wirkstoff(e)	Handelsname(n)
Pirenzepin	*Gastrozepin*
Prednison	*Corto-Tavegil, Decortin, Prednisolut, Predni Tablinen, Rectodelt,* diverse Generika
Promethazin	*Atosil, Closin, Farganesse, Promethazin-neurax-pharm, Proneurin, Prothazin*
Propylthiouracil	*Propycil, Prothiucil*
Ramipril	*Delix, Vesdil*
Ranitidin	*Junizac, Pylorisin, Ranibeta, Ranic, Ranicux, Ranidura, Raniprotect, Ranitic, Zantac*
Rituximab	*MabThera, Rituxan*
Spironolacton	*Aldactone, Jenaspiron, Osyrol, Spirobene, Spirono-lacton-ratiopharm, Verospiron, Xenalon*
Sulfasalazin	*Azulfidine, Colo-Pleon, Pleon RA, Salazopyrin,* diverse Generika
Thiamazol	*Favistan, Methizol, Thyrozol,* diverse Generika
Thioridazin	*Melleril,* diverse Generika
Ticlopidin	*Thrombodine, Tiklid, Tiklyd,* diverse Generika
Ziprasidon	*Zeldox*

Medikamente, die das Phänomen Chemo-Brain hervorrufen können[1]

Wirkstoff(e)	Handelsname(n)
Carmustin	*Carmubris, Gliadel*
Cisplatin	*Cis-GRY, Platiblastin, Platinol*
Cytarabin[2]	*Alexan, ARA-cell, Cytosar, DepoCyte*
Daunorubicin	*Cerubidine, Daunoblastin, DaunoXome*
Doxorubicin	*Adriblastin, Adrimedac, Caelyx, Myocet, Ribodoxo*
Epirubicin	*Axirubicin-e, Bendaepi, Ellence, Epi-cell, Farmorubicin, Riboepi*
5-Fluorouracil[3]	*Benda-5 FU, Efudix, Haemato-fu, Neofluor, Onkofluor, Ribofluor*
Idarubicin	*Zavedos*
Tamoxifen	*Nolvadex*

Medikamente, die Demenzsymptome hervorrufen können

Wirkstoff(e)	Handelsname(n)
Acetyldigoxin beta	*Beta Acetyldigoxin*
Alendronsäure	*Fosamax, Tevanate*
Alprazolam	*Xanax, Niravam*
Amisulprid	*Solian*
Amitriptylin	*Amineurin, Elavil, Saroten, Syneudon*
Amitriptylin + Chlordiazepoxid	*Limbitrol*

Wirkstoff(e)	Handelsname(n)
Aripirazol	*Abilify*
Atorvastatin	*Sortis*
Azelastin	*Allergodil*
Baclofen	*Lebic, Lioresal*
Benzatropin	*Congentin*
Betamethason	*Bemon, Beta Creme, Betagalen, Beta Lotio, Betnesol, Celestamine, Celestan, Cordes Beta, Deflatop, Diproforte, Diprosalic, Diprosis, Diprosone*
Biperiden	*Akineton*
Bromocriptin	*Kirim, Parlodel, Pravidel, Umprel*
Carbamezepin	*Carbabeta, Carbadura, Tegretal, Timonil*
Cetirizin	*Ceterifug, Cetiderm, CetiLich, Ceti-Puren, Cetirigamma, Reactine, Zyrtec*
Chlorazepat	*Tranxilium*
Chlordiazepoxid	*Librium, Multum, Radepur*
Chlordiazepoxid + Clidiniumbromid	*Librax*
Chlorphenamin	*Benical, Fluimucil, Migräne-Kranit, Triocaps*
Cimetidin	*Azucimet, Cime, Cimet, Cimetag, CimLich, Gastroprotect, H2-Blocker-ratiopharm, Neutromed, Tagamet, Ulcostad*
Ciprofloxacin	*Ciloxan, Ciprobay, Ciproxin, InfectoCipro, Keciflox, Otanol, Panotile Cipro*
Clomipramin	*Anafranil*

Wirkstoff(e)	Handelsname(n)
Clonazepam	*Antelepsin, Rivotril*
Clonidin	*Catapres, Clonistada*
Codein	*Bronchicum Mono Codein, Codeinsaft, -tropfen, Codicaps mono, Codicompren, Optipect Kodein forte, Tryasol Codein, Tussoret*
Desloratadin	*Aerius, Azomyr, Dasselta*
Dexamethason	*Dexabene, Dexa-CT, Dexamethason, Fortecortin, Lipotalon*
Dexchlorpheni-ramin	*Polaronil*
Diazepam	*Diastat, Diazep, Faustan, Gewacalm, Paceum, Psychopax, Stesolid, Valiquid, Valium*
Dicyclomid	*Bentyl*
Digoxin	*Digacin, Lanicor, Lenoxin*
Diphenhydramin	*Polaronil*
Doxepin	*Aponal, Doneurin, Mareen, Sinequan,* diverse Generika
Doxylamin	*Gittalun, Hoggar night, Sanalepsi, Schlafsterne, SchlafTabs, Sedaplus, Valocordin-Doxylamin*
Entacapon	*Comtan, Comtess*
Entacapon + Levodopa + Carbidopa	*Stalevo*
Estazolam	*Prosom*
Ethosuximide	*Petnidan*
Famotidin	*Famotidin,* diverse Generika

Wirkstoff(e)	Handelsname(n)
Felbamat	*Taloxa*
Fenoterol	*Berotec, Partusisten*
Fenoterol + Ipra-tropiumbromid	*Berodual, Berodualin*
Fentanyl (Pflaster)	*Durogesic*
Fesoterodin	*Toviaz*
Fludrocortison	*Astonin H*
Flurazepam	*Dalmadorm, Staurodorm Neu*
Fluspirilen	*Imap*
Fosphenytoin	*Cerebyx, Proepanutin*
Gabapentin	*Gabax, Neurontin*
Halazepam	*Paxipam*
Haloperidol	*Haldol*
Hydrocodon + Ibuprofen	*Vicoprofen*
Hydrocortison	*Hydrocortison Acis, Hydrocortison Galen, Hydrocortison Hoechst*
Hydromorphon	*Jurnista, Palladon, Palladon injekt*
Hydroxyzin	*Atarax*
Hyoscyamin	*Anaspaz, Cystospaz, Donnamar, Donnatal, Egazil, HyoMax, Levbid, Levsin, Levsinex, Neoquess, NuLev, Spacol T/S*
Hyoscyamin + Phenobarbital + Atropin + Scopolamin	*Donnatal*

Wirkstoff(e)	Handelsname(n)
Imipramin	*Tofranil*
Ipratropium-bromid	*Atropair, Atrovent, IpraBronch, IPRAXA, Itrop, Nebu-Iprasal, Rhinovent*
Ipratropium-bromid + Salbutamol	*Combivent*
Ketorolac	*Acular, Toradol*
Lamotrigin	*Elmendos, Gerolamic, Lamictal, Lamotribene*
Levetiracetam	*Keppra, Levetiracetam*
Levofloxacin	*Levaquin, Tavanic*
Levomepromazin	*Neurocil*
Lithium	*Hypnorex, Lithium Apogepha, Neurolepsin, Quilonum*
Lomefloxacin	*Maxaquin, Okacin*
Lorazepam	*Laubeel, Lorazepam dura, Tavor, Temesta, Tolid*
Maprotilin	*Ludiomil, Maprolu*
Melperon	*Buronil, Eunerpan, Melneurin*
Methyldopa (zum Teil in Kombination mit anderen Wirkstoffen)	*Dopegyt, Presinol*
Methylpredni-solon	*Methypred Galen, Predni-M-Tablinen, Urbason solubile*
Metixen	*Tremarit*
Metoclopramid	*Cerucal, Gastronerton, Gastrosil, MCP, Paspertin*

Wirkstoff(e)	Handelsname(n)
Moxifloxacin	*Actira, Avalox, Avelox, Octegra, Vigamox,* diverse Generika
Naproxen	*Aleve, Anaprox, Naprosyn, Naproxen*
Nifedipin	*Adalat, Procardia*
Norfloxacin	*Bactracid, Barazan, Chibroxin, Firin, Floxacin, Norfluxx, Noroxin, Norsol, Zoroxin,* diverse Generika
Ofloxacin	*Floxal Augentropfen, Gyroflox, Tarivid, Uro-Tarivid,* diverse Generika
Olanzapin	*Zyprexa*
Olopatadin	*Opatanol*
Omeprazol	*Antra MUPS, Ecomep, Gastracid, Gastrobene, Gastroplex, Losec, Medoprazol, Novec, Omec, Omeprax, Omezol, Oprazol, Progastim, Prilosec, Ulcozol, Ulnor*
Opipramol	*Insidon, Opipram,* diverse Generika
Orphenadrin	*Norflex*
Oxazepam	*Praxiten*
Oxcarbazepin	*Trileptal*
Oxybutynin	*Anturol, Cystonorm, Ditropan, Glenique, Oxymedin, Oxytrol, Spasyt*
Oxybutynin-hydrochlorid	*Dridase*
Oxycodon + Aspirin	*Percodan*

Wirkstoff(e)	Handelsname(n)
Pantoprazol	*Azidex, Azidosan, Gastroloc, Gastrozol, Panprabene Panprax, Pantip, Pantoloc, Pantozol, Prazopant, Rifun, Zurcal*
Phenytoin	*Epanutin, Epilan, Phenhydan, Phentoin AWD, Zentropil*
Phetidin	*Alodan, Demerol, Dolantin, Pethidin*
Pipamperon	*Dipiperon*
Prazepam	*Demetrin*
Prednisolon	*Decortin H, Infectocortikrupp, Klismacort Rektal, Predni H Tablinen, Prednisolon AL, Prednisolut, Solu-Decortin H*
Prednison	*Corto-Tavegil, Decortin, Prednison, Predni Tablinen, Rectodelt,* diverse Generika
Pregabalin	*Lyrica*
Pridinol	*Myoson direct*
Primidon	*Liskantin, Mylepsinum*
Procyclidin	*Kemadrin, Osnervan*
Prothipendyl	*DominalFlus*
Quazepam	*Doral, Dormalin*
Quetiapin	*Quentiax, Quetialan, Quetiapin, Sequase, Seroquel*
Ranitidin	*Junizac, Pylorisin, Ranibeta, Ranic, Ranicux, Ranidura, Raniprotect, Ranitic, Zantac*
Reserpin	*Serpasil*
Risperidon	*Risocon, RispeCare, Rispe-Q, Risperdal, Risperigamma, Risperihex, Risperinorm, Risperipharm*

Wirkstoff(e)	Handelsname(n)
Scopolamin (auch: Hyoscin)	*Boro-Scopol N, Buscopan, Scopoderm TTS*
Selegilin	*Amboneural, Antiparkin, Cognitiv, Jumex, Jumexal, Jutagilin, Movergan, Selepark, Xilopar*
Tamoxifen	*Ebefen, Kessar, Mandofen, Nolvadex, Tamec, Tamokadin*
Temazepam	*Planum, Remestan, Temazep-CT*
Theophyllin	*Aerobin, Afonilum, Bronchoretard, Euphyllin retard, Euphylong, Respicur retard, Solosin retard, Theolair, Theospirex retard, Tromphyllin, Uniphyllin*
Thioridazin	*Melleril, Thioridazin,* diverse Generika
Tiagabin	*Gabitril*
Tolcapon	*Tasmar*
Tolterodin	*Detrusitol*
Topirimat	*Topamax*
Tramadol + Paracetamol	*Zaldiar*
Triamcinolon	*Delphicort, Volon*
Triazolam	*Halcion*
Trihexyphenidyl	*Artane, Parkopan*
Trimipramin	*Herphonal, Stangyl, Trimidura, Trimineurin,* diverse Generika
Valproinsäure	*Convulex, Convulsofin, Depakine, Ergenyl, Leptilan, Orfiril, Valproat*
Zaleplon	*Sonata*

Wirkstoff(e)	Handelsname(n)
Zolpidem	*Ambien, Dorlotil, Edluar, Mondeal, Zoldorm, Zolpidem, Zolpidem-Actavis, Zolpi Lich, Zolpi-Q*
Zolpidemtartrat	*Actavis, Bikalm, Stilnox, Zoldem, Zoldorm, Zolpidemtartrat*
Zonisamid	*Zonegam*
Zopiclon	*Imovane, Optidorm, Somnal, Somnosan, Ximovan, ZOP, Zopiclodura, Zopiclon, ZOPI-PUREN*
Zuclopenthixol	*Ciatyl-Z*

Medikamente, die eine Depression auslösen können

Wirkstoff(e)	Handelsname(n)
Acebutolol	*Prent*
Acetazolamid	*Acemit, Diamox, Glaupax*
Aciclovir	*Accarix, Acerpes, Acic, Aciclostad, Acivir, Acyclovir, Aviral, Helvevir, Supraviran, Virzin, Xorox, Zoliparin, Zovirax*
Acitretin	*Acicutan, Neotigason*
Alprazolam	*Xanax, Niravam*
Amantadin	*Amant, Amixx, Hofcomant, PK-Merz, Symmetrel, Tregor*
Amitriptylin + Chlordiazepoxid	*Limbitrol*
Amlodipin	*Norvasc*
Amphetamin	*Attentin, Dexedrine, ProCentra, Zenzedi* und in Kombipräparaten wie *Adderall*

Wirkstoff(e)	Handelsname(n)
Atenolol	*Atebeta, Atehexal, Tenormin*
Atorvastatin	*Sortis*
Baclofen	*Lebic, Lioresal*
Betamethason	*Bemon, Beta Creme, Betagalen, Beta Lotio, Betnesol, Celestamine, Celestan, Cordes Beta, Deflatop, Diproforte, Diprosalic, Diprosis, Diprosone*
Betaxolol	*Betoptima, Kerlone mite*
Bisoprolol	*Bisoprolol dura, Concor*
Bisoprolol + Hydrochloro-thiazid	*Concor plus, Bilol comp, Bisoprolol comp, Bisoprolol HCT, Lodoz, Rivacor plus*
Bromfenac	*Yellox*
Bromocriptin	*Kirim, Parlodel, Pravidel, Umprel*
Bupropion	*Elontril, Wellbutrin, Zyban*
Buspiron	*Anxut, Busp*
Carbamazepin	*Carbabeta, Carbadura, Tegretal, Timonil*
Carteolol	*Arteoptic*
Carvedilol	*CarLich, Carvedigamma, Dilatrend, Dimetil, Querto,* diverse Generika
Chlordiazepoxid	*Librium, Multum, Radepur*
Chlorthalidon	*Hygroton*
Cimetidin	*Azucimet, Cime, Cimet, Cimetag, CimLich, Gas-troprotect, H2-Blocker-ratiopharm, Neutromed, Tagamet, Ulcostad*

Wirkstoff(e)	Handelsname(n)
Ciprofloxacin	*Ciloxan, Ciprobay, Ciproxin, InfectoCipro, Keciflox, Otanol, Panotile Cipro*
Clonazepam	*Antelepsin, Rivotril*
Clonidin	*Catapres, Clonistada*
Clorazepat	*Clorazepate Zentiva, Tranxilium*
Dapson	*Dapson-Fatol* sowie in Kombipräparaten mit Rifampin oder Clofazimin
Dexamethason	*Dexabene, Dexa-CT, Dexamethason, Fortecortin, Lipotalon*
Diazepam	*Diastat, Diazep, Faustan, Gewacalm, Paceum, Psychopax, Stesolid, Valiquid, Valium*
Diclofenac	*Allvoran, Diclac, Diclo, Rewodina, Voltaren*
Digoxin	*Digacin, Lanicor, Lenoxin*
Diltiazem	*Dil-Sanorania, Diltaretard, Diltiagamma, Dilzem*
Disopyramid	*Diso-Duriles, Rythmodan, Rytmodul*
Disulfiram	*Antabus*
Efavirenz	*Stocrin, Sustiva* sowie in dem Kombipräparat *Atripla*
Enoxacin	*Gyramid*
Ethosuximid	*Petnidan, Suxilep, Suxinutin*
Famotidin	*Famotidin,* diverse Generika
Felodipin	*Felobeta, Felocor, Modip, Munobal, Plendil* sowie in Kombipräparaten wie *Delmuno, Logimax, Mobloc, Unimax*
Fenoprofen	*Nalfon*

Wirkstoff(e)	Handelsname(n)
Flurazepam	*Dalmadorm, Staurodorm Neu*
Fluvastatin	*Cranoc, Fractal, Lescol, Locol*
Gatifloxacin	*Bonoq*
Guanfacin	*Estulic*
Hydrochloro- thiazid	*Disalunil, Esidrix*
Hydrocortison	*Hydrocortison Acis, Hydrocortison Galen, Hydrocortison Hoechst*
Ibuprofen	*Dolgit, Dolormin,* diverse Generika
Indometacin	*Elmetacin, Indocid, Indoclir, Indocollyre, Indomet Schmerzspray, Indo-paed, Indophtal, Indo Top, Luiflex, Rheubalmin Indo Spray, Vonum*
Interferon alpha	*Inferax, Intron A, Pegasys, PegIntron, Roferon A*
Isoniazid (Isonicotinsäure- hydrazid, abge- kürzt INH)	*Isozid, Rimifon, Tebesium*
Isotretinoin	*Accutane, Acnotin, Aknefug-ISO, Aknenormin, Ciscutan, Curakne, Decutan, Isocutan, Isoderm, Isogalen, Isopel, Isotret-Hexal, Roaccutan*
Isradipin	*Lomir, Vascal*
Ketoprofen	*Alrheumon, Dolormin Schmerzgel mit Ketoprofen, Effekton Gel mit Ketoprofen, Fastum, Gabrilen, Ketospray, Phardol, Profenid, Prontoket, Spondy- lon*
Kortison	*Cortone*
Levetiracetam	*Keppra,* diverse Generika

Wirkstoff(e)	Handelsname(n)
Levobunolol	*Vistagan*
Levodopa (L-Dopa)	meist als Kombipräparat, z. B. in *Duodopa, Isicom, Sinemet, Stalevo, Striaton*
Levofloxacin	*Tavanic*
Levonorgestrel	*Levogynon, Microlut, 28 mini, Mirena, NorLevo, Postinor, Unofem, Vikela* sowie diverse Kombi-präparate
Lomefloxacin	*Maxaquin, Okacin*
Lorazepam	*Lorazepam dura, Merlit, Tavor, Temesta, Tolid*
Lovastatin	*Mevinacor*
Mefloquin	*Lariam*
Methyldopa	*Dopegyt, Presinol*
Methylpredni-solon	*Methypred Galen, Predni-M-Tablinen, Urbason solubile*
Methyprylon	*Noludar*
Metipranolol	*Betamann*
Metoclopramid (MCP)	*Cerucal, Gastronerton, Gastrosil, Paspertin*
Metoprolol + Hydrochloro-thiazid	*Lopresor*
Metronidazol	*Anaerobex, Arilin, Clont, Dumozol, Elyzol, Flagyl, Metrosa, Nidazea, Perilox, Rosalox, Rosiced, Vagi-Metro, Vagimid*

Wirkstoff(e)	Handelsname(n)
Morphin	*Capros, Compensan, Kapanol, M-beta, M-long, Morixon, Morphanton, M-retard, MSI, MSR, MST, M-Stada, MST-Continus, Mundidol, Pain-break, Sevredol, Sevre-Long, Substitol, Vendal*
Moxifloxacin	*Actira, Avalox, Avelox, Octegra, Vigamox* sowie diverse Generika
Nabumeton	*Relifex, Balmox*
Naproxen	*Aleve, Anaprox, Naprosyn, Naproxen*
Nicardipin	*Antagonil*
Nifedipin	*Adalat, Procardia*
Nisoldipin	*Baymycard*
Nizatidin	*Axid*
Norfloxacin	*Barazan*
Ofloxacin	*Floxal Augentropfen, Gyroflox, Tarivid, Uro-Tarivid,* diverse Generika
Oxazepam	*Adumbran, Anxiolit, Normoc, Oxa CT, Praxiten*
Penbutolol	*Levatol*
Pentobarbital	*Nembutal*
Pergolid	*Parkotil, Permax*
Phenobarbital	*Aphenylbarbit, Luminaletten, Luminal*
Phenylbutazon	*Ambene, Exrheudon OPT*
Phenyl-propanolamin (Norephedrin)	*Boxogetten, Recatol mono* sowie in den Kombipräparaten *Antiadipositum, Basoplex, Wick DayMed Erkältungs-Kapseln*
Phenytoin	*Epanutin, Epilan, Phenhydan, Phenytoin AWD, Zentropil*

Wirkstoff(e)	Handelsname(n)
Pindolol	*Glauco-Stulln, Viskaldix, Visken*
Piroxicam	*Brexidol, Felden, Pirobeta, Piroflam, Pirosol*
Pravastatin	*Mevalotin, Panchol, Pravagamma, Pravalip, Pravalotin, Pravasin protect, Pravasta, Pravastax, Pravatin, Selipran, Statinoprav*
Prazepam	*Demetrin*
Prazosin	*Adversuten*
Prednisolon	*Decortin H, Infectocortikrupp, Klismacort Rektal, Predni H Tablinen, Prednisolon AL, Prednisolut, Solu-Decortin H*
Prednison	*Corto-Tavegil, Decortin, Prednison*
Primidon	*Liskantin, Mylepsinum*
Propranolol	*Dociton, Obsidan*
Ranitidin	*Junizac, Pylorisin, Ranibeta, Ranic, Ranicux, Ranidura, Raniprotect, Ranitic, Zantac*
Reserpin	*Serpasil* sowie in den Kombipräparaten *Brinerdin, Briserin, dysto-loges, Homviotensin, Hygroton-Reserpin*
Selegilin	*Amboneural, Antiparkin, Cognitiv, Jumex, Jumexal, Jutagilin, Movergan, Selepark, Xilopar*
Simvastatin	*Zocor, Zocord*
Sparfloxacin	*Zagam*
Sulindac	*Clinoril*
Temazepam	*Planum, Remestan, Temazep-CT*
Terazosin	*Flotrin, Heitrin, Hytrin, Terablock, Teranar, Terazid, Urocard, Uroflo, Urozosin, Vicard*

Wirkstoff(e)	Handelsname(n)
Timolol	*Arutimol, Betimol, Chibro-Timoptol, Dispatim, NyoGel, Nyolol* sowie die Kombipräparate *Azarga, Combigan, Cosopt, DuoTrav, Fotil, Ganfort, TP-Ophtal, Xalacom*
Tolmetin	*Tolectin*
Topiramat	*Topamax Migräne*
Tramadol	*Adamon, Amadol, Contramal, Cromatodol, Ecodolor, Jutadol, Noax, Tramagit, Tramal T-long, Tramundin, Travex*
Triamcinolon	*Delphicort, Volon*
Triazolam	*Halcion*
Trimethoprim	*Infectotrimet*
Trovafloxacin	*Trovan*
Verapamil	*Falicard, Flamon, Isoptin, Veragamma, Verahexal, Veramex, Veranorm, Verapabene*
Vinblastin	*Velbe*
Vincristin	*Cellcristin, Oncovin*

Medikamente, die Impotenz (sexuelle Dysfunktion) auslösen können

Wirkstoff(e)	Handelsname(n)
Acemetacin	*Acemetacin-CT, Acemetacin-STADA, Rantudil*
Acetylsalicylsäure (ASS)	*Acesal, Aspirin,* diverse Generika
Allopurinol	*Foligan, Zyloric*
Alprazolam	*Niravam, Xanax*
Amilorid (in Kombination mit anderen Wirkstoffen)	*Diaphal, Esmalorid, Moduretik, Tensoflux*
Amitriptylin	*Amineurin, Elavil, Saroten, Syneudon,* diverse Generika
Amitriptylinoxid	*Amioxid-neuraxpharm, Equilibrin*
Amlodipin	*Norvasc*
Aripirazol	*Abilify*
Atenolol	*Atebeta, Atehexal, Tenormin*
Atorvastatin	*Sortis*
Benzbromaron	*Benzbromaron AL*
Bezafibrat	*Bezafibrat, Cedur, Lipox*
Bisoprolol	*Bisoprolol dura, Concor*
Bromazepam	*Bromazep, Gityl, Lexostad, Lexotanil, Normoc*
Busulfan	*Myleran*
Captopril	*Capto-Puren, Lopirin, Tensobon*
Carbamazepin	*Tegretal, Timonil*

Wirkstoff(e)	Handelsname(n)
Carvedilol	*Carvedilol, Dilatrend, Querto*
Chlorambucil	*Leukeran*
Chlordiazepoxid	*Radepur*
Chlorpromazin	*Largactil, Megaphen, Thorazine, Truxal*
Cimetidin	*Azucimet, Cime, Cimet, Gastroprotect, H2-Blocker-ratiopharm, Tagamet*
Citalopram	*Cipramil, Citalon, Citalo-Q,* diverse Generika
Clobazam	*Frisium*
Clomipramin	*Anafranil,* diverse Generika
Clonidin	*Catapres, Clonistada*
Clopamid	*Briserin*
Cotrimoxazol	*Cotrim, Kepinol*
Cyclophosphamid	*Endoxan*
Darifenacin	*Emselex*
Dexamethason	*Dexabene, Dexa-CT, Dexamethason, Fortecortin, Lipotalon*
Diazepam	*Diastat, Diazep, Faustan, Stesolid, Valium*
Diclofenac	*Allvoran, Diclac, Diclo, Rewodina, Voltaren*
Digitoxin	*Digimed, Digimerck*
Digoxin	*Digacin, Lanicor, Lenoxin,* diverse Generika
Diltiazem	*Dilzem,* diverse Generika
Doxazosin	*Cardular, Doxacor*
Doxepin	*Aponal, Doneurin, Mareen, Sinequan,* diverse Generika

Wirkstoff(e)	Handelsname(n)
Duloxetin	*Ariclaim, Cymbalta*
Dutasterid	*Avodart*
Enalapril	*Benalapril, Enabeta, Enahexal, Xanef*
Escitalopram	*Cipralex, Lexapro*
Estramustin	*Estracyt, Multosin*
Fenofibrat	*CiL, durafenat, Lipidil, Lipidil-Ter*
Finasterid	*Propecia, Proscar*
Flunitrazepam	*Fluminoc*
Fluoxetin	*Prozac, Sarafem*, diverse Generika
Fluvastatin	*Cranoc, Locol*
Fosinopril	*Dynacil, Fosinorm*
Gabapentin	*Gabax, Neurontin*
Gemfibrozil	*Gemfi, Gevilon*
Glibenclamid	*Euglucon, Maninil*, verschiedene Präparate, deren Name mit *Glib-* beginnt
Heparinkalzium	*Heparin-Calcium-ratiopharm*
Hydralazin, Dihydralazin	meist als Kombipräparat mit anderen Wirkstoffen, die ihrerseits erektile Dysfunktion verursachen
Hydrochlorothiazid	*Disalunil, Esidrix*
Ibuprofen	*Dolgit, Dolormin*, diverse Generika
Imipramin	*Tofranil*
Indometacin	*Indo-CT*, diverse Generika

Wirkstoff(e)	Handelsname(n)
Ketoprofen	*Gabrilen, Spondylon*
Levodopa (L-Dopa)	meist als Kombipräparat, z. B. in *Duodopa, Isicom, Sinemet, Stalevo, Striaton*
Lisinopril	*Acerbon, Coric*
Lithium	*Hypnorex, Lithium Apogepha, Neurolepsin, Quilonum*
Lorazepam	*Laubeel, Tavor, Tolid,*
Lovastatin	*Mevinacor*
Methotrexat	*Lantarel, Metex*
Methyldopa	*Dopegyt, Presinol*
Metoclopramid (MCP)	*Cerucal, Gastronerton, Gastrosil, Paspertin*
Metoprolol	*Beloc, Lopresor, Prelis*
Naproxen	*Aleve, Anaprox, Naprosyn, Naproxen*
Nebivolol	*Nebilet*
Olanzapin	*Zyprexa*
Omeprazol	*Antra MUPS, Ecomep, Gastracid, Gastrobene, Gastroplex, Losec, Medoprazol, Novec, Omec, Omeprax, Omezol, Oprazol, Ulcozol, Ulnor, Progastim, Prilosec*
Opipramol	*Insidon, Opipram,* diverse Generika
Oxazepam	*Praxiten*
Oxybutynin	*Anturol, Cystonorm, Ditropan, Glenique, Oxymedin, Oxytrol, Spasyt*
Paroxetin	*Brisdelle, Paroxat, Paroxedura, Paxil, Pexeva, Seroxat*

Wirkstoff(e)	Handelsname(n)
Phenprocoumon	*Falithrom, Marcumar, Marcuphen*
Phenylbutazon	*Ambene, Exrheudon*
Pindolol	*Visken*
Pioglitazon + Metformin	*Competact*
Pravastatin	*Liprevil, Mevalotin, Pravasin*
Prazosin	*Prazosin-ratiopharm*
Prednison	*Decortin, Lodotra, Prednison, Rectodelt*
Pregabalin	*Lyrica*
Primidon	*Liskantin, Primidon*
Propafenon	*Cuxafenon, Rytmonorm*
Propiverin	*Mictonetten, Mictonorm*
Propranolol	*Dociton, Obsidan*
Protionamid	*Ektebin, Peteha*
Ramipril	*Delix, Vesdil*
Reserpin	*Serpasil,* außerdem oft in Kombination mit anderen Stoffen, die ihrerseits ED verursachen
Revlimid	*Lenalidomid*
Risperidon	*Risocon, RispeCare, Rispe-Q, Risperdal, Risperi-gamma, Risperihex, Risperipharm*
Sertralin	*Zoloft,* diverse Generika
Simvastatin	*Zocor,* diverse Generika
Solifenacin	*Vesikur*

Wirkstoff(e)	Handelsname(n)
Spironolacton	*Aldactone, Jenaspiron, Osyrol, Spironolacton-ratiopharm, Spirobene, Verospiron, Xenalon*
Sulfonamide (verschiedene Substanzen, darunter Sulfadiazin-Silber, Sulfamethoxazol, Sulfasalazin)	*Azulfidine, Bactrim, Colo-Pleon, Drylin, Escoprim, Eusaprim, Flammazine, InfectoFlam, Kepinol, Lagatrim, Nopil, Pleon RA, Salazopyrin, TMS forte*
Tamsulosin	*Alna Ocas, OmnicOcas, Prostacure, Prostadil, Tadin,* diverse Generika
Terazosin	*Flotrin, Urozosin*
Tolterodin	*Detrusitol*
Trimethoprim	*Infectotrimet*
Trimipramin	*Herphonal, Stangyl, Trimidura, Trimineurin,* diverse Generika
Trospium	*Spasmex, Spasmolyt*
Urapidil	*Ebrantil, Urapidil-ratiopharm*
Valproinsäure	*Convulex, Convulsofin, Depakine, Ergenyl, Leptilan, Orfiril, Valproat*
Venlafaxin	*Trevilor,* diverse Generika
Verapamil	*Falicard, Flamon, Isoptin, Veragamma, Verahexal, Veramex, Veranorm, Verapabene*

Medikamente, die Inkontinenz verursachen können[4]

Wirkstoff(e)	Handelsname(n)
Acebutolol	*Prent*
Alprazolam	*Niravam, Xanax*
Amilorid	in Kombination mit anderen Wirkstoffen: *Diaphal, Esmalorid, Moduretik, Tensoflux*
Atenolol	*Atebeta, Atehexal, Tenormin*
Atropin	*Atropin*
Betaxolol	*Betoptima, Kerlone mite*
Bisoprolol	*Bisoprolol dura, Concor*
Bumetanid	*Burinex*
Bupropion	*Elontril, Wellbutrin, Zyban*
Buspiron	*Anxut, Busp*
Carteolol	*Arteoptic*
Carvedilol	*CarLich, Carvedigamma, Dilatrend, Dimetil, Querto,* diverse Generika
Chloralhydrat	*Chloraldurat*
Chlorthalidon	*Hygroton*
Citalopram	*Cipramil, Citalon, Citalo-Q,* diverse Generika
Clonazepam	*Antelepsin, Rivotril*
Clozapin	*Clopin, Elcrit, Lanolept, Leponex*
Deserpidin + Methylclothiaid	*Enduronyl*
Diazepam	*Faustan, Gewacalm, Paceum, Psychopax, Stesolid, Valiquid, Valium*

Wirkstoff(e)	Handelsname(n)
Donepezil	*Aricept, Aricept 23*
Escitalopram	*Cipralex, Lexapro*
Ethchlorvynol	*Placidyl*
Fluoxetin	*Prozac, Sarafem,* diverse Generika
Flurazepam	*Dalmadorm, Staurodorm Neu*
Fluvoxamin	*Fevarin, Flox-Ex, Floxyfral,* diverse Generika
Furosemid	*Diurapid, Furanthril, Furobeta, Furo-CT, Furodrix, Furogamma, Furon, Furorese, Jufurix, Lasix, Oedemex*
Gabapentin	*Gabax, Neurontin*
Hydrochloro-thiazid	*Disalunil, Esidrix*
Hydroxyzin	*Atarax*
Indapamid	*Indapamid AL*
Isradipin	*Lomir, Vascal*
Labetalol	*Trandate*
Levobunolol	*Vistagan*
Lithium	*Hypnorex, Quilonum*
Lorazepam	*Lorazepam dura, Merlit, Tavor, Temesta, Tolid*
Methyldopa	*Dopegyt, Presinol*
Metoprolol + Hydrochloro-thiazid	*Lopresor*
Misoprostol	als Kombipräparat mit Diclofenac in *Arthotec*

Wirkstoff(e)	Handelsname(n)
Nifedipin	*Adalat, Procardia*
Olanzapin	*Zyprexa*
Oxazepam	*Adumbran, Anxiolit, Normoc, Oxa CT, Praxiten*
Paroxetin	*Brisdelle, Paroxat, Paroxedura, Paxil, Pexeva, Seroxat*
Pindolol	*Glauco-Stulln, Viskaldix, Visken*
Prazepam	*Demetrin*
Prazosin	*Adversuten*, diverse Generika
Propranolol	*Dociton, Obsidan*
Reserpin	*Serpasil*, außerdem in den Kombipräparaten wie *Brinerdin, Briserin, dysto-loges, Homviotensin, Hygroton-Reserpin*
Risperidon	*Risocon, RispeCare, Rispe-Q, Risperdal, Risperigamma, Risperihex, Risperipharm*
Sertralin	*Adjuvin, Gladem, Tresleen, Zoloft*
Spironolacton	*Aldactone, Jenaspiron, Osyrol, Spirobene, Spironolacton-ratiopharm, Verospiron, Xenalon*
Temazepam	*Planum, Remestan, Temazep-CT*
Terazosin	*Flotrin, Heitrin, Hytrin, Terablock, Teranar, Terazid, Urocard, Uroflo, Urozosin, Vicard*
Timolol	*Arutimol, Betimol, Chibro-Timoptol, Dispatim, NyoGel, Nyolol* sowie in den Kombipräparaten *Azarga Combigan, Cosopt, DuoTrav, Fotil, Ganfort, TP-Ophtal, Xalacom*
Triazolam	*Halcion*

Medikamente, die zum Kontrollverlust führen können (Spielsucht, Sexsucht, Essattacken, Kaufzwang)[5]

Wirkstoff(e)	Handelsname(n)
Amisulprid	*Amisulprid Lich, Solian*
Aripiprazol	*Abilify*
Olanzapin	*Zyprexa*, diverse Generika
Pramipexol	*Sifrol*
Quetiapin	*Quentiax, Quetialan, Quetiapin, Sequase, Seroquel*
Risperidon	*Risocon, RispeCare, Rispe-Q, Risperdal, Risperigamma, Risperihex, Risperinorm, Risperipharm*

Medikamente, die Parkinson vortäuschen können[6]

Wirkstoff(e)	Handelsname(n)	
Amitriptylin	*Amineurin, Saroten, Syneudon,* diverse Generika	*
Amitriptylin + Chlordiazepoxid	*Limbitrol*	*
Amlodipin	*Amlobeta, Amlodigamma, Amlodipin*, diverse Generika	
Amoxapin	*Asendin, Asendis, Defanyl, Demolox*	
Aripiprazol	*Abilify*	**
Bupropion	*Elontril, Wellbutrin, Zyban*	**

Bewertung/Empfehlung von Public Citizen:
* *Do not use:* Medikamente, die Sie generell nicht nehmen sollten
** *Limited Use:* Medikamente, die Sie nur in Ausnahmefällen nehmen sollten

Wirkstoff(e)	Handelsname(n)	
Buspiron	*Busp*	**
Chlorpromazin	*Largactil, Megaphen, Thorazine, Truxal*	**
Ciclosporin	*Cicloral, Ciclosporin, Sandimmun,* diverse Generika	
Desipramin	*Pertofran*	
Diltiazem	*Dilta-Hexal, Dilzem,* diverse Generika	
Doxepin	*Aponal, Doneurin, Mareen, Sinequan,* diverse Generika	**
Fluoxetin	*Fluoxetin,* diverse Generika, *Prozac*	**
Fluphenazin	*Lyogen*	**
Fluvoxamin	*Fevarin, Flox-Ex, Floxyfral,* diverse Generika	**
Haloperidol	*Haldol*	**
Imipramin	*Tofranil*	**
Levothyroxin (L-Thyroxin)	*Berlthyrox, Eferox, Euthyrox, L-Thyroxin,* diverse Generika	
Lithium	*Hypnorex, Lithium Apogepha, Neurolepsin, Quilonum*	**
Maprotilin	*Ludiomil*	**
Medroxy-progesteron	*Depo-Clinovir, Depocon, Depo-Pro-vera, Farlutal, Prodafem, Sayana,* diverse Generika	
Methyldopa	*Dopegyt, Presinol*	

Wirkstoff(e)	Handelsname(n)	
Metoclopramid (MCP)	*Cerucal, Gastronerton, Gastrosil, Paspertin*	**
Nortriptylin	*Nortrilen*	
Octreotid	*Sandostatin*	
Olanzapin	*Zyprexa*	**
Paroxetin	*Brisdelle, Paroxat, Paroxedura, Paxil, Pexeva, Seroxat*	**
Perphenazin	*Decentan, Trilafon*	*
Pregabalin	*Lyrica*	
Reserpin	*Serpasil,* außerdem in den Kombi-präparaten *Brinerdin, Briserin, dysto-loges, Homviotensin, Hygro-ton-Reserpin*	
Risperidon	*Risocon, RispeCare, Rispe-Q, Risperdal, Risperigamma, Risperihex, Risperipharm*	**
Sertralin	*Adjuvin, Gladem, Tresleen, Zoloft*	**
Tamoxifen	*Tamox-1 A Pharma,* diverse Generika	**
Thioridazin	*Melleril,* diverse Generika	*
Trazodon	*Trazodon,* diverse Generika	**
Valproinsäure	*Convulex, Ergenyl, Orfiril, Valproat, Valpro beta*	

Bewertung/Empfehlung von Public Citizen:
* *Do not use:* Medikamente, die Sie generell nicht nehmen sollten
** *Limited Use:* Medikamente, die Sie nur in Ausnahmefällen nehmen sollten

Wirkstoff(e)	Handelsname(n)
Verapamil	*Falicard, Flamon, Isoptin, Vera-gamma, Verahexal, Veramex, Vera-norm, Verapabene*
Ziprasidon	*Zeldox* *

Bewertung/Empfehlung von Public Citizen:
* * *Do not use:* Medikamente, die Sie generell nicht nehmen sollten
* ** *Limited Use:* Medikamente, die Sie nur in Ausnahmefällen nehmen sollten

Medikamente, die Psychosen auslösen können[7]

Wirkstoff(e)	Handelsname(n)
Acebutolol	*Prent*
Aciclovir	*Accarix, Acerpes, Acic, Aciclostad, Acivir, Acyclovir, Aviral, Helvevir, Supraviran, Virzin, Xorox, Zoliparin, Zovirax*
Amantadin	*Amant, Amixx, Hofcomant, PK-Merz, Symmetrel, Tregor*
Amitriptylin	*Amineurin, Elavil, Saroten, Syneudon*
Amitriptylin + Chlordiazepoxid	*Limbitrol*
Amoxapin	*Asendin, Asendis, Defanyl, Demolox*
Atenolol	*Atebeta, Atehexal, Tenormin*
Baclofen	*Lebic, Lioresal*

Wirkstoff(e)	Handelsname(n)
Betamethason	*Bemon, Beta Creme, Betagalen, Beta Lotio, Betnesol, Celestamine, Celestan, Cordes Beta, Deflatop, Diproforte, Diprosalic, Diprosis, Diprosone*
Betaxolol	*Betoptima, Kerlone mite*
Bisoprolol	*Bisoprolol dura, Concor*
Bromocriptin	*Kirim, Parlodel, Pravidel, Umprel*
Bupropion	*Elontril, Wellbutrin, Zyban*
Buspiron	*Busp, Anxut*
Captopril	*Capto-Puren, Lopirin, Tensobon*
Carbamazepin	*Carbabeta, Carbadura, Tegretal, Timonil*
Carteolol	*Arteoptic*
Carvedilol	*CarLich, Carvedigamma, Dilatrend, Dimetil, Querto,* diverse Generika
Chloroquin	*Chlorochin, Nivaquine, Resochin, Weimer quin*
Chlorpheniramin (Chlorphenamin)	*Benical, Fluimucil, Migräne-Kranit, Triocaps*
Cimetidin	*Azucimet, Cime, Cimet, Cimetag, CimLich, Gastroprotect, H2-Blocker-ratiopharm, Neutromed, Tagamet, Ulcostad*
Ciprofloxacin	*Ciloxan, Ciprobay, Ciproxin, InfectoCipro, Keciflox, Otanol, Panotile Cipro*
Clonazepam	*Antelepsin, Rivotril*
Clonidin	*Catapres, Clonistada*
Corticotropin	*Synacthen*

Wirkstoff(e)	Handelsname(n)
Dapson	*Dapson-Fatol* sowie in Kombipräparaten mit Clofazimin oder Rifampin
Dexamethason	*Dexabene, Dexa-CT, Dexamethason, Fortecortin, Lipotalon*
Diazepam	*Faustan, Gewacalm, Paceum, Psychopax, Stesolid, Valiquid, Valium*
Digoxin	*Digacin, Lanicor, Lenoxin*
Diphenhydramin	*Polaronil*
Disulfiram	*Antabus*
Doxepin	*Aponal, Doneurin, Mareen, Sinequan,* diverse Generika
Enoxacin	*Gyramid*
Erythropoetin	*Epogen*
Ethchlorvynol	*Placidyl*
Ethosuximid	*Petnidan, Suxilep, Suxinutin*
Hydrocortison	*Hydrocortison Acis, Hydrocortison Galen, Hydrocortison Hoechst*
Hydroxyzin	*Atarax*
Imipramin	*Tofranil*
Indometacin	*Elmetacin, Indocid, Indoclir, Indocollyre, Indomet Schmerzspray, Indo-paed, Indophtal, Indo Spray, Indo Top, Luiflex, Rheubalmin, Vonum*
Isoniazid (Iso-nicotinsäure-hydrazid, abge-kürzt INH)	*Isozid, Rimifon, Tebesium* sowie in Kombipräparaten wie *Iso-Eremfat, Isozid-comp., Rifater, Rifinab, Rifinah, Rifoldin, Rimactazid, Rimstar, Tebesium Duo/Trio*

Wirkstoff(e)	Handelsname(n)
Ketamin	*Ketalar, Ketanest*
Ketoprofen	*Alrheumon, Dolormin Schmerzgel mit Ketoprofen, Effekton Gel mit Ketoprofen, Fastum, Gabrilen, Ketospray, Phardol, Profenid, Prontoket, Spondylon*
Kortison	*Cortone*
Labetalol	*Trandate*
Levobunolol	*Vistagan*
Levodopa (L-Dopa)	meist als Kombipräparat, z. B. in *Duodopa, Isicom, Sinemet, Stalevo, Striaton*
Levofloxacin	*Levaquin, Tavanic*
Levothyroxin (L-Thyroxin)	*Berlthyrox, Eferox, Euthyrox, L-Thyrox, L-Thyroxin* sowie in Kombipräparaten wie *Jodthyrox, Novothyral, Prothyrid, Thyronajod*
Lomefloxacin	*Okacin, Maxaquin*
Maprotilin	*Eunerpan*
Mefloquin	*Lariam*
Methyldopa	*Dopegyt, Presinol*
Methylphenidat	*Concerta, Equasym, Medikinet, Medikinet adult, Ritalin*
Methylprednisolon	*Methypred Galen, Predni-M-Tablinen, Urbason solubile*
Methyprylon	*Noludar*
Metoprolol	*Beloc, Lopresor, Prelis*

Wirkstoff(e)	Handelsname(n)
Morphin	*Capros, Compensan, Kapanol, M-beta, M-long, Morixon, Morphanton, MSI, MSR, MST, Mundidol, M-retard, M-Stada, MST-Continus, Painbreak, Sevredol, Sevre-Long, Substitol, Vendal*
Norfloxacin	*Barazan*
Nortriptylin	*Nortrilen*
Ofloxacin	*Tarivid*
Penbutolol	*Levatol*
Pergolid	*Parkotil, Permax*
Phenylpro-panolamin (Norephedrin)	*Boxogetten, Recatol mono* sowie in den Kombi-präparaten *Antiadipositum, Basoplex, Wick Day-Med Erkältungs-Kapseln*
Phenytoin	*Epanutin, Epilan, Phenhydan, Phenytoin AWD, Zentropil*
Pindolol	*Glauco-Stulln, Viskaldix, Visken*
Prazosin	*Adversuten*
Prednisolon	*Decortin H, Infectocortikrupp, Klismacort Rektal, Predni H Tablinen, Prednisolon AL, Prednisolut, Solu-Decortin H*
Prednison	*Corto-Tavegil, Decortin, Prednison*
Primidon	*Liskantin, Mylepsinum*
Propranolol	*Dociton, Obsidan*
Pseudoephedrin	in Kombipräparaten wie *Aspirin complex, Benical, BoxaGrippal, Clarinase, Disofrol, Fluimucil Grippe, Reactine duo, Rhinopront Aerinaze*
Selegilin	*Amboneural, Antiparkin, Cognitiv, Jumex, Jumexal, Jutagilin, Movergan, Selepark, Xilopar*

Wirkstoff(e)	Handelsname(n)
Sparfloxacin	*Zagam*
Terazosin	*Flotrin, Heitrin, Hytrin, Terablock, Teranar, Terazid, Urocard, Uroflo, Urozosin, Vicard*
Terfenadin	*Terfenadin AL*
Timolol	*Arutimol, Betimol, Chibro-Timoptol, Dispatim, NyoGel, Nyolol* sowie in Kombipräparaten wie *Azarga, Combigan, Cosopt, DuoTrav, Fotil, Ganfort, TP-Ophtal, Xalacom*
Tizanidin	*Sirdalud*
Trazodon	*Trazodon*, diverse Generika
Triazolam	*Halcion*
Vincristin	*Cellcristin, Oncovin*
Zolpidem	*Ambien, Dorlotil, Edluar, Mondeal, Zoldorm, Zolpidem, Zolpidem-Actavis, Zolpi Lich, Zolpi-Q*

Medikamente, die Schlafstörungen verursachen können[8]

Wirkstoff(e)	Handelsname(n)
Aciclovir	*Accarix, Acerpes, Acic, Aciclostad, Acivir, Acyclovir, Aviral, Helvevir, Supraviran, Virzin, Xorox, Zoliparin, Zovirax*
Amantadin	*Amant, Amixx, Hofcomant, PK-Merz, Symmetrel, Tregor*
Buspiron	*Anxut, Busp*
Cimetidin	*Azucimet, Cime, Cimet, Cimetag, CimLich, Gastroprotect, H2-Blocker-ratiopharm, Neutromed, Tagamet, Ulcostad*

Wirkstoff(e)	Handelsname(n)
Dapson	*Dapson-Fatol* sowie in Kombipräparaten mit Clofazimin oder Rifampin
Flurazepam	*Dalmadorm, Staurodorm Neu*
Furosemid	*Diurapid, Furanthril, Furobeta, Furo-CT, Furodrix, Furogamma, Furon, Furorese, Jufurix, Lasix, Oedemex*
Gabapentin	*Gabax, Neurontin*
Hydrochloro-thiazid	*Disalunil, Esidrix*
Koffein	in Kombipräparaten mit Acetylsalicylsäure (ASS) + Paracetamol wie *Neuralgin, Neuronidal N, Thomapyrin Classic, Thomapyrin Intensiv, Titralgan*
Levodopa (L-Dopa)	meist als Kombipräparat, z. B. in *Duodopa, Isicom, Sinemet, Stalevo, Striaton*
Levothyroxin (L-Thyroxin)	*Berlthyrox, Eferox, Euthyrox, L-Thyrox, L-Thyroxin* sowie in Kombipräparaten wie *Jodthyrox, Novothyral, Prothyrid, Thyronajod,*
Lovastatin	*Mevinacor*
Methyldopa	*Dopegyt, Presinol*
Methylphenidat*	*Concerta, Equasym, Medikinet, Medikinet adult, Ritalin*
Nikotin, Nikotin-ersatztherapie	*Nicopatch, Nicorette, Nicotinell, Nicotrol, Nikaloz, Nikofrenon, NiQuitin*
Phenytoin	*Epanutin, Epilan, Phenhydan, Phenytoin AWD, Zentropil*
Propranolol	*Dociton, Obsidan*

Wirkstoff(e)	Handelsname(n)
Pseudoephedrin	in Kombipräparaten wie *Aerinaze, Aspirin complex, Benical, BoxaGrippal, Clarinase, Disofrol, Fluimucil Grippe, Reactine duo, Rhinopront*
Risperidon	*Risocon, RispeCare, Rispe-Q, Risperdal, Risperigamma, Risperihex, Risperinorm Risperipharm*
Theophyllin	*Aerobin, Afonilum, Bronchoretard, Euphyllin retard, Euphylong, Respicur retard, Solosin retard, Theolair, Theospirex retard, Tromphyllin, Uniphyllin*
Triazolam	*Halcion*

* schnell freisetzende Formen des Medikaments

Medikamente, die Sehnenschäden hervorrufen können (Antibiotika vom Typ Gyrasehemmer)

Wirkstoff(e)	Handelsname(n)
Ciprofloxacin	*Ciprobay*
Enoxacin	*Gyramid*
Levofloxacin	*Tavanic*
Norfloxacin	*Barazan*
Ofloxacin	*Tarivid*
Pefloxacin	*Peflacin*

Medikamente, die Selbstmordgedanken auslösen können[9]

Wirkstoff(e)	Handelsname(n)	insbesondere bei Kindern
Atomoxetin	*Strattera*	*
Bupropion (Amfebutamon)	*Elontril, Zyban*	
Carbamazepin	*Carbabeta, Carbadura, Tegretal, Timonil*	
Citalopram	*Cipramil*	*
Dexamphetamin	*Attentin*	
Duloxetin	*Cymbalta, Yentreve*	
Escitalopram	*Cipralex*	
Felbamat	*Taloxa*	
Fluoxetin	*Fluctin*	*
Fluvoxamin	*Fevarin*	*
Gabapentin	*Gabax, Neurontin*	
Isotretinoin	*Accutane, Acnotin, Aknefug-ISO, Aknenormin, Ciscutan, Curakne, Decutan, Isocutan, Isoderm, Isogalen, Isopel, Isotret-Hexal, Roaccutan*	
Lamotrigin	*Elmendos, Gerolamic, Lamictal, Lamotribene*	
Levetiracetam	*Keppra,* diverse Generika	
Lisdexamphetamin	*Elvanse*	*

Wirkstoff(e)	Handelsname(n)	insbesondere bei Kindern
Mefloquin	*Lariam*	
Methylphenidat	*Medikinet Adult, Ritalin*	
Mitrazapin	*Remergil*	*
Montelukast	*Singulair*	
Oseltamivir	*Tamiflu*	*
Oxcarbazepin	*Trileptal*	
Paroxetin	*Seroxat, Tagonis*	*
Pregabalin	*Lyrica*	
Sertralin	*Gladem, Zoloft*	
Tiagabin	*Gabitril*	
Topiramat	*Topamax*	
Valproinsäure	*Convulex, Convulsofin, Depakine, Ergenyl, Leptilan, Orfiril, Valproat*	
Varencilin	*Champix*	
Venlaxafin	*Trevilor*	*
Zonisamid	*Zonegran*	

Antiepileptika

sind Arzneimittel, die zur Behandlung oder zur Verhinderung epileptischer Anfälle verabreicht werden. Hinter dem Begriff verbergen sich – chemisch betrachtet – ganz unterschiedliche Substanzen. Ihnen allen ist jedoch gemeinsam, dass sie die Erregbarkeit von Nervenzellen oder aber die Weiterleitung von Nervenimpulsen hemmen. Auch Antiepileptika werden heute keineswegs mehr nur gegen epileptische

Anfälle verordnet, sondern gegen eine Vielzahl von anderen Leiden. Die Nebenwirkungen der Mittel sind vielfältig. Einige der Mittel sind fruchtschädigend, viele haben einen schädigenden Einfluss auf die Gehirnentwicklung, einige rufen neurologische Störungen wie das Restless-Legs-Syndrom hervor. Zudem ist die Selbstmordneigung bei Patienten, die Antiepileptika nehmen, deutlich erhöht.

Wirkstoff(e)	Handelsname(n)
Carbamazepin	*Carbabeta, Carbadura, Tegretal, Timonil*
Clonazepam	*Antelepsin, Rivotril*
Ethosuximide	*Petnidan*
Felbamat	*Taloxa*
Fosphenytoin	*Cerebyx, Proepanutin*
Gabapentin	*Neurontin*
Lamotrigin	*Lamictal*
Levetiracetam	*Keppra*, diverse Generika
Lorazepam	*Lorazepam dura, Tavor, Temesta, Tolid*
Oxcarbazepin	*Trileptal*
Phenytoin	*Phenhydan, Phenytoin AWD, Zentropil*
Pregabalin	*Lyrica*
Primidon	*Liskantin, Mylepsinum*
Tiagabin	*Gabitril*
Topirimat	*Topamax*
Valproinsäure	*Convulex, Ergenyl, Orfiril, Valproat, Valpro beta*
Zonisamid	*Zonegam*

Neuroleptika (Antipsychotika)
sind Psychopharmaka, die auf mehrere Funktionen des zentralen Nervensystems dämpfend (sedierend) wirken und psychotische Störungen wie Wahnvorstellungen oder Halluzinationen mildern sollen. Die meisten dieser Mittel sind nur für die Behandlung schizophrener Störungen zugelassen. Sie werden jedoch zunehmend und großflächig auch bei Kindern mit »Verhaltensauffälligkeiten« sowie bei Patienten mit Demenz gegen Weglaufen, Schreien und chronische Aggressivität eingesetzt. Das widerspricht nicht nur den Zulassungsvorgaben. Studien zeigen auch, dass die Wirksamkeit der Mittel minimal ist. Alle Neuroleptika haben zudem beträchtliche unerwünschte Wirkungen. Dazu gehören Muskelkrämpfe, parkinsonähnliche Symptome, das Restless-Legs-Syndrom sowie Schäden am Herz-Kreislauf-System. Zudem verursachen diese Medikamente mitunter selbst schwere Verhaltensstörungen.

Wirkstoff(e)	Handelsname(n)
Amisulprid	*Solian*
Aripirazol	*Abilify*
Fluspirilen	*Imap*
Haloperidol	*Haldol*
Levomepromazin	*Neurocil*
Melperon	*Eunerpan*
Olanzapin	*Zyprexa*
Quetiapin	*Seroquel*
Risperidon	*Risocon, RispeCare, Rispe-Q, Risperdal, Risperigamma, Risperihex, Risperipharm*
Thioridazin	*Melleril*
Zuclopenthixol	Ciatyl-Z

Schlaf- und Beruhigungsmittel (Benzodiazepine und ähnliche Präparate)

werden vor allem gegen Angst- und Unruhezustände, aber auch als Ein- und Durchschlafmittel und als Notfallmedikament bei epileptischen Anfällen verabreicht. Sie machen nicht nur innerhalb kurzer Zeit abhängig. Gerade bei älteren Menschen können sie als Nebenwirkungen auch demenzähnliche Symptome sowie massive Entzugserscheinungen hervorrufen, darunter Verwirrung, unkoordinierte Bewegungen, Artikulationsstörungen, Bewusstseinsausfälle, Angstzustände und unbeabsichtigte Gewalttaten.

Wirkstoff(e)	Handelsname(n)
Alprazolam	*Xanax*
Chlorazepat	*Tranxilium*
Chlordiazepoxid	*Librium, Multum, Radepur*
Clonazepam	*Antelepsin, Rivotril*
Diazepam	*Faustan, Gewacalm, Paceum, Psychopax, Stesolid, Valiquid Valium*
Estazolam	*Prosom*
Flurazepam	*Dalmadorm, Staurodorm Neu*
Halazepam	*Paxipam*
Lorazepam	*Lorazepam dura, Merlit, Tavor, Temesta, Tolid*
Oxazepam	*Adumbran, Anxiolit, Normoc, Oxa CT, Praxiten*
Prazepam	*Demetrin*
Quazepam	*Doral, Dormalin*
Temazepam	*Planum, Remestan, Temazep-CT*
Triazolam	*Halcion*

Wirkstoff(e)	Handelsname(n)
Zaleplon	*Sonata*
Zolpidem	*Ambien, Dorlotil, Edluar, Mondeal, Zoldorm, Zolpidem, Zolpidem-Actavis, Zolpi Lich, Zolpi-Q*
Zolpidemtartrat	*Bikalm, Stilnox, Zoldem, Zoldorm, Zolpidem-tartrat Actavis*

Danksagung

Wer ein Buch darüber schreiben will, wie Arzneimittel Menschen krank machen können, fühlt sich mitunter wie ein Perlentaucher: Er weiß, dass es die begehrten Wissensschätze gibt, doch sie lagern tief in den Archiven verschiedener Forscher, Universitäten und Behörden. Fakten und Fälle sind weit über die Fachliteratur verstreut und meist nur schwer zu finden. Sie zusammenzutragen ist harte Arbeit.

Viele Menschen haben mich dabei jedoch mit ihrem Wissen, ihren Überlegungen, aber auch ihrer Ermutigung und Inspiration unterstützt. Ihnen allen möchte ich an dieser Stelle herzlich danken.

Besonders erwähnen möchte ich hierbei meine Agentin Heike Wilhelmi, die mir ein wertvoller Partner für den Austausch von Gedanken und Ideen geworden ist; meine Lektorin Maren Wetcke, die mich mit Geduld und Kompetenz begleitet hat sowie und Susanne Warmuth, die ihre wissenschaftliche Expertise in dieses Buch miteinfließen ließ.

Für seinen fachlichen Rat danke ich insbesondere dem Pharmakologen Prof. Dr. Peter Schönhöfer. Mein Dank gilt auch den Pharmakologen Prof. Dr. Ekkehard Haen und Prof. Dr. Bruno Müller-Oerlinghausen, dem Gesundheitswissenschaftler Jörg Schaaber, dem Mediziner und Pharmazeuten Dr. Wolfgang Becker-Brüser, dem Kinderarzt Dr. Wolfgang Fesseler und dem Allgemeinmediziner Prof. Dr. Andreas Sönnichsen. Bedanken möchte ich mich zudem bei vielen weiteren Menschen, die mich bereits bei den Arbeiten zu meinem Buch »Vergiss Alzheimer« unterstützt haben. Ihre Erkenntnisse und ihr Wissen waren eine wichtige Inspiration.

Nicht zuletzt gilt mein Dank auch und besonders meinen Eltern, die mir nicht nur ermöglicht haben, das faszinierende Fach Biologie zu studieren, sondern auch einen klugen, maßvollen Umgang mit Medikamenten vorgelebt haben.

Literatur und weiterführende Informationen

Institutionen, die sich mit Fragen zur Sicherheit und Zulassung von Arzneimitteln befassen

Das **Institut für Qualität und Wirtschaftlichkeit im Gesundheitswesen** (IQWiG) ist eine mit Mitteln des öffentlichen Gesundheitswesens finanzierte Einrichtung, die den Nutzen und Schaden von in Deutschland zugelassenen Arzneimitteln sowie von diagnostischen Verfahren anhand unabhängiger, wissenschaftlicher Kriterien bewertet. **www.iqwig.de**

Das **Bundesinstitut für Arzneimittel und Medizinprodukte** (BfArM) ist eine selbständige Bundesoberbehörde, deren Hauptaufgabe die Zulassung von Arzneimitteln sowie die Erfassung, Bewertung und Abwehr von Risiken bei Arzneimitteln und Medizinprodukten ist. Pharmaunternehmen, Ärzte und Apotheker sind gesetzlich verpflichtet, dem BfArM jeden Verdacht auf Arzneimittelnebenwirkungen zu melden. Neuerdings können – und sollen – auch Bürger und Patients Verdachtsfälle direkt über die Website des BfArM melden. **www.bfarm.de**

Meldungen über unerwünschte Arzneimittelwirkungen nimmt auch die **Arzneimittelkommission der deutschen Ärzteschaft** (AkdÄ) entgegen. Ärzte finden dazu auf der Website der AkdÄ ein Formular zum Ausdrucken bzw. eine entsprechende Online-Funktion. Die Kommission stellt zudem zahlreiche Informationen über Medikamente, deren Handhabung und Risiken zur Verfügung. **www.akdae.de**

Eine zentrale Rolle für die Zulassung von Arzneimitteln in Europa spielt seit einigen Jahren vor allem die **Europäische Arzneimittel-Agentur** (EMA, englisch European Medicines Agency). **www.ema.europa.eu**

Zuständig für die Zulassung von Medikamenten in den USA ist die **Food and Drug Administration** (FDA). Sie ist eine der bekanntesten, ältesten und einflussreichsten Arzneimittelbehörden und hat in vielen Bereichen der Arzneimittelzulassung und Überwachung international Standards gesetzt.

www.fda.gov

Gute Informationen für Bürger und Patienten zum Nutzen von Medikamenten bieten

- das Institut für Qualität und Wirtschaftlichkeit im Gesundheitswesen (IQWiG) unter www.gesundheitsinformation.de
- die Universität Hamburg, Fachrichtung Gesundheit unter www.patienteninformation.de beziehungsweise www.gesundheit.uni-hamburg.de
- die Universität Witten/Herdecke unter www.patientenleitlinien.de
- das Deutsche Cochrane Zentrum unter www.cochrane.de/de/patienteninformationen
- der IGeL-Monitor. IGeL steht für Individuelle Gesundheitsleistungen, also diagnostische und therapeutische Verfahren, die Patienten aus eigener Tasche zahlen müssen, weil der Nutzen der Angebote aus Sicht der Krankenkassen zweifelhaft und nicht nachgewiesen ist www.igel-monitor.de
- der Klinikverbund AGATE, dessen Schwerpunkt die Erfassung, Dokumentation und Bewertung von unerwünschten Arzneimittelnebenwirkungen und von Behandlungsfehlern bei der Anwendung von Medikamenten sowie deren Meldung an die zuständigen Gremien und Behörden (BfArM und AkdÄ) ist. www.agate-klinikverbund.de

Bücher, Broschüren, Zeitschriften

Medikamente im Alter. Welche Wirkstoffe sind ungeeignet?
Allgemein verständliche Broschüre des Bundesforschungsministeriums
über Risiken und Nebenwirkungen vieler Arzneimittel für Senioren.
Erhältlich als pdf-Datei unter
www.bmbf.de/pub/priscusbroschuere_medikamente_im_alter.pdf

*Cornelia Stolze: Vergiss Alzheimer! Die Wahrheit über eine Krankheit, die
keine ist.* Köln 2011.
Mit der Angst vor Alzheimer werden weltweit Geschäfte gemacht. Doch
so ungeheuerlich es klingt: In Wirklichkeit weiß niemand, was Alzheimer ist. Dieses Buch zeigt, dass Demenz häufig kein unausweichliches
Schicksal ist. Hinter den Symptomen können zahlreiche Ursachen stecken. Viele davon lassen sich gut behandeln oder verhindern.

Gute Pillen – Schlechte Pillen
Verbraucherzeitschrift, die werbefreie Informationen über Krankheiten
von Allergie bis Zeckenbiss bietet sowie über irreführende Pharma-
werbung, Selbstzahlerleistungen (IGel) und gepanschte Medikamente.
www.gutepillen-schlechtepillen.de

arznei-telegramm
Pharmakritische Ärztezeitschrift, die unabhängig und werbefrei über
Nutzen und Risiken von Arzneimitteln informiert. Regelmäßig stellt das
Redaktionsteam aus Ärzten und Apothekern neue Arzneimittel vor und
bewertet sie basierend auf veröffentlichten klinischen Studien und weiteren Materialien von Herstellern und Zulassungsbehörden.
www.arznei-telegramm.de

Pharma-Brief
Newsletter in gedruckter und elektronischer Form, der über die Hintergründe der europäischen und internationalen Pharmapolitik berichtet
sowie über illegale Arzneimittelwerbung, Forschung und irrationale
Medikamente.
www.bukopharma.de

Quellennachweise

Einleitung

1 *FDA Drug Safety Communications*, 17.12.2013, http://www.a-turl.de/ ?k=rein

2 Dodd, M.L., et al., *Archives of Neurology* 2005; 62.

3 Moore, T., et al., *Archives of Internal Medicine* 2007; 167(16): 1752 ff.

4 *Arzneiverordnungs-Report* 2013, S. 3.

5 http://www.wido.de/arz_arzneimittelmark.html

6 BfArM, Stand 28. 08. 2014

7 International Society of Drug Bulletins, *Berliner Deklaration zur Pharmakovigilanz*, Berlin, Januar 2005, S. 12.

8 Schönhöfer, P., et al., *DGPT-Forum* 2001; 28: 15–19, und *arznei-telegramm* 2001; 32(9).

9 2013 gab es in Deutschland 3339 Verkehrstote, 2012 waren es 3600 (Statistisches Bundesamt).

10 Bartens, W., *Süddeutsche Zeitung,* 22.05.2010.

11 Ärztezeitung, 30.5.2014, »Boehringer schließt Vergleich«

12 Lothar Klein, Deutsche Apotheker Zeitung online, 28.05.2014 »Boehringer zahlt 650 Millionen Dollar«.

13 Anfrage bei der Pressestelle von Bayer HealthCare. Antwort von Helmut Schäfers, Leiter Communications Bayer Vital GmbH, in einer Mail vom 29. 08. 2014.

14 Frankfurter Allgemeine Zeitung, 14. Juni 2014.

15 Persönliches Gespräch mit Hendrik van den Bussche, 09.09.2009.

16 *Süddeutsche Zeitung Magazin* 42/2012.

17 Persönliche Mitteilung von Dirk Wolter, 08.07.2014.

18 Die Ärzte-Dichte 1960 bzw. 2013 errechnet sich aus folgenden Zahlen: 1960 wurden im damaligen Bundesgebiet 92 806 berufstätige Ärzte gezählt (auf ca. 55,8 Millionen Einwohner). 2013 waren es 357 200 Ärzte auf 82 Millionen Einwohner.

19 Bundesvereinigung Deutscher Apothekerverbände.

20 International Society of Drug Bulletins, *Berliner Deklaration zur Pharmakovigilanz*, Berlin, Januar 2005, S. 13 ff.

Kapitel 1

1 Grandt, D., Friebel, H., Müller-Oerlinghausen, B., »Arzneitherapie-(un)sicherheit: Notwendige Schritte zur Verbesserung der Patientensicherheit bei medikamentöser Therapie«, *Deutsches Ärzteblatt* 2005; 102(8): A-509/B-432/C-399.

2 Telefonisches Gespräch mit Peter Schönhöfer, 13.08.2013.

3 Fuchs, W. S., Haen, E., Seifert, R., »Agranulozytose: Ungeklärte Nebenwirkung mit tödlicher Konsequenz«, *Pharmazeutische Zeitung* 2009; 154(13): 14–21.

4 Auch alle Substanzen, die bei einer Chemotherapie oder Strahlentherapie gegen Krebs eingesetzt werden, schädigen das Blutbild. Darauf wird hier jedoch nicht eingegangen.

5 BUKO Pharma-Kampagne (Hrsg.), »Auf Kosten der Armen«, *Pharma-Brief Spezial* 3/2012, S. 21.

6 Telefonisches Gespräch mit Peter Schönhöfer, 13.08.2013.

7 Arzneimittelkommission der deutschen Ärzteschaft, »Agranulozytose nach Metamizol – sehr selten, aber häufiger als gedacht« (aus der UAW-Datenbank), *Deutsches Ärzteblatt* 2011; 108(33): A-1758/B-1498/C-1494. Schwabe, U., Paffrath, D. (Hrsg.), *Arzneiverordnungs-Report* 2013, S. 270. Tagesdosen werden aus der Zahl der Verordnungen und einem von der WHO bestimmten Faktor berechnet.

8 Telefonisches Gespräch mit Ekkehard Haen, 04.12.2013.

9 Jablonsky, H., »Die Haftung im Off-Label-Use«, *Pädiatrie hautnah* 2010; 22(6): 475–479.

10 Telefonisches Gespräch mit Ursula Marschall, 16.01.2014.

11 Nicht erfasst sind hier die Verordnungen für Privatversicherte sowie jene Arzneimittel, die Patienten auf eigene Kosten in der Apotheke gekauft haben.

12 Schwabe, U., Paffrath D. (Hrsg), *Arzneiverordnungs-Report* 2013, S. 270.

13 Popovic, S., »Gefährliche Renaissance eines Schmerzmittels«, www.stern.de, 23.06.2011.

14 »Bestseller Nr. 8: Novaminsulfon-Ratiopharm®«, *Gute Pillen – Schlechte Pillen* 3/2013, S. 9.

15 Anderson, F., Konzen, C., Garbe, E., »Systematic review: agranulocytosis induced by nonchemotherapy drugs«, *Annals of Internal Medicine* 2007; 146(9): 657–665.

16 Die in Deutschland erhältlichen *Buscopan*-Präparate enthalten kein

Metamizol, sondern den Krampflöser Butylscopolamin allein *(Busco-pan)* bzw. in Kombination mit dem Schmerzstiller Paracetamol *(Buscopan Plus)*.

17 Heidenreich, R., »Boehringer Ingelheim wegen Schmerzmittel Buscopan Composto unter Druck«, *Allgemeine Zeitung*, 23.10.2012.

18 BUKO Pharma-Kampagne (Hrsg.), »Tarnen, Täuschen, Irreführen: Boehringers Desinformation zu Buscopan® composto«, *Pharma-Brief* 8/2012, S. 1 f.

19 Die Merck KGaA ist ein deutsches Pharmaunternehmen mit Sitz in Darmstadt. Es ist völlig unabhängig von dem US-amerikanischen Pharmakonzern Merck & Co., Inc. (auch: MSD Sharp & Dome, kurz MSD). Beide Firmen gehen auf die deutsche Industriellenfamilie Merck zurück. Infolge des Ersten Weltkriegs wurde jedoch der US-Zweig der Firma durch Enteignung ein eigenständiges Unternehmen.

20 *Pharma-Brief* 7–8/1993, S. 8.

21 Fax vom 11.03.2005 der Firma Merck KGaA an die BUKO Pharma-Kampagne, http://www.bukopharma.de/index.php?page=xxx

22 *Pharma-Brief Spezial* 3/2012, S. 11.

23 Werbevideo für *Buscopan® Composto* in Brasilien. Zitiert in: Reutter, T., »Pharmakonzern verkauft in Deutschland verbotenes Medikament in Brasilien«, Südwestrundfunk, *Report Mainz*, Sendung vom 23.10.2012.

24 BUKO Pharma-Kampagne (Hrsg.), »Auf Kosten der Armen«, *Pharma-Brief Spezial* 3/2012, S. 40.

25 www.rcasistemas.com.br/index.php/noticias/visualizar/anvisa-sus pende-campanhas-da-bayer-e-da-boehringer (Meldung vom 12.06.2009).

26 BUKO Pharma-Kampagne (Hrsg.), »90 Jahre und kein Ende. Warum Metamizol so problematisch ist«, *Pharma-Brief Spezial* 1/2012, S. 7 f. Schönhöfer, P., Offerhaus, L., Herxheimer, A., »Dipyrone and agranulocytosis: What is at risk?«, *Lancet* 2003; 361(9361): 968 f.

27 Boeringer bestreitet die Vorwürfe in einer Presseerklärung vom 13.06.2012: http://www.boehringeringelheim.de/presse/archiv_pres semitteilungen/press_releases_2012/13_juni_2012_statement.html

28 Pennekamp, J., Balzter, S., »Mit Risiken und Nebenwirkungen«, *Frankfurter Allgemeine Zeitung*, 10.10.2012.

29 Hanfeld, M., »Karlsruhe und Kurt Beck«, *Frankfurter Allgemeine Zeitung*, 03.11.2013.

30 *arznei-telegramm, Netzwerk der gegenseitigen Information,* Stichworte: »Depression«, »Mefloquin«.

31 »Häufig« bedeutet: Ein bis zehn von 100 Menschen sind davon betroffen.

32 Swissmedic, »Marktüberwachung«, Fachinformation von Roche Pharma (Schweiz) AG, 29.01.2014.

33 Gebrauchsinformation der Firma Roche zu *Lariam,* abgerufen am 01.04.2014.

34 *arznei-telegramm* 2013; 44: 72.

35 Telefonisches Interview mit Remington Nevin, Johns Hopkins Bloomberg School of Public Health in Baltimore, 27.03.2014.

36 Ebd.

37 Enserink, M., »Malaria researchers wait for industry to join fight«, *Science* 2000; 287: 1956 ff.

38 Telefonisches Interview mit Remington Nevin am 27.03.2014.

39 Schlagenhauf, P., Steffen, R., »Neuropsychiatric events and travel: do antimalarials play a role?«, *Journal of Travel Medicine 2000;* 7: 225 f.

40 *arznei-telegramm* 3/1996, S. 31.

41 Barrett, P. J., et al., *British Medical Journal* 1996; 313: 525.

42 *Der Spiegel* 48/2002, S. 212.

43 Ritchie, E. C., Block, J., Nevin, R. L., *Journal of the American Academy of Psychiatry and the Law* 2013; 41: 224–235.

44 Ebd.

45 *arznei-telegramm* 2014; 45(2): 24.

46 Swissmedic, »Marktüberwachung«, Fachinformation von Roche Pharma (Schweiz) AG, 29.01.2014.

47 *arznei-telegramm* 2003; 34(11).

48 Medawar, C., et al., »A comparison of adverse drug reaction reports from professionals and users, relating to risk of dependence and suicidal behaviour with paroxetine«, *The International Journal of Risk and Safety in Medicine* 2002; 15: 161–169.

49 WHO Expert Committee on Drug Dependence, 33. *Report,* Genf 2003, S. 24 f.

50 Der Wirkstoff Pramipexol ist nicht nur unter dem Handelsnamen *Sifrol* auf dem Markt. Er wird in verschiedenen Ländern vertrieben und ist dort zum Beispiel unter den Namen *Daquiran, Mirapexin, Oprymea, Pexola* oder *Vasiprax* erhältlich. Seit Dezember 2010 gibt es auch Nachahmerpräparate (Generika).

51 Dodd, M. L., et al., *Archives of Neurology* 2005; 62(9): 1377–1381.

52 AkdÄ, Bekanntgaben Archiv, »Fluorchinolone«.

53 *Arzneiverordnungs-Report* 2013, S. 319.

54 *Deutsches Ärzteblatt* 2000; 97(45): A-3022/B-2553/C-2272.

55 *Arzneiverordnungs-Report* 2013, S. 4.

56 National Institute for Health and Care Excellence, *Guideline No 23 Depression: Management of depression in primary and secondary care*, 2004.

57 Gaebel, W., »Perazin – ein klassisches Neuroleptikum aus der Gruppe der piperazinsubstituierten Phenothiazine«, *Fundamenta Psychiatrica* 1993; 7: 48–57.

58 www.worstpills.org. Die Analyse wurde 2009 von Public Citizen veröffentlicht.

59 *British Medical Journal* 2012; 345: e6231.

60 Telefonisches Interview mit Gerd Glaeske, siehe auch Stolze, C., »Valium und Co.«, *Spiegel online*, 27.02.2013.

61 Stolze, C., *Vergiss Alzheimer!*, Köln 2011, S. 49.

62 *Archives of Internal Medicine* 2010; 170(18): 1648–1654.

63 *Therapeutische Umschau* 2011; 68(1): 27–33.

64 Tune, L. E., »Anticholinergic effects of medication in elderly patients«, *Journal of Clinical Psychiatry* 2001; 62 suppl. 21: 11 ff.

65 Mintzer, J., »Anticholinergic side-effects of drugs in elderly people«, *Journal of the Royal Society of Medicine* 2000; 93: 457–462.

66 Karczmar, A. G., *Exploring the Vertebrate Central Cholinergic Nervous System*, New York 2007, S. 411–596.

67 *British Medical Journal* 2006; 332: 455.

68 *Journal of the American Geriatrics Society 2011.*

69 »Cocktail of Popular Drugs May Cloud Brain«, *New York Times*, 27.02.2012.

70 Jessen, F., et al., »Anticholinergic drug use and risk for dementia: target for dementia prevention«, *European Archives of Psychiatry and Clinical Neuroscience* 2010; 260 suppl. 2: 111–115.

71 Xueya, C., et al., »Long-term anticholinergic use and the aging brain«, *Alzheimer's & Dementia 2013*; 4(9): 377–385.

72 Indianapolis Discovery Network for Dementia, »Services/Tools«, *Anticholinergic Cognitive Burden Scale.*

73 Stolze, C., »Gefährliche Beruhigungsmittel«, *Spiegel online*, 26.02.2013.

74 *Arzneiverordnungs-Report* 2013, S. 647.

75 Arzneimittelkommission der deutschen Ärzteschaft, *Newsletter* 2008-127, 11.09.2008.

76 DGPPN, Stellungnahme zu *Empfehlungen der Arzneimittelkommission der deutschen Ärzteschaft zur Verordnung von benzodiazepinhaltigen Hypnotika*, 11.09.2008. Hoffmann, F., Glaeske, G., Scharffetter, W., »Zunehmender Hypnotikaverbrauch auf Privatrezepten in Deutschland«, *Sucht* 2006; 52(6): 360–366.

77 Deutsche Hauptstelle für Suchtfragen, *Basisinfo Medikamente.*

78 Universitätsklinikum Charité, Website *Schlafstörungen und ihre Behandlungsmethoden*, siehe »Schlafhygiene«.

79 Yamada, N., et al., »Anticonvulsant Hypersensitivity Syndrome With Marked Eosinophilia in Treatment of Diabetic Neuropathy«, *Diabetes Care* 2002; 25(6): 1099 f., und www.med2click.de/polyneuropathien-durch-antiepileptika-und-antidepressiva-5275/#entry_aetiologie

80 www.aerzteblatt.de, 17. Dezember 2008.

81 www.psychiatrie.de/psychopharmaka/neuroleptika/

82 *Arzneiverordnungs-Report* 2013, S. 840.

83 Nijk, R. M., et al., *International Psychogeriatrics* 2009; 21: 485–493. Meißnest, B., *Soziale Psychiatrie* 3/2009.

84 Huber, M., et al., *Pharmacopsychiatry 2012*; 45: 182.

85 Banerjee, S., *The use of antipsychotic medication for people with dementia: Time for action*. A report for the Minister of State for Care Services, Oktober 2009.

86 http://www.ndr.de/ratgeber/gesundheit/krebs/chemobrain101.html

87 *Breast Cancer Research and Treatment* 2006; doi: 10.1007/s10549-006–9380-z.

88 *Pharmazeutische Zeitung* 41/2009.

89 Heyn, G., »Verwirrt nach der OP«, *Pharmazeutische Zeitung* 41/2009.

90 *British Journal of Anaesthesia* 2013; 110(S1): i98–i105; doi: 10.1093/bja/aet055. www.swr.de/swr2/wissen/postoperatives-delir/-/id=661224/did=11332724/nid=661224/1 lxgbkr/index.html http://www.dietmar-weixler.at/postoperatives%20Delir.pdf

91 »Das dubiose Geschäft mit dem Vergessen«, *Wirtschaftswoche*, 06.05.2013.

92 *Arzneiverordnungs-Report* 2012, S. 343.

93 *Arzneiverordnungs-Report* 2012, S. 341.

94 Siehe *S3-Leitlinie Demenzen*, S. 21.

95 *Deutsches Ärzteblatt 2002*; 99(46).

96 »Antidepressant-associated changes in semen parameters«, *Urology* 2007; 69(1): 185.e5–7.

97 Telefonisches Gespräch mit Bernhard Behrens, Februar 2014.

98 *Deutsches Ärzteblatt* 2002; 99(46), und *Pharmazeutische Zeitung* 47/2003.

99 Telefonisches Gespräch mit Bruno Müller-Oerlinghausen, 17.01.2014.

100 *International Journal of Impotence Research* 2000; 12: 305–311.

101 Stief, C. G., Hartmann, U., Truss, M. C., Jonas, U. (Hrsg.), *Zeitgemäße Therapie der erektilen Dysfunktion*, 2. Aufl. 2002.

102 *Journal of Sexual Medicine* 2008; 5: 227–233.

103 *ÄrzteZeitung*, 07.09.2011.

104 Low, M. Y., et al., *Drug Safety* 2009; 32(12): 1141–1146, und Cohen, P. A., Venhuis B. J., *JAMA Internal Medicine* 2013; 173: 1169.

105 *Deutsche Apotheker Zeitung* 24/2008.

106 Grossmann, U., *Pharmazeutische Zeitung* 24/2008.

107 http://www.impotenz-selbsthilfe.de/annaeherung/praevalenz.html

108 http://www.kompetenznetz-parkinson.de/Parkinson/basisinfo.html

109 Brandt, N. J., et al., »Detecting Drug Induced Parkinsonism«, *Aging Well* 2010; 3(3): 24.

110 »Drug Induced Parkinsonism«, *Worst Pills, Best Pills,* Newsletter Oktober 2010.

111 *Arzneiverordnungs-Report* 2013, S. 717.

112 www.apotheke-adhoc.de, 17.04.2014.

113 Shire, 05.09.2013 (tB). http://www.krankenpflege-journal.com/kin derjugendmed/7352-elvanser-schliesst-luecke-in-der-adhs-therapie. html

114 v. d. Linden, P. D., et al., *Arthritis Care & Research 2001;* 45: 235–239.

115 Ebd.

116 *arznei-telegramm,* blitz-a-t, 12.12.2001.

117 *arznei-telegramm* 2006; 37: 67 f.

118 *arznei-telegramm* 2012; 43(7): 63.

119 Castro V. M., et al., »QT interval and antidepressant use: a cross sectional study of electronic health records«, *British Medical Journal* 2013; 346: f288.

120 Kirsch, I., et al., »Initial Severity and Antidepressant Benefits: A Meta-Analysis of Data Submitted to the Food and Drug Administration«, *Public Library of Science Medicine* 2008; 5(2): e45.

121 *Zeitschrift für Allgemeinmedizin* 2013; 89(3): 97.

122 Mitteilung der European Medicines Agency (EMA) vom 14.06.2013 (EMA/353084/2013).

123 *Ärztliche Praxis* 22, 29.05.2007, S. 8, und *Der Allgemeinarzt* 9/2007, S. 39.

124 *Zeitschrift für Allgemeinmedizin* 2013; 89(3), Editorial; *arznei-tele-gramm* 2013; 44: 66 f.; »Die Krux mit dem Schmerz«, *Berliner Zeitung*, 05.02.2011.

125 *RLS-Diskussionsforum*, 09.09.2007, Beitragstitel: »Ich habe diesen Zustand 50000 satt«.

126 *Sleep Medicine Reviews* 2002; 6(2): 97–111. *Biological Psychiatry* 2011; 69(6): 592–600. *Sleep Medicine* 2010; 11(10): 987–998.

127 www.sanego.de. Erfahrungsbericht zu Prednisolon bei Colitis ulcerosa, 14.06.2012.

128 Stolze, C., *Die Zeit,* 29.05.2006.

129 Bas, H., *Ars Medici* 12/2005, S. 560.

Kapitel 2

1 http://www.vfa.de/de/wirtschaft-politik/positionen/pos-arzneimit telsicherheit.html

2 Arzneimittelgesetz (AMG) Paragraf 1, 5, 8 und 95 (1) 1.

3 »Pharmakritiker Becker-Brüser kritisiert deutsche Zulassungsbehör-den«, *www.aerzteblatt.de,* 14.01.2011.

4 Ulrich Wedding, Universitätsklinikum Jena, Pressemitteilung vom 17.09.2013.

5 Dies wurde in der NDR-Dokumentation von Christoph Lütgert »Das Lipobay-Desaster« am 23.7.2002 veröffentlicht.

6 *arznei-telegramm* 2001; 32: 88 f.

7 Furberg, C. D., Levin, A. A., Gross, P. A., Shapiro, R. S., Strom, B. L., »*The FDA and drug safety: a proposal for sweeping changes*«, *Archives of Internal Medicine* 2006; 166(18): 1938–1942.

8 Lexchin, J., *Archives of Internal Medicine* 2012; 172: 1680 f., und Moore, T. J., ebd. 1681 f. *arznei-telegramm* 2012; 43(12): 104.

9 Stolze, C., »Tödliche Eile«, *Die Woche,* 17.08.2011.

10 *arznei-telegramm* 2001; 32: 88 f.

11 http://www.aerzteblatt.de/nachrichten/56714/Rosiglitazon-FDA-lockert-Restriktionen-zum-Diabetesmittel

12 *New England Journal of Medicine* 2007; 356: 2457–2471.

13 Harris, G., »Research Ties Diabetes Drug to Heart Woes«, *New York Times,* 19.02.2010.

14 *British Medical Journal* 2010; 341: c4848.

15 Committee on Finance United States Senate, *Committee staff report to the chairman and ranking member. The intimidation of Dr John Buse and the diabetes drug Avandia,* November 2007.

16 »Diabetes Drug Maker Hid Test Data, Files Indicate«, *New York Times,* 13.07.2010.

17 Pressemitteilung vom 20.2.2010 »GlaxoSmithKline (GSK) rejects the conclusions about the safety of Avandia (rosiglitazone) reported in the February 20, 2010, New York Times story«: www.gsk.com/media/press-releases/2010/gsk-rejects-conclusions-reported-in-the-new-york-times-story-on-avandia.html

18 *British Medical Journal* 2012; 344: d7292.

19 *PLoS Medicine* 2009; 6(9): 1–9.

20 Turner, E. H., et al., *The New England Journal of Medicine* 2008; 538(3): 252–260.

21 www.alltrials.net

22 *Gute Pillen – Schlechte Pillen* 1/2010, S. 13.

23 Goldacre, B., *Die Pharma-Lüge,* Köln 2013.

24 Turner, E. H., et al., *The New England Journal of Medicine* 2008; 538(3): 252–260.

25 Institut für Qualität und Wirtschaftlichkeit im Gesundheitswesen, Pressemitteilung vom 17.05.2010, »Die Geheimarchive der Medizin«.

26 *arznei-telegramm* 2009; 40: 21.

27 Fugh-Berman, A. J., »The Haunting of Medical Journals: How Ghost-writing Sold HRT«, *PLoS Medicine* 2010; 7(9): e1000335; doi: 10.1371/journal.pmed.1000335.

28 Ebd.

29 »Merck zahlt fast eine Milliarde Dollar Strafe …«, *Frankfurter Allgemeine Zeitung,* 23.11.2011.

30 *Handelsblatt,* 23.11.2011.

31 *arznei-telegramm* 2010; 41: 4, 13 f.

32 *arznei-telegramm* 2012; 43: 17 f.

33 *British Medical Journal* 2012; 345: e7304.

34 *Deutsches Ärzteblatt* 2013; 110(44).

35 Nachrichtenmeldung auf www.mezis.de, 04.04.2014 (Anm. d. Auto-

rin: MEZIS steht für »Mein Essen zahl ich selbst« und wurde als Initiative unbestechlicher und unabhängiger Ärzte gegründet).

36 The Cochrane Collaboration, 07.04.2014, www.cochrane.org/news/news-events/current-news/europe-votes-clinical-trial-transparency

37 *British Medical Journal* 2013; 347: f7507.

38 »Justiz und Pharmaindustrie. Deutschlands Untätigkeit bei kriminellem Marketing und Schadensersatz«, *Pharma-Brief* 9–10/2011, S. 2 ff.

39 Wilson D.: »Glaxo Settles Cases With U.S. for $3 Billion.« In: *New York Times*, 03.11.2011.

40 Ebd.

41 Reuters 02.09.2009: »Pfizer zahlt Milliardenstrafe wegen Vermarktungspraxis.«

42 Persönliche Mitteilung von Peter Schönhöfer. Er habe vor einiger Zeit Einsicht in die Honorarlisten der Kassenärztlichen Vereinigung Hessen erhalten. Daraus ging die genannte Höhe der Kickback-Zahlungen an Ärzte hervor. Gleiche Angaben sollen Schönhöfer zufolge auch aus Unterlagen hervorgehen, die Transparency Deutschland per Gerichtsbeschluss von der Kassenärztlichen Bundesvereinigung erstritten habe.

43 Basierend auf einer Analyse der Zahl der Anwendungsbeobachtungen, die der KV Hessen gemeldet worden waren, durch Ulrich Schwabe und Peter Schönhöfer im Jahr 2008.

44 Woratschka, R., *Der Tagesspiegel*, 02.10.2009.

45 www.der-arzneimittelbrief.de/de/home_artikel1.aspx

46 *Gute Pillen – Schlechte Pillen* 3/2014.

47 »Wissenschaftliche Irreführung durch Publikationsplanung (Ghost management) und Ghostwriting«, *Arzneimittelbrief* 2012; 46: 59.

48 http://www.wido.de/fileadmin/wido/downloads/pdf_ggw/wido_ggw_aufs3_1006.pdf

49 Pressekonferenz anlässlich des 41. Kongresses der Deutschen Gesellschaft für Rheumatologie in Mannheim/Heidelberg, siehe Ärzte-Zeitung, 23.10.2013.

50 *Pädiatrie hautnah* 2010; 22(6): 475–479.

51 Ebd.

52 Fritz, J., »Off-Label-Use in der Psychopharmakotherapie: epidemiologische Relevanz«, http://www.agnp.de/AGNP-Homepage-Dateien/Downloads/epidemiologische_Relevanz.pdf

53 Bachmann, C., et al., *Deutsches Ärzteblatt*, Februar 2014, S. 77 ff.

54 Ebd. sowie Barmer GEK, Pressemitteilung vom 11.06.2013.

55 Barkmann, C., Schulte-Markwort, M., »Prevalence of emotional and behavioural disorders in German children and adolescents: a meta-analysis«, *Journal of Epidemiology and Community Health* 2012; 66: 194–203.

56 Bachmann, C., et al., *Deutsches Ärzteblatt*, Februar 2014, S. 77 ff.

57 *Deutsches Ärzteblatt international* 2014; 111(3): 25–34.

58 *Arzneiverordnungs-Report* 2012, S. 854 und 856.

59 Zentralverband des Deutschen Bäckerhandwerks; Verband Deutscher Großbäckereien; Bundesvereinigung Deutscher Apothekerverbände; Statistisches Bundesamt (Arzneimittelausgaben).

60 Statistisches Bundesamt, »Gesundheitsausgaben nach Leistungsarten«.

61 Wissenschaftliches Institut der AOK, Pressemitteilung vom 29.04.2014, »Jeder Versicherte erhält 1,5 Arzneimittel am Tag«.

62 *Deutsches Ärzteblatt* 2005; 102(17).

63 2009 wurden in Deutschland 17,8 Millionen Menschen stationär behandelt. Bei einer Rate von 4 Prozent wären es 712 000 Betroffene, die aufgrund arzneimittelbedingter Komplikationen eingeliefert werden mussten.

64 2012 kamen auf Deutschlands Straßen 3606 Menschen um.

65 *Deutsches* Ärzteblatt 2005; 102(8): 509 ff.

66 Grandt, D., *Bundesgesundheitsblatt* 2009; 52(12): 1161–1165.

67 *Bundesgesundheitsblatt* 2009; doi: 10.1007/s00103-009-0975-5.

68 *test* 9/2013.

69 »Ten Rules for safer drug use«, Rule 3, *Worst Pills, Best Pills*.

70 *Gute Pillen – Schlechte Pillen* 4/2013, S. 19 ff.

71 Falconnier, A. D., et al., *Journal of General Internal Medicine* 2001; 16: 369–375.

72 Grandt, D., *Bundesgesundheitsblatt* 2009; 52(12): 1161–1165.

73 Ebd.

74 Von der Abteilung Klinische Pharmakologie und Pharmakoepidemiologie am Universitätsklinikum Heidelberg gibt es eine sehr nützliche Website zu Dosisanpassungen bei Niereninsuffizienz: www.dosing.de/Niere/nierelst.htm

75 *Deutsches Ärzteblatt* 2005; 102(8).

76 *Arzneiverordnungs-Report* 2013.

77 *Deutsches Ärzteblatt* 2005; 102(8).

78 Glassman, P. A., et al., *Med Care* 2002; 12(40): 1161–1171.

79 Bracchi, R., »Drug companies should report side effects in terms of frequency«, *British Medical Journal* 1996; 312: 442.

80 Reng, C.-M., et al., *Medizinische Klinik* 2003; 98: 648–655.

81 *test* 9/2013.

82 WIdO (Wissenschaftliches Institut der AOK), *Versorgungsreport* 2012.

83 *WIdO-monitor* 2012; 9(1): 1–8.

84 *test* 9/2013, S. 88 ff.

85 Petra Thürmann in *Report Mainz*, 09.08.2010.

86 BMBF-Broschüre *Medikamente im Alter*, S. 7.

87 Pressemitteilung des Universitätsklinikums Jena vom 04.06.2010.

88 *WIdO-monitor* 2012; 9(1): 1–8.

89 *ADAC Motorwelt* 7/2013.

90 Das Antibiotikum Metronidazol verstärkt die Wirkung des Blutgerinnungshemmers Warfarin.

91 *arznei-telegramm* 2001; 32: 89 ff.

92 Ebd.

93 »St. John's wort blights contraceptive«, *BBC News*, 18.03.2014.

94 *arznei-telegramm* 2014; 45: 43.

95 Ebd.

96 *arznei-telegramm 2001;* 32: 89 ff.

97 Preskorn, S. H., und Baker, B., *JAMA* 1997; 277: 1682.

98 WIdO, Pressemitteilung vom 23.03.2012, »Arzneimitteltherapie im Alter«.

99 Hontschik, B., »Diagnose: Fünfte Gewalt«, *Frankfurter Rundschau*, 17.01.2009.

100 *arznei-telegramm* 2001; 32: 88 f.

Kapitel 3

1 Barmer GEK, *Arztreport* 2010, Pressekonferenz 19.01.2010.

2 Geisler, L., *Arzt und Patient – Begegnung im Gespräch,* Frankfurt, 3., erw. Auflage 1992.

3 Wilm, S., et al., »Wann unterbricht der Hausarzt seine Patienten zu Beginn der Konsultation?«, *Zeitschrift für Allgemeinmedizin* 2004; 80: 53–57.

4 Erdogan-Griese, B., »Was führt Sie zu mir?«, *Rheinisches Ärzteblatt,* November 2011.

5 Die folgenden Anregungen und Tipps basieren auf den Erfahrungen

von Experten unabhängiger, nichtkommerzieller Einrichtungen, die sich für den Schutz und die Rechte von Patienten einsetzen, darunter die US-Verbraucherorganisation Public Citizen, die Zeitschrift *Gute Pillen – Schlechte Pillen* sowie das Ärztliche Zentrum für Qualität in der Medizin (www.worstpills.org, www.gutepillen-schlechtepillen.de, www.aezq.de).

6   Bundesverband Deutscher Apothekerverbände, Faktenblatt »Polymedikation«, www.abda.de, abgerufen am 16.07.2014.

7   »Ten rules for safer drug use«, Rule 1.e, www.worstpills.org

8   Ebd.

9   *Stern,* 30.04.2014, S. 65.

10 »Ten rules for safer drug use«, Rule 1.b, www.worstpills.org

11 Sönnichsen, A., et al., https://www.idw-online.de/de/news561550

12 German, P. S., Klein, L. E., »Adverse drug experience among the elderly. Pharmaceuticals for the Elderly«, *Pharmaceutical Manufacturers Association,* November 1986.

13 »Ten rules for safer drug use«, Rule 2, www.worstpills.org

14 *International Journal of Clinical Pharmacology and Therapeutics,* 2008; 46(2): 72–83.

15 *KVH aktuell – Pharmakotherapie* 4/2012, S. 34 ff.

16 »Ten Rules for safer drug use«, Rule 3, www.worstpills.org

17 *Gute Pillen – Schlechte Pillen* 5/2006, S. 2.

18 Ebd.

19 Ärztliches Zentrum für Qualität in der Medizin, »Woran erkennt man eine gute Arztpraxis? – Checkliste für Patientinnen und Patienten«, *ÄZQ-Schriftenreihe* 2008; 34.

Anhang

1   *Journal of Clinical Oncology* 2011; doi: 10.1200/JCO.2010.33.9119.

2   *Journal of Biology* 2006; 5: 22.

3   *Journal of Biology* 2008; 7: 12; doi: 10.1186/jbiol69.

4   Public Citizen's Health Research Group, *Worst Pills, Best Pills.*

5   *arznei-telegramm* 2014; 45: 32.

6   Public Citizen's Health Research Group, *Worst Pills, Best Pills.*

7   Ebd.

8   Ebd.

9   *arznei-telegramm,* Datenbank.

Register

A

ADHS 76, 105 ff., 168, 170 – 174, 185, 194

Aggressivität 37, 39, 45, 49, 54, 67, 78, 81, 171, 266

Agranulozytose 21 ff., 25, 27 ff., 33, 221 – 225

AIDS-Medikamente (Protease-hemmer) 191, 193

Allergien 57, 64, 87, 121, 194, 207, 271

allergischer Schock 23, 30

Alzheimer 52 f., 66, 69, 83 – 87, 126, 148, 268, 271

Alzheimermedikamente 85 ff., 125 f., 148

Angst(zustände) 15, 36 f., 39, 45, 48, 54, 58, 67 f., 71, 75 f., 80 f., 87, 100, 122, 124, 126, 172 f., 211, 266

Antiallergika 57, 64, 87, 194

Antibiotika 22, 29, 48 – 52, 57, 107 – 111, 194, 210 f., 216, 261

Anticholinergika 57, 63 – 67, 86 f., 126

Antidepressiva 42 – 46, 54, 56 f., 64, 67, 73 f., 77, 87, 89, 92 f., 112 ff., 122, 124 f., 133, 147 f., 161, 168, 172 f., 185, 191, 194, 214

Antidiabetika 10, 15, 131, 141 – 145, 159, 206 f.

Antiepileptika 54, 56 f., 73 ff., 221, 263 f., 266

Antihistaminika 67, 194

Antipsychotika (Neuroleptika) 29, 54, 56, 67, 73, 75 – 78, 90, 100 ff., 124 ff., 168 – 176, 185, 194, 219, 221, 265

Antirheumatika 29, 121, 149 f., 163
– nichtsteroidale ((NSAR) 114 – 119

Antriebslosigkeit 15, 48, 55, 87, 126, 186

Appetitlosigkeit 44, 48 f., 87

B

Asthma 57, 120 ff., 201, 207, 216

Atemstörungen 114, 120 f.

B

Benzodiazepine 16, 53, 57 – 60, 67 – 70, 72, 74, 77, 122, 178, 186, 211, 266 f.

Beruhigungsmittel 15 f., 53 f., 57, 67 – 71, 73 f., 100, 137, 178, 185, 191, 211, 214, 221, 266 f.

Bewegungsstörungen 45, 47 f., 69, 75, 79, 83, 98 f., 112, 122, 172 ff., 266

bipolare affektive Störung (manische Depression) 39, 45, 74 ff., 169, 172

Blutdruckabfall 23, 94, 124, 186

Blutdruckanstieg (Bluthochdruck) 54, 56, 82 f., 89, 119, 121 f., 124, 131, 159, 178, 182, 186 f., 210, 215

Blutdrucksenker 11, 54, 56, 89, 91 f., 122, 124, 131, 140, 159, 186, 191, 215

Blutgerinnungshemmer 14, 29, 56, 66, 189 f., 193, 215

Blutungen 14, 115, 117, 189, 215

C

Chemo-Brain 78 ff., 221, 226

Cholesterinsenker (Statine) 10, 57, 89, 93, 134 f., 140, 191, 215

Cholinesterasehemmer 86 f., 125 f.

Coxibe (COX-2-Hemmer) 27, 115 – 118

D

Delir 50, 57, 64, 80 – 83

Demenz(symptome) 9, 15 f., 52 – 66, 69, 74, 76 ff., 80 – 87, 122, 125 f., 149, 188, 219, 221, 226 – 234, 265 f.

Denkstörungen 49, 62, 64, 69, 75, 79 f., 82, 175

Depression 9, 37, 39, 42, 45, 48 ff., 54,